梁莉莉　赖奉庭　王华卿　郄美莲　赵雪单　主编

新编内科疾病临床诊疗技术

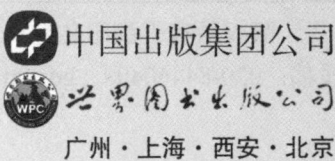

中国出版集团公司

世界图书出版公司

广州·上海·西安·北京

图书在版编目（CIP）数据

新编内科疾病临床诊疗技术 / 梁莉莉等主编. -- 广州：世界图书出版广东有限公司, 2022.2
ISBN 978-7-5192-9049-8

Ⅰ.①新… Ⅱ.①梁… Ⅲ.①内科—疾病—诊疗 Ⅳ.①R5

中国版本图书馆 CIP 数据核字（2021）第 218985 号

书　　名	新编内科疾病临床诊疗技术
	XINBIAN NEIKE JIBING LINCHUANG ZHENLIAO JISHU
主　　编	梁莉莉　赖奉庭　王华卿　郗美莲　赵雪单
责任编辑	曹桔方
装帧设计	雅卓设计
责任技编	刘上锦
出版发行	世界图书出版有限公司　世界图书出版广东有限公司
地　　址	广州市新港西路大江冲 25 号
邮　　编	510300
电　　话	020-84460408
网　　址	http://www.gdst.com.cn
邮　　箱	wpc_gdst@163.com
经　　销	各地新华书店
印　　刷	三河市嵩川印刷有限公司
开　　本	787mm×1092mm　1/16
印　　张	11
字　　数	277 千字
版　　次	2022 年 2 月第 1 版　2022 年 2 月第 1 次印刷
国际书号	ISBN 978-7-5192-9049-8
定　　价	80.00 元

版权所有　翻印必究

咨询、投稿：020-84460408　gdstcjf@126.com

编委会

主　编　梁莉莉　赖奉庭　王华卿　郄美莲　赵雪单

副主编　许丽华　郑喜洁　陈会欣　栾福玉　韦　虹
　　　　　李淑兵　王　宾　唐　博　郑爽爽　曾振军

编　委　（按姓氏笔画排序）
　　　　　王　宾　日照市人民医院
　　　　　王华卿　平度市人民医院
　　　　　韦　虹　深圳市第二人民医院
　　　　　许丽华　乳山市中医院
　　　　　李淑兵　江西省中西医结合医院
　　　　　李霞清　十堰市人民医院
　　　　　宋媛媛　中国人民解放军联勤保障部队第九六四医院
　　　　　张振江　宿迁市第一人民医院
　　　　　陈会欣　武汉市第一医院
　　　　　郄美莲　青州市益都卫生院
　　　　　郑喜洁　河北大学附属医院
　　　　　郑爽爽　潍坊市人民医院
　　　　　赵雪单　赤峰学院附属医院
　　　　　栾福玉　青岛市胶州中心医院
　　　　　唐　博　重庆市开州区人民医院
　　　　　梁莉莉　济宁市第一人民医院
　　　　　曾振军　河南中医药大学第一附属医院
　　　　　赖奉庭　广东省农垦中心医院

前言

内科学是现代医学的基础,随着科学技术的快速发展和理论知识的不断进步,内科疾病的诊疗技术也在日益进步。近年来,内科学领域各专业在基础理论、临床诊断和治疗等方面都取得了突飞猛进的发展。因此,只有掌握了熟练的专业知识和规范的诊疗标准,才能避免或减少漏诊、误诊的发生。

本书广泛收集了国内外内科有关的文献资料,重点介绍了各类内科疾病的病因病理、发病机制、临床表现、诊断与鉴别诊断及治疗。本书紧密结合临床实际,内容丰富,文字精炼,便于查阅,适用于广大医学院校师生及临床医疗工作者参考阅读。

由于本书编写时间有限,若有不足之处,恳请各位读者批评指正,以期再版时修订完善。

目　录

第一章　呼吸系统疾病 ……………………………………………………（ 1 ）
　第一节　急性气管-支气管炎 ………………………………………………（ 1 ）
　第二节　肺炎链球菌肺炎 …………………………………………………（ 2 ）
　第三节　支气管扩张症 ……………………………………………………（ 5 ）
　第四节　肺脓肿 ……………………………………………………………（ 9 ）

第二章　心血管系统疾病 …………………………………………………（ 13 ）
　第一节　高血压 ……………………………………………………………（ 13 ）
　第二节　急性病毒性心肌炎 ………………………………………………（ 33 ）
　第三节　肥厚型心肌病 ……………………………………………………（ 45 ）
　第四节　扩张型心肌病 ……………………………………………………（ 53 ）

第三章　消化系统疾病 ……………………………………………………（ 60 ）
　第一节　消化性溃疡 ………………………………………………………（ 60 ）
　第二节　肝硬化 ……………………………………………………………（ 70 ）
　第三节　慢性胰腺炎 ………………………………………………………（ 81 ）

第四章　内分泌系统疾病 …………………………………………………（ 89 ）
　第一节　甲状腺功能亢进症 ………………………………………………（ 89 ）
　第二节　糖尿病 ……………………………………………………………（ 98 ）

第五章　血液系统疾病 ……………………………………………………（ 117 ）
　第一节　缺铁性贫血 ………………………………………………………（ 117 ）
　第二节　再生障碍性贫血 …………………………………………………（ 123 ）
　第三节　急性白血病 ………………………………………………………（ 133 ）

第六章　风湿免疫系统疾病 ………………………………………………（ 146 ）
　第一节　类风湿关节炎 ……………………………………………………（ 146 ）
　第二节　系统性红斑狼疮 …………………………………………………（ 153 ）
　第三节　干燥综合征 ………………………………………………………（ 159 ）

参考文献 ……………………………………………………………………（ 166 ）

第一章

呼吸系统疾病

第一节 急性气管-支气管炎

急性气管-支气管炎是由感染、物理与化学性刺激或过敏引起的气管-支气管黏膜的急性炎症。临床主要症状有咳嗽和咳痰。常见于寒冷季节或气候突变之时诱发，也可由急性上呼吸道感染的病毒或细菌蔓延而来。

一、病因与发病机制

急性气管-支气管炎可以由病毒、细菌直接感染，也可因急性上呼吸道感染的病毒或细菌蔓延引起。常见病毒是腺病毒、鼻病毒、冠状病毒、流感病毒、呼吸道合胞病毒和副流感病毒等；常见细菌为流感嗜血杆菌、肺炎链球菌、卡他莫拉菌等；衣原体和支原体感染有所增加。常在病毒感染的基础上继发细菌感染。物理与化学性刺激，如过冷空气、粉尘、某些刺激性气体等，均易引起本病。寄生虫，如钩虫、蛔虫等幼虫在肺脏移行时，也可以引起支气管炎。儿童有反复急性气管-支气管炎发作者，应排除少见疾病，如囊性纤维化肺病或低免疫球蛋白血症的可能性。

二、病理

气管、支气管黏膜充血水肿，淋巴细胞和中性粒细胞浸润；同时可伴纤毛上皮细胞损伤、脱落；黏液腺体肥大增生。合并细菌感染时，分泌物呈脓性。

三、临床表现

(一)症状和体征

起病较急，常先有急性上呼吸道感染症状。当炎症累及气管、支气管黏膜，则出现咳嗽、咯痰，先为干咳或少量黏液性痰，后可转为黏液脓性，痰量增多，咳嗽加剧，偶可痰中带血。如支气管发生痉挛，可出现程度不等的气促，伴胸骨后发紧感。体检两肺呼吸音粗糙，可有散在干、湿性啰音，啰音部位常不固定，咯痰后可减少或消失。全身症状一般较轻，可有发热，38℃左右，多于3~5天降至正常。咳嗽和咯痰可延续2~3周才消失，如迁延不愈，日久可演变为慢性支气管炎。

(二)辅助检查

白细胞计数和分类多无明显改变。细菌性感染较重时白细胞计数可增高。痰涂片或培养可发现致病菌。X线胸片检查大多数正常或肺纹理增粗。

四、治疗及预后

(一)治疗

一般患者无需住院治疗。有慢性心肺基础疾病者,流感病毒引起的支气管炎导致严重通气不足时,需住院接受呼吸支持和氧疗。

剧烈干咳或少痰者,可适当应用镇咳剂,如右美沙芬、喷托维林。咳嗽有痰或痰不易咳出者可用盐酸氨溴索、桃金娘油提取物化痰。若咳嗽持续不缓解,可考虑应用可待因或吸入糖皮质激素缓解症状。伴有支气管痉挛、气流受限时可用 β_2-受体激动剂沙丁胺醇、氨茶碱。

大多数急性-支气管炎的患者都接受抗生素治疗,但应避免滥用抗生素。盲目应用抗生素会导致耐药菌的产生、二重感染等一些严重后果。若患者出现发热、脓性痰和重症咳嗽,则是应用抗生素的指征。肺炎支原体、衣原体和百日咳杆菌感染,推荐阿奇霉素治疗5天(第一天500mg,每天1次。第2~5天250mg,每天1次),流感病毒A型感染可予以奥司他韦(75mg,每天2次)治疗5天。全身不适及发热为主要症状者应卧床休息,多饮水,服用阿司匹林、对乙酰氨基酚等退热剂。

在流行性感冒流行期间,如有急性气管-支气管炎的表现应该应用抗流感的治疗措施。

(二)预后与预防

多数患者的预后良好,但少数治疗延误或者不当、反复发作的患者,可因病情迁延发展为慢性支气管炎。积极锻炼,增强体质,避免过度劳累。冬季注意保暖,避免上呼吸道感染。改善劳动卫生条件,防止有害气体、烟雾和粉尘的产生和扩散。

第二节 肺炎链球菌肺炎

肺炎链球菌肺炎是由肺炎链球菌(亦称肺炎球菌或肺炎双球菌)引起的急性肺部炎症,病变常呈叶、段分布,又称为大叶性肺炎。肺炎链球菌常寄生在人体鼻咽部,根据荚膜多糖的抗原特性,肺炎链球菌可分为86个血清型,其中部分菌株致病力很强。这种细菌引起的肺炎在获得性肺炎中占首位。由于抗菌药物的广泛应用,致使本病的起病方式、症状及X线改变均不典型。

一、临床表现

发病前常有受凉、淋雨、疲劳或上呼吸道感染等诱因,多有上呼吸道感染的前驱症状。发病急骤,高热(38.0~40.0℃)、寒战,伴全身肌肉酸痛、乏力等。可有患侧胸痛,放射至肩部或腹部,咳嗽或深呼吸时加剧。咳嗽,咳黏痰或脓性痰、血性痰或呈铁锈色痰。病变广泛者可有呼吸困难。部分患者可有消化道症状及神经系统症状。严重病例可发生感染性休克及中毒性心肌炎。

二、辅助检查

(一)血常规

白细胞计数$(10\sim20)\times10^9/L$,中性粒细胞多在80%以上,可有核左移,细胞内可见中毒颗粒。血小板减少,凝血酶原时间延长。

(二)痰涂片及痰培养

可查见肺炎链球菌。部分患者血培养阳性。聚合酶链反应(PCR)及荧光标记抗体检测可提高病原学诊断率。如合并胸腔积液,可抽取积液进行细菌培养。

(三)血生化检查

可见血清酶学升高,部分患者可有血胆红素增高。动脉血气分析可正常,严重病例可有PaO_2及$PaCO_2$减低,pH增高,呈低氧及呼吸性碱中毒。休克合并代谢性酸中毒,则pH降低。

(四)胸部X线检查

早期肺部有均匀淡片状阴影,典型表现为大片均匀致密阴影,可见支气管充气征,呈叶、段分布。可有少量胸腔积液。老年患者容易形成机化性肺炎。

三、诊断

凡急性发热伴咳嗽、胸痛和呼吸困难都应怀疑为肺炎链球菌肺炎,应做进一步检查以确诊。根据病史、体征、胸部X线改变,痰涂片、痰培养或血培养,涂片革兰染色可见成对或短链状排列的阳性球菌、荚膜肿胀反应而缺乏其他优势菌群,并有大量的中性粒细胞,可做出初步诊断。痰培养分离出肺炎链球菌是诊断本病的主要依据,但若能在胸液、血液、肺组织或经气管吸出物中检出肺炎链球菌,则具有确诊价值。严重的患者病情变化急骤,开始表现轻微,但在数小时内发生唇绀、呼吸急促、鼻翼翕动和末梢循环衰竭引起休克等。无发热,特别是低体温往往与病情恶化相关。

四、鉴别诊断

(一)常见表现鉴别诊断

1.肺癌

少数周围型肺癌X线影像颇似肺部炎症。但一般不发热或仅有低热,周围血白细胞计数不高,痰中找到癌细胞可以确诊。中央型肺癌可伴阻塞性肺炎,经抗生素治疗后炎症消退,肿瘤阴影渐趋明显或者伴发肺门淋巴结肿大、肺不张。对于有效抗生素治疗下炎症久不消散或者消散后又复出现者,尤其是年龄较大者,要注意分析,必要时做CT、痰脱落细胞和纤支镜检查等,以确定诊断。

2. 其他病菌引起的肺炎

葡萄球菌肺炎和革兰阴性杆菌肺炎的临床表现较严重。克雷伯杆菌肺炎等常见于体弱、心肺慢性疾病或免疫受损患者，多为院内继发感染；痰液、血或胸液细菌阳性培养是诊断不可缺少的依据。病毒和支原体肺炎一般病情较轻，支原体肺炎和衣原体肺炎较少引起整个肺叶实变，可常年发作无明显季节特征；白细胞常无明显增加，临床过程、痰液病原体分离和血液免疫学试验对诊断有重要意义。

(二) 非典型表现鉴别诊断

1. 渗出性胸膜炎

可与下叶肺炎相混淆，有类似肺炎的表现，如胸痛、发热、气急等症，但咳嗽较轻，一般无血痰，胸液量多时可用X线检查、B超定位进行胸腔穿刺抽液，以明确诊断，须注意肺炎旁积液的发生。

2. 肺栓塞

常发生于手术、长期卧床或下肢血栓性静脉炎患者，表现为突然气急、咳嗽、咯血、胸痛甚至昏迷，一般无寒战和高热，白细胞中等度增加，咯血较多见，很少出现口角疱疹。肺动脉增强螺旋CT或肺血管造影可以明确诊断；但须警惕肺炎与肺栓塞可同时存在。

3. 腹部疾病

肺炎的脓毒血症可发生腹部症状，病变位于下叶者可累及膈胸膜，出现上腹痛，应注意与膈下脓肿、胆囊炎、胰腺炎、胃肠炎等进行鉴别。

五、治疗

(一) 药物治疗

一经疑似诊断应立即开始抗生素治疗，不必等待细菌培养结果。青霉素可作为肺炎链球菌肺炎的首选药物，对无并发症的肺炎链球菌肺炎经验性治疗推荐青霉素，给青霉素G 80万~240万单位静脉注射，1次/4~6小时。青霉素自问世以来一直被认为是治疗肺炎链球菌感染的常规敏感药物。但自从20世纪六七十年代在澳大利亚和南非首次报道发现耐青霉素肺炎链球菌(PRSP)以来，PRSP流行呈上升趋势；对PRSP引起的各种感染均应选择青霉素以外的抗生素治疗，而对低度耐药株可用大剂量的青霉素G，使血药浓度远高于MIC(最低抑菌浓度)，以取得较好的抗菌效果。

对于严重肺炎链球菌感染伴发原发疾病患者，也可选用青霉素G，但须在治疗过程中注意观察疗效，并根据药敏结果及时调整给药方案。

医源性感染患者对青霉素低度耐药者可选用大剂量青霉素G治疗，β-内酰胺类抗生素中以阿莫西林为最有效的药物，其他有效药物包括青霉素类的氨苄西林，头孢菌素中的头孢唑啉、头孢丙烯、头孢克洛、头孢噻肟、头孢曲松。

万古霉素对PRSP感染有极强的抗菌活性，替考拉宁的作用与万古霉素相似，不良反应减轻，半衰期延长。对青霉素过敏者，可静脉滴注红霉素或口服克拉霉素或阿奇霉素。

(二)并发症的处理

1.肺外感染

经适当抗生素治疗以后,高热一般在24小时内消退或在数天内呈分离性下降,如体温再升或3天后仍不退者,应考虑肺炎链球菌的肺外感染,如脓胸、心包炎或关节炎等。持续发热的其他原因还有混杂细菌感染、药物热或存在其他并存的疾患。肺炎治疗不当,可有5%并发脓胸,对于脓胸患者应予置管引流冲洗,慢性包裹性脓胸应考虑外科肋间切开引流。

2.脑膜炎

如疑有脑膜炎时,给予头孢噻肟2g静脉注射,1次/4～6小时或头孢曲松1～2g静脉注射,1次/12小时,同时给予万古霉素1g静脉注射,1次/12小时,可加用利福平600mg/d口服,直至取得药敏结果。除静脉滴注有效抗生素外,应行腰椎穿刺明确诊断,并积极脱水,吸氧并给予脑保护。

3.感染性休克

强有效的控制感染是关键,有并发症(如脓胸)而需要引流或有转移感染灶(如脑膜炎、心内膜炎、脓毒性关节炎)需加大青霉素剂量。补充血容量,对老年发热患者慎用解热镇痛药,特别合并低血压者注意防止虚脱,补足液体量。可加用血管活性药物以维持休克患者的血压,保证重要脏器的血液灌流,并维持血压不低于100/60mmHg,现临床上常用以下方法。

(1)多巴胺以微量泵入,严重时加阿拉明静脉滴注。

(2)一般鼻导管给氧,呼吸衰竭可考虑气管插管、气管切开和呼吸机辅助通气。

(3)纠正水、电解质和酸碱失衡。监护期间要密切随访血电解质、动脉血气,尤其是对慢性阻塞性肺病(COPD)患者。

4.其他

临床表现腹痛又合并高热患者,排除外科急腹症可应用解热镇痛药;因基础病不同,酌情予以解痉止痛药。如果临床症状逐步改善,而且病因明确,不应改变治疗方案。当患者仍无好转时,需考虑以下因素:病因诊断错误、药物选用不当、疾病已属晚期或重复感染、合并症使患者抵抗力低下、用药方法错误、肺炎链球菌属耐药菌株。青霉素的发现使肺炎链球菌性肺炎的病死率大大降低,本病总病死率为10%,但在已知病原菌的社区获得性肺炎死亡病例中,肺炎链球菌肺炎仍占较大比例。一般主张对35岁以上的患者要随访X线检查。胸部X线检查可能要在几周之后才能看到浸润消散,病情严重及有菌血症或原先已有慢性肺病的患者尤其如此。有肿瘤或异物阻塞支气管时,肺炎虽在治疗后消散,但阻塞因素未除,仍可再度出现肺炎。治疗开始6周或6周以上仍然有浸润,应怀疑其他疾病(如原发性支气管癌或结核)的可能。

第三节 支气管扩张症

支气管扩张症(简称支扩)是由于多种原因引起支气管树病理性、永久性的扩张,导致反复化脓性感染及气道慢性炎症,临床上表现为持续或反复地咳嗽、咯痰,有时伴有咯血,症状反复发作,可导致呼吸功能障碍及慢性肺源性心脏病。支气管扩张症可分为先天性与继发性两种。先天性支气管扩张症较少见,继发性支气管扩张症的发病基础多为反复感染、支气管阻塞及支气管壁的炎性损伤。炎症造成阻塞,阻塞又导致感染或引起感染的持续存在,最终导致支气管管壁平滑肌、弹力纤维,甚至软骨的破坏,逐渐形成支气管持久性扩张。下呼吸道感染,尤其是婴幼儿时期下呼吸道感染、支气管和肺结核是支气管扩张症最常见的病因,还应注意排除支气管异物、误吸、免疫缺陷病、纤毛功能异常等少见病因。

一、诊断标准

支气管扩张症的诊断应根据既往病史、临床表现、体征及实验室检查等综合分析确定,胸部高分辨CT(HRCT)是诊断支气管扩张的主要手段。明确诊断后还需要通过病史和相应的检查了解有无相关的基础疾病。

(一)临床表现

咳嗽是支扩最常见的症状,且多伴有咯痰,痰常为脓性,清晨为多,可伴有呼吸困难。半数患者可出现咯血,多与感染相关,咯血量大小不等,可痰中带血至大量咯血。仅有咯血而无咳嗽及咯痰的称干性支气管扩张。原有症状中任一症状加重(痰量增加或脓性痰、呼吸困难加重、咳嗽增加、肺功能下降、疲劳乏力加重)或出现新症状(发热、胸膜炎、咯血)、需要抗菌药物治疗往往提示感染导致的急性加重。反复发作者可有食欲减退、消瘦和贫血等全身症状。

听诊时于病变部位闻及粗糙的湿啰音是支气管扩张症特征性的表现,以肺底部最为多见,多自吸气早期开始,吸气中期最响亮,一直持续至吸气末,且部位固定,不易消失。1/3的患者也可闻及哮鸣音或粗大的干啰音。杵状指(趾)较常见。

常见的并发症有反复肺部感染、脓胸、气胸和肺脓肿等,小部分患者可出现肺心病。

(二)辅助检查

1.胸部HRCT

胸部HRCT诊断支气管扩张症的敏感性和特异性均达到了90%以上,可代替支气管碘油造影确诊支气管扩张症。支扩在HRCT上的主要表现为支气管内径与其伴行动脉直径对比的增大,称为"印戒征",此外还可见到支气管呈柱状及囊状改变(呈"双轨征"或"串珠"状),气道壁增厚、黏液阻塞,细支气管炎时可出现树芽征及马赛克征。

2.支气管镜检查

有助于排除异物堵塞等病因,通过支气管镜检查获取下呼吸道分泌物,有助于明确病原菌,经支气管冲洗可清除气道内分泌物,解除气道阻塞。

3.肺功能检查

所有患者均建议行肺通气功能检查,并至少每年复查一次,多数患者表现为阻塞性通气功能障碍,弥散功能下降,33%~76%的患者存在气道高反应性。合并气流阻塞者应行舒张试验评价用药后肺功能改善情况。

4.微生物学检查

所有支扩患者均常规留取合格痰标本行微生物学检查,急性加重时应在应用抗菌药物前留取痰标本,痰培养及药敏试验对抗菌药物的选择具有重要的指导意义。

5.其他检查

糖精试验和(或)鼻呼出气一氧化氮测定可用于筛查纤毛功能异常,疑诊者须进行鼻和支气管黏膜活检的电镜检查;两次汗液氯化物检测及CFTR(囊性纤维化穿膜传导调节蛋白)基因突变分析有助于除外囊性纤维化。

二、治 疗

支气管扩张症的治疗原则:确定并治疗潜在病因以阻止疾病进展;维持或改善肺功能;减少日间症状和急性加重次数;改善患者的生活质量。

(一)物理治疗

物理治疗可促进呼吸道分泌物排出,提高通气的有效性,维持或改善运动耐力,缓解气紧、胸痛症状。排痰可有效清除气道分泌物,是支气管扩张症患者长期治疗的重要环节,特别是对于慢性咳痰和(或)高分辨率CT表现为黏液阻塞者,痰量不多的支气管扩张症患者也应学习排痰技术,以备急性加重时应用。常用排痰技术如下。

1. 体位引流

采用适当的体位,依靠重力的作用促进某一肺叶或肺段中分泌物的引流。一项随机对照研究结果证实,主动呼吸训练联合体位引流效果优于坐位主动呼吸训练。胸部CT结果有助于选择合适的体位。

治疗时可能需要采取多种体位,患者容易疲劳,每天多次治疗一般不易耐受,通常对氧合状态和心率无不良影响;体位引流应在饭前或饭后1~2小时内进行;禁忌证包括无法耐受所需的体位、无力排出分泌物、抗凝治疗、胸廓或脊柱骨折、近期大咯血和严重骨质疏松者。

2. 震动拍击

腕部屈曲,手呈碗形在胸部拍打或使用机械震动器使聚积的分泌物易于咳出或引流,可与体位引流配合应用。

3. 主动呼吸训练

支气管扩张症患者应练习主动呼吸训练以促进排痰。每次循环应包含三部分:

①胸部扩张练习,即深呼吸,用力呼气,放松及呼吸控制,尤其是深吸气,使气流能够通过分泌物进入远端气道;②用力呼气,可使呼气末等压点向小气道一端移动,从而有利于远端分泌物清除;③呼吸控制,即运动膈肌缓慢呼吸,可避免用力呼气而加重气流阻塞。

4. 辅助排痰技术

包括气道湿化(清水雾化)、雾化吸入盐水、短时雾化吸入高张盐水、雾化吸入特布他林以及无创通气;祛痰治疗前雾化吸入灭菌用水、生理盐水或临时吸入高张盐水并预先吸入β_2-受体激动剂,可提高祛痰效果;喘憋患者进行体位引流时可联合应用无创通气;首次吸入高张盐水时,应在吸入前和吸入后5分钟测定FEV_1(第一秒用力呼气量)或呼气峰流速,以评估有无气道痉挛;气道高反应性患者吸入高张盐水前应预先应用支气管舒张剂。

5. 其他

正压呼气装置通过呼气时产生震荡性正压,防止气道过早闭合,有助于痰液排出,也可采用胸壁高频震荡技术等。患者可根据自身情况选择单独或联合应用上述祛痰技术,每天1~2次,每次持续时间不应超过30分钟,急性加重期可酌情调整持续时间和频度。吸气肌训练适用于合并呼吸困难且影响到日常活动的患者。两项小规模随机对照研究结果表明,与无干预组相比,吸气肌训练可显著改善患者的运动耐力和生活质量。

(二)抗菌药物治疗

支气管扩张症患者出现急性加重合并症状恶化,即咳嗽、痰量增加或性质改变、脓痰增加和(或)喘息、气急、咯血及发热等全身症状时,应考虑应用抗菌药物。仅有黏液脓性或脓性痰液或仅痰培养阳性不是应用抗菌药物的指征。支气管扩张症患者急性加重时的微生物学研究资料很少,估计急性加重一般是由定植菌群引起,60%~80%的稳定期支气管扩张症患者存在潜在致病菌的定植,最常分离出的细菌为流感嗜血杆菌和铜绿假单胞菌。其他革兰阳性菌,如肺炎链球菌和金黄色葡萄球菌也可定植患者的下呼吸道。应对支气管扩张症患者定期进行支气管细菌定植状况的评估。痰培养和经支气管镜检查均可用于评估支气管扩张症患者细菌定植状态,两者的评估效果相当。许多支气管扩张症患者频繁应用抗菌药物,易于造成细菌对抗菌药物耐药,且支气管扩张症患者气道细菌定植部位易于形成生物被膜,阻止药物渗透,因此推荐对大多数患者进行痰培养,急性加重期开始抗菌药物治疗前应送痰培养,在等待培养结果时即应开始经验性抗菌药物治疗。急性加重期初始经验性治疗应针对这些定植菌,根据有无铜绿假单胞菌感染的危险因素来确定。无铜绿假单胞菌感染高危因素的患者应立即经验性使用对流感嗜血杆菌有活性的抗菌药物。对有铜绿假单胞菌感染高危因素的患者,应选择有抗铜绿假单胞菌活性的抗菌药物,还应根据当地药敏试验的监测结果调整用药,并尽可能应用支气管穿透性好且可降低细菌负荷的药物。应及时根据病原体检测及药敏试验结果和治疗反应调整抗菌药物治疗方案,若存在一种以上的病原菌,应尽可能选择能覆盖所有致病菌的抗菌药物。临床疗效欠佳时,需根据药敏试验结果调整抗菌药物,并即刻重新送检痰培养。若因耐药无法单用一种药物,可联合用药,但没有证据表明两种抗菌药物联合治疗对铜绿假单胞菌引起的支气管扩张症急性加重有益。急性加重期不需常规使用抗病毒药物。采用抗菌药物轮换策略有助于减轻细菌耐药,但目前尚无临床证据支持其常规应用。

急性加重期抗菌药物治疗的最佳疗程尚不确定,建议所有急性加重治疗疗程均应为14天左右。支气管扩张症稳定期患者长期口服或吸入抗菌药物的效果及其对细菌耐药的影响尚需进一步研究。

(三)非抗菌药物治疗

1. 黏液溶解剂

气道黏液高分泌及黏液清除障碍导致黏液潴留是支气管扩张症的特征性改变。吸入高渗药物,如高张盐水可增强理疗效果,短期吸入甘露醇则未见明显疗效。急性加重时应用溴己新可促进痰液排出,羟甲半胱氨酸可改善气体陷闭。成人支气管扩张症患者不推荐吸入重组人DNA酶。

2. 支气管舒张剂

由于支气管扩张症患者常常合并气流阻塞及气道高反应性,因此,经常使用支气管舒张剂,但目前并无确切依据。合并气流阻塞的患者应进行支气管舒张试验评价气道对β_2-受体激动剂或抗胆碱能药物的反应性,以指导治疗;不推荐常规应用甲基黄嘌呤类药物。

第四节 肺脓肿

肺脓肿是由于多种病原菌所引起的肺实质坏死的肺部化脓性感染。早期为肺组织的感染性炎症,继而坏死液化,由肉芽组织包绕形成脓肿。临床主要表现为高热、咳嗽,脓肿破溃进入支气管后咯大量脓臭痰。脓肿一般为单个病灶,偶尔可出现多发性散在病灶,典型胸部 X 线显示肺实质呈圆形空腔并伴有气液平面。本病可见于任何年龄,多发生于青壮年,男性多于女性。临床上,根据感染的不同病因和感染途径将肺脓肿分为三种类型:吸入性肺脓肿、继发性肺脓肿和血源性肺脓肿。根据发病的时间可分为急性肺脓肿和慢性肺脓肿。自抗生素广泛应用以来,肺脓肿的发病率已明显下降。

一、诊断标准

根据有口腔手术、昏迷、呕吐、异物吸入等病史,结合临床表现(如急性或亚急性起病,畏寒发热,咳嗽和咯大量脓性痰或脓臭痰,外周血白细胞总数和中性粒细胞比例显著增高,胸部 X 线检查显示肺部大片浓密炎性阴影中有脓腔及液平的征象),可以做出急性肺脓肿的诊断;血、痰培养,包括需氧菌与厌氧菌培养,有助于病原学诊断。

有皮肤创伤感染、疖肿等化脓性病灶者,出现发热不退、咳嗽、咯痰症状,胸部 X 线显示双肺多发性小脓肿,可诊断为血源性肺脓肿。

(一)临床表现

1.症状

(1)急性吸入性肺脓肿:起病急骤,患者畏寒、发热,体温可高达 39～40℃。伴咳嗽、咯黏液痰或黏液脓痰。炎症波及局部胸膜可引起胸痛,呼吸时加重。病变范围较大者,可出现气急。此外,还有精神不振、乏力、纳差等。如感染不能及时控制,1～2 周后,咳嗽加剧,脓肿破溃于支气管,咳出大量脓臭痰及坏死组织,每天可达 300～500mL,臭痰多为厌氧菌感染所致。约有 1/3 的患者有痰血或小量咯血,偶有中、大量咯血。如治疗及时有效,一般在咯出大量脓臭痰后体温即明显下降,全身毒性症状随之减轻,数周以后一般会逐渐恢复正常,获得治愈。如机体免疫力下降和病变发展迅速时,脓肿可破溃到胸膜腔,出现突发胸痛、气急等脓气胸症状。

(2)继发性肺脓肿:多继发于肺部其他疾病,如细菌性肺炎或支气管扩张、支气管肺癌、空洞型肺结核等。继发于葡萄球菌性肺炎、肺炎杆菌肺炎、流感嗜血杆菌肺炎及军团菌肺炎等,可在发病后 2～3 周,此时肺炎本应治愈或好转,再出现高热、脓痰量增加,常伴乏力等症状。

(3)血源性肺脓肿:多常有肺外感染史,先有原发病灶引起的畏寒、高热等全身的脓毒血症的症状,经数日至 2 周才出现咳嗽、咯痰,痰量不多,极少咯血。

(4)慢性肺脓肿:急性阶段未能及时有效治疗,支气管引流不畅,抗菌治疗效果不佳、不充分、不彻底,迁延 3 个月以上即为慢性肺脓肿。患者常有慢性咳嗽、咯脓痰、反复咯血、不规则发热、贫血、消瘦等慢性毒性症状。

2.体征

体征与肺脓肿的大小和部位有关。疾病早期病变较小或肺深部病变,肺部可无异常体征或患侧出现湿性啰音等肺炎体征。病变继续发展、病变较大时,可出现实变体征,叩诊呈浊音或实音,可闻及支气管呼吸音,有时可闻湿啰音。疾病较晚,肺脓肿脓腔较大时,支气管呼吸音更明显,可有空瓮音或空洞性呼吸音。如病变累及胸膜,可闻及患侧胸膜擦音或出现胸腔积液体征。产生脓胸或脓气胸时可出现相应的体征。慢性肺脓肿患者患侧胸廓略塌陷,叩诊浊音,呼吸音减低,常有杵状指(趾)。血源性肺脓肿体征大多阴性。

(二)辅助检查

1.血常规

外周血白细胞总数升高,总数可达$(20\sim30)\times10^9/L$,中性粒细胞在90%以上,核明显左移,常有中毒颗粒。慢性肺脓肿患者的白细胞可稍升高或正常,但可有轻度贫血,红细胞沉降率加快。

2.病原学检查

痰液涂片革兰染色检查、痰液培养、厌氧菌培养和细菌药物敏感试验。可采用纤维支气管镜防污染毛刷采集标本或经胸腔穿刺采集胸腔脓液,进行厌氧菌和需氧菌培养。血源性肺脓肿患者的血培养可发现致病菌。

3.影像学检查

肺脓肿的X线表现根据类型、病期、支气管的引流是否通畅,以及有无胸膜并发症而有所不同。

(1)吸入性肺脓肿在早期化脓性炎症阶段,其典型的X线征象为大片密度较高的炎性模糊浸润阴影,边缘不清,分布在一个或数个肺段,与细菌性肺炎相似。脓肿形成后,大片密度高的炎性阴影中出现圆形透亮区及液平面。在消散期,脓腔周围炎症逐渐被吸收,脓腔缩小直至消失,最后残留少许纤维条索阴影。

(2)慢性肺脓肿脓腔壁增厚,内壁不规则,周围炎症略消散,但不完全,伴纤维组织显著增生,并有程度不等的肺叶收缩,胸膜增厚。纵隔向患侧移位。

(3)血源性肺脓肿在一侧或两侧圆形多发的浸润阴影中心可见透亮区及液平。

(4)肺脓肿并发脓胸时,患侧胸部呈大片浓密阴影;若伴发气胸,则可见液平。

(5)胸部CT扫描较普通的胸部平片敏感,胸部CT检查可发现多发类圆形的厚壁脓腔,脓腔内可有液平出现。脓腔内壁常表现为不规则状,周围有模糊炎性阴影。

4.纤维支气管镜检查

纤维支气管镜检查有助于明确病因、病原学诊断及治疗。如见异物取出可以解除梗阻,使气道引流恢复通畅;如怀疑肿瘤,可通过组织活检做病理检查,以明确诊断;经支气管镜保护性防污染采样,做相应的病原学培养,可明确病原。借助支气管镜吸引脓液和病变部位注入抗生素,可促进支气管引流和脓腔愈合。

二、鉴别诊断

由于肺内空腔样病变,肺脓肿应与下列疾病相鉴别。

(一)细菌性肺炎

早期肺脓肿与细菌性肺炎在症状及X线表现上很相似。细菌性肺炎中肺炎球菌肺炎最常见,常有口唇疱疹、咯铁锈色痰而无大量黄脓痰。胸部X线片示肺叶或肺段实变或呈片状淡薄炎性病变,边缘模糊不清,但无脓腔形成。如细菌性肺炎经正规的抗生素治疗后,高热不退、咳嗽加剧、并咳出大量脓痰时,应该考虑肺脓肿可能。

(二)空洞型肺结核

发病缓慢,病程长,常伴有午后低热、乏力、盗汗、长期咳嗽、食欲减退、反复咯血等症状。胸部X线片示空洞壁较厚,其周围可见结核浸润病灶或伴有斑点、结节状病变,一般空洞不伴液平,有时伴有同侧或对侧的结核播散病灶。痰中可找到结核杆菌。继发感染时,亦可有多量黄脓痰,应结合病史,在治疗继发感染的同时,反复查痰涂片抗酸染色可发现结核杆菌。

(三)肺囊肿继发感染

肺囊肿呈圆形,腔壁薄而光滑,当继发感染时,其周围组织可有炎症浸润,囊肿内可见液平,但炎症反应较轻,常无明显的感染中毒症状,咳嗽较轻,脓痰较少。感染控制、炎症吸收后,可呈现光滑整洁的囊肿壁。若有感染前的X线片相比较,则更易鉴别。

三、治疗

(一)抗生素治疗

肺脓肿的首要治疗是抗生素治疗。为了避免复发,疗程可能需要2~4个月。监测的指标包括体温、痰量及影像学改变等。

1.抗生素的使用

对细菌性肺脓肿而言,经验性抗生素治疗应覆盖临床怀疑的所有可能的病原体。明确社区获得性肺炎病史或住院时肺脓肿形成病史对抗生素的选择非常重要。对于继发于院内感染的肺脓肿患者,抗生素的选择应覆盖克雷伯菌属、肠杆菌属和假单胞菌属。

肺脓肿或坏死性肺炎大多继发于吸入,其主要病原菌是厌氧菌。早期的一线治疗首选青霉素G(240万~1000万单位/天),但随着细菌耐药的出现,尤其是产生β-内酰胺酶的革兰阴性厌氧杆菌的增多,青霉素G的治疗效果欠佳,甚至治疗失败。甲硝唑和克林霉素,辅以青霉素G,对严重的厌氧菌肺炎是一种有效的选择(克林霉素600mg静脉滴注1次/8小时)。青霉素G对某些厌氧球菌的抑菌浓度需达8μg/mL,故所需治疗量非常大(成人需1000万~2000万单位/天)。因此目前青霉素G、氨苄西林、阿莫西林不再推荐单独用于中重度厌氧性肺脓肿或坏死性肺炎的治疗。而对于轻症患者,静脉青霉素,甚至口服青霉素或头孢菌素也能取得令人满意的效果。

大多数厌氧菌对四环素耐药,因此,不推荐用作治疗厌氧菌感染。除某些消化性链球菌、变形梭杆菌、产气荚膜杆菌等菌株,克林霉素对大多数厌氧菌有效。但亦有一些数据显示,超过20%脆弱杆菌出现对克林霉素耐药。因此,克林霉素与青霉素G合用,虽可扩大抗菌谱,但可能仍不能覆盖脆弱杆菌。甲硝唑对所有革兰阴性厌氧菌有很好的抗菌效果,包括脆弱杆菌和一些产β-内酰胺酶的细菌。某些厌氧球菌、多数微需氧链球菌、放线菌等对甲硝唑耐药,因此,甲硝唑在治疗厌氧性肺脓肿或坏死性肺炎时,也常需与青霉素 G(或红霉素)联用。头孢西丁、羧基青霉素(羧苄西林和替卡西林)和氧哌嗪青霉素对脆弱杆菌属、一些产 β-内酰胺酶的拟杆菌、大多数厌氧菌,以及肠杆菌科细菌有效。头孢西丁对金葡菌有效,而哌拉西林对铜绿假单胞菌有很好的抗菌活性。三代头孢菌素对厌氧菌的效果,尤其是对脆弱杆菌的效果不如头孢西丁和半合成青霉素。亚胺培南和美洛培南对所有厌氧菌都有很好的抗菌活性。β-内酰胺/β-内酰胺酶抑制剂,如替卡西林/克拉维酸、氨苄西林/舒巴坦对厌氧菌、金葡菌和很多革兰阴性杆菌有效。氯霉素对大多数厌氧菌,包括产 β-内酰胺酶厌氧菌有效。新一代喹诺酮类抗生素对厌氧菌和其他一些病原菌也有较好的效果。

血源性肺脓肿常为葡萄球菌感染,可选用耐青霉素酶的青霉素。当青霉素过敏时,可选择静脉用头孢菌素及万古霉素。万古霉素用于耐甲氧西林金葡菌感染,而青霉素 G 用于 A 组葡萄球菌感染。对于肺炎克雷白杆菌或需氧革兰阴性杆菌,氨基糖苷类抗生素是个不错的选择。因庆大霉素的耐药率升高,所以更推荐选用阿米卡星。半合成青霉素、某些新一代头孢菌素、氨曲南,以及 β-内酰胺/β-内酰胺酶抑制剂也有很好的效果。复方磺胺甲噁唑和新一代喹诺酮对很多非厌氧的革兰阴性杆菌有效,常用于联合治疗。在重症患者,特别是免疫抑制的患者,β-内酰胺类抗生素与氨基糖苷类的组合是个很好的选择。亚胺培南和美洛培南基本能够覆盖除耐甲氧西林金葡菌以外的大部分细菌。其他的抗生素,如红霉素或利福平用于军团菌感染,磺胺类抗生素用于奴卡菌感染。结核杆菌感染应行正规的抗结核治疗。

有研究发现肺炎克雷伯杆菌成为社区获得性肺脓肿的一个重要致病菌(21%),对青霉素及克林霉素耐药的厌氧菌及米勒链球菌感染比例亦明显增加。鉴此,学者推荐 β-内酰胺/β-内酰胺酶抑制药或二代、三代头孢菌素联合克林霉素或甲硝唑作为社区获得性肺脓肿的经验性治疗方案。

2.治疗反应

肺脓肿大多对抗生素治疗敏感,临床改善可表现为抗生素治疗 3~4 天后体温下降,7~10 天体温恢复正常。恶臭痰可在 3~10 天内消失。影像学改变通常较缓慢,往往在第 1 周浸润阴影有扩大,甚至有新的空洞出现,2~3 周浸润病灶边缘清楚,以后可转变为薄壁空洞或残存条索状影。如治疗超过 2 周后仍存在发热,提示治疗失败,应进一步检查以明确治疗失败的原因。

抗生素疗效差的原因:异物或新生物阻塞支气管;所选抗生素未能覆盖到病原体(如分枝杆菌、真菌)或耐药;空洞范围大(直径超过 6cm),出现脓胸、支气管胸膜瘘等并发症,常需要延长疗程或外科介入处理;以往存在的囊肿、肺大疱等的感染可能是抗生素治疗效果欠佳的原因。另外,还需考虑是否存在无菌性肺空洞、肺癌、肺栓塞或韦格纳肉芽肿的可能。

(二)脓液引流

肺脓肿患者应行体位引流以促进痰液排出,从而减轻症状,改善气体交换。引流的体位应使脓肿处于最高位,每日 2~3 次,每次 10~15 分钟。经纤支镜冲洗及吸引也是引流的有效方法。经皮肺穿刺引流,主要适用于肺脓肿药物治疗失败,患者本身条件不能耐受外科手术,肺脓肿直径>4cm,患者不能咳嗽或咳嗽障碍不能充分的自我引流;均质的没有液气平面的肺脓肿。CT 引导下的经皮肺穿刺可增加成功率,减少其不良反应。

第二章

心血管系统疾病

第一节 高血压

一、病因和发病机制

(一)病因

1. 遗传与基因

高血压有明显遗传倾向,据估计人群中20%~40%的高血压是由遗传决定的,高血压发病有明显的家族聚集性。研究也表明,高血压患者存在着遗传缺陷,基因的突变、缺失、重排和表达的差异可能是导致高血压的基础,高血压候选基因可能有5~8种。

2. 高钠、低钾膳食

人群中钠盐(氯化钠)摄入量与血压水平和高血压患病率呈正相关,钾盐摄入量与血压水平呈负相关。膳食钠/钾比值与血压的相关性更强。有研究表明,膳食钠盐摄入量平均每天增加2g,收缩压和舒张压分别增高2.0mmHg和1.2mmHg。高钠、低钾膳食是我国大多数高血压患者发病最主要的危险因素。我国大部分地区,人均每天盐摄入量在12~15g。在盐与血压的国际协作研究(INTERMAP)中,反映膳食钠/钾量的24小时尿钠/钾比值,我国人群在6以上,而西方人群仅为2~3。

3. 超重和肥胖

脂肪含量与血压水平呈正相关。体重指数(BMI)与血压水平呈正相关,BMI每增加$3kg/m^2$,4年内发生高血压的风险,男性增加50%,女性增加57%。我国24万成人随访资料的汇总分析显示,BMI$\geqslant 24kg/m^2$者发生高血压的风险是体重正常者的3~4倍。脂肪的分布与高血压发生也有关,腹部脂肪聚集越多,血压水平就越高。腰围男性$\geqslant$90cm或女性$\geqslant$85cm,发生高血压的风险是腰围正常者的4倍以上。随着我国社会经济发展和生活水平提高,人群中超重和肥胖的比例与人数均明显增加。在城市中年人群中,超重者的比例已达到25%~30%。超重和肥胖将成为我国高血压患病率增长的又一重要危险因素。

4. 过量饮酒

过量饮酒是高血压发病的危险因素,人群高血压患病率随饮酒量增加而升高。如果每天平均饮酒>3个标准杯(1个标准杯相当于12g酒精,约合360g啤酒或100g葡萄酒或30g白酒),收缩压与舒张压分别平均升高3.5mmHg与2.1mmHg,且血压上升幅度随着饮酒量增加而增大。在我国,部分高血压患者有长期饮酒嗜好和饮烈度酒的习惯,应重视长期过量饮酒对血压和高血压发生的影响。饮酒还会降低降压治疗的疗效,而过量饮酒可诱发急性脑出血或心肌梗死发作。

5.精神紧张

长期精神过度紧张也是高血压发病的危险因素,长期从事高度精神紧张工作的人群高血压患病率增加。

6.饮食结构不合理

蛋氨酸摄入过多,即动物蛋白摄入过多;维生素 B_6、B_{12} 与叶酸摄入不足,尤其叶酸摄入不足,可导致体内同型半胱氨酸(HCY)过高,当 HCY 水平≥15μmol/L,属于高 HCY 血症,伴有高 HCY 的高血压,称为"H 型高血压"。

7.其他

高血压发病的其他原因包括缺乏体力活动等。吸烟、血脂异常、糖尿病等均可能对血压产生影响。

(二)发病机制

1.交感神经活性亢进

交感神经活性亢进在高血压的形成和维持过程中起了极其重要的作用。高血压患者40%左右循环儿茶酚胺水平升高。长期精神紧张、焦虑、压抑等,可造成交感神经和副交感神经平衡失调,交感神经兴奋性增加,释放儿茶酚胺增多,引起小动脉和静脉收缩,心排血量增加,并改变肾脏-容量关系,从而使血压升高。

2.肾素-血管紧张素-醛固酮系统(RAAS)

激活体内存在循环 RAAS 和局部 RAAS。肾素主要由肾小球入球小动脉的球旁细胞分泌,它能促进主要由肝脏合成的血管紧张素原(AN)转变为血管紧张素Ⅰ(AngⅠ)。AngⅠ必须由血管紧张素转换酶转换成血管紧张素Ⅱ(AngⅡ),才能对血管平滑肌、肾上腺皮质和脑发挥作用。AngⅡ在氨基肽酶作用下可转变成血管紧张素Ⅲ(AngⅢ),但 AngⅢ 收缩血管的能力仅为 AngⅡ 的 30%~50%,其加压作用仅为 AngⅡ 的 20%。AngⅡ 为强力加压物质,能使小动脉平滑肌直接收缩,也可通过脑和自主神经系统间接加压,并能促进肾上腺皮质球状带排泌醛固酮,后者具有潴留水钠、增加血容量的作用。正常情况下,肾素、血管紧张素和醛固酮三者处于动态平衡之中,相互反馈和制约。病理情况下,RAAS 可成为高血压发生的重要机制。不同组织内(心、血管壁、肾、脑等)能自分泌和旁分泌 RAAS。上述组织内 RAAS 排泌异常,在导致血管平滑肌细胞增殖、血管收缩、心肌细胞肥厚和心肌细胞纤维化,使血管壁增厚、血管阻力增高、左心室肥厚和顺应性降低,以及血压持续升高方面具有更重要的作用。

3.肾脏潴留过多钠盐

肾脏是调节钠盐的最主要器官。与肾脏有关的高血压发病机制分为肾素依赖型和水钠依赖型。前者常见于急进型恶性高血压和肾血管性高血压,后者更常见。据钠盐负荷诱发高血压状况,分为盐敏感性和盐不敏感性两类人群。

4.血管重构

血管重构既是高血压所致病理变化,又是高血压维持和加剧的结构基础。血管重构包括血管壁增厚、血管壁腔比增加、小动脉稀少、血管功能异常。血管壁增厚的原因:①内膜下间隙与中层的细胞总体积以及细胞外基质的增加;②血管总体积不变,但组成成分重新分布,导致血管内外径缩小。血压因素、血管活性物质、生长因子以及遗传因素共同参与高血压血管重构过程。

5.内皮细胞功能受损

内皮细胞具有调节血管舒缩功能、血流稳定性和血管重构的重要作用。血压升高,使血管壁剪切力和应力增加,去甲肾上腺素和血管紧张素Ⅱ等血管活性物质增多,均可损害内皮细胞。内皮受损后间隙开放、血管通透性增加,LDL、胰岛素以及各种细胞生长因子进入血管壁;同时 NO 与前列环素释放减少,具有强力缩血管作用的内皮素、血栓素释放增加,导致血管舒张减弱和收缩增强;黏附分子增多,造成白细胞、血小板在血管壁黏附、聚集和释放,单核细胞穿入内皮下层;白细胞黏附管壁并激活释放多种细胞因子,如白介素、肿瘤坏死因子、氧自由基等;同时内皮受损后其抗血栓形成能力减弱。

6.胰岛素抵抗

半数高血压患者存在胰岛素抵抗。胰岛素抵抗是机体组织的靶细胞对胰岛素作用的敏感性和反应性降低的一种病理生理反应。胰岛素在促进葡萄糖摄取和利用方面的作用明显受损,一定量的胰岛素产生的生物学效应低于预计水平,导致代偿性胰岛素分泌增加,发生继发性高胰岛素血症,使电解质代谢障碍,通过 Na^+-K^+ 交换和 Na^+-K^+-ATP 酶激活,细胞内钠增加,并使血管紧张素Ⅱ刺激醛固酮产生和作用加强,导致钠潴留;还使血管对体内升压物质反应性增强,血中儿茶酚胺水平增加,血管张力增高。高胰岛素血症可影响跨膜阳离子转运,使细胞内钙升高,加强缩血管作用,增加内皮素释放,减少扩血管的前列腺素合成,从而影响血管舒张功能。

二、诊断性评估

诊断性评估的内容包括以下3个方面:①确定血压水平及其他心血管危险因素;②判断高血压的原因,明确有无继发性高血压;③寻找靶器官损害以及相关临床情况,从而做出高血压病因的鉴别诊断和评估患者的心血管风险程度,以指导诊断与治疗。

(一)病史

应全面详细了解患者病史,包括以下内容:①家族史:询问患者有无高血压、糖尿病、血脂异常、冠心病、脑卒中或肾脏病的家族史。②病程:患高血压的时间、血压最高水平、是否接受过降压治疗及其疗效与不良反应。③症状及既往史:目前及既往有无冠心病、心力衰竭、脑血管病、外周血管病、糖尿病、痛风、血脂异常、支气管哮喘、睡眠呼吸暂停综合征、性功能异常和肾脏疾病等症状及治疗情况。④有无提示继发性高血压的症状:如肾炎史或贫血史,提示肾实质性高血压;有无肌无力、发作性软瘫等低血钾表现,提示原发性醛固酮增多症;有无阵发性头痛、心悸、多汗,提示嗜铬细胞瘤。⑤生活方式:膳食蛋白、脂肪、盐、酒摄入量,吸烟支数、体力活动量以及体重变化等情况。⑥药物引起高血压:是否服用使血压升高的药物,如口服避孕药、甘珀酸、滴鼻药、可卡因、安非他明、类固醇、非甾体抗炎药、促红细胞生长素、环孢素以及中药甘草等。⑦心理社会因素:包括家庭情况、工作环境、文化程度及有无精神创伤史。

(二)体格检查

仔细的体格检查有助于发现继发性高血压的线索和靶器官损害情况。体格检查包括:正确测量血压和心率,必要时测定立卧位血压和四肢血压;测量体重指数(BMI)、腰围及臀围;观察有无库欣面容、神经纤维瘤性皮肤斑、甲状腺功能亢进性突眼征或下肢水肿;听诊颈动脉、胸主动脉、腹部动脉和股动脉有无杂音;触诊甲状腺;全面的心肺检查;检查腹部有无肾脏增大(多囊肾)或肿块,检查四肢动脉搏动和神经系统体征。

(三)实验室检查

1. 基本项目

血生化(钾、空腹血糖、血清总胆固醇、甘油三酯、高密度脂蛋白胆固醇、低密度脂蛋白胆固醇和尿酸、肌酐);同型半胱氨酸;全血细胞计数、血红蛋白和血细胞比容;尿液分析(尿蛋白、糖和尿沉渣镜检);心电图。

2. 推荐项目

24小时动态血压监测(ABPM)、超声心动图、颈动脉超声、餐后血糖(当空腹血糖≥6.1mmol/L时测定)、尿白蛋白定量(糖尿病患者必查项目)、尿蛋白定量(用于尿常规检查蛋白阳性者)、眼底检查、胸片、脉搏波传导速度(PWV)以及踝臂血压指数(ABI)等。

3. 选择项目

对怀疑继发性高血压的患者,根据需要可以分别选择以下检查项目:血浆肾素活性、血和尿醛固酮、血和尿皮质醇、血游离甲氧基肾上腺素(MN)及甲氧基去甲肾上腺素(NMN)、血和尿儿茶酚胺、动脉造影、肾和肾上腺超声、CT或MRI、睡眠呼吸监测等。对有合并症的高血压患者进行相应的脑功能、心功能和肾功能检查。

(四)血压测量

血压测量是评估血压水平、诊断高血压以及观察降压疗效的主要手段。目前,在临床和人群防治工作中,主要采用测量诊室血压、动态血压以及家庭血压3种方法。

诊室血压由医护人员在诊室按统一规范进行测量,目前仍是评估血压水平和临床诊断高血压并进行分级的常用方法。动态血压监测(ABPM)则通常由自动的血压测量仪器完成,测量次数较多,无测量者误差,可避免白大衣效应,并可测量夜间睡眠期间的血压,因此,既可更准确地测量血压,也可评估血压短时变异和昼夜节律。家庭血压监测(HBPM)通常由被测量者自我完成,这时又称自测血压或家庭自测血压,但也可由家庭成员等协助完成,也可以避免白大衣效应。家庭血压监测还可用于评估数日、数周甚至数月、数年血压的长期变异或降压治疗效应,有助于增强患者的参与意识,改善患者治疗的依从性。

诊室血压与动态血压相比更易实现,与家庭血压相比更易控制质量,是目前评估血压水平的主要方法。但如果能够进行24小时动态血压监测,可以24小时动态血压为诊治依据。

(五)评估靶器官损害

高血压患者靶器官损伤(心、脑、肾或血管等)的识别,对于评估患者的心血管风险、早期积极治疗具有重要意义。在高血压到最终发生心血管事件的整个疾病过程中,亚临床靶器官损伤是极其重要的中间环节。

1. 心脏

心电图检查可以发现左心室肥厚、心肌缺血、心脏传导阻滞或心律失常。近来有报道,aVL 导联 R 波电压与左心室重量指数密切相关,甚至在高血压不伴有心电图左心室肥厚时,也可以预测心血管事件的发生。胸部 X 线检查可以了解心脏轮廓、大动脉及肺循环情况。超声心动图在诊断左心室肥厚和舒张期心力衰竭方面优于心电图。必要时可采用其他诊断方法:心脏磁共振成像(MRI)和磁共振血管造影(MRA)、计算机断层扫描冠状动脉造影(CTA)、心脏放射性核素显像、运动试验或冠状动脉造影等。

2. 血管

颈动脉内膜中层厚度(IMT)和粥样斑块可独立于血压水平预测心血管事件。研究证实,脉搏波传导速度(PWV)增快是心血管事件的独立预测因素。踝/臂血压指数(ABI)能有效筛查外周动脉疾病,评估心血管风险。

3. 肾脏

肾脏损害主要根据血清肌酐升高、估算的肾小球滤过率(eGFR)降低或尿白蛋白排出量(UAE)增加。微量白蛋白尿是心血管事件的独立预测因素。高血压患者,尤其合并糖尿病患者应定期检查尿白蛋白排泄量,24 小时尿白蛋白排泄量或晨尿白蛋白/肌酐比值为最佳,随机尿白蛋白/肌酐比值也可接受。估算的肾小球滤过率(eGFR)是判断肾脏功能的简便而且敏感的指标,eGFR 降低与心血管事件发生之间存在着强相关性。血清尿酸水平增高对心血管风险可能也有一定的预测价值。

4. 眼底

视网膜动脉病变可反映小血管病变情况。常规眼底镜检查的高血压眼底改变,按 Keith-Wagener 和 Backer 四级分类法,3 级或 4 级高血压眼底对判断预后有价值。

5. 脑

头颅 MRA 或 CTA 有助于发现腔隙性病灶或脑血管狭窄、钙化和斑块病变。经颅多普勒超声(TCD)对诊断脑血管痉挛、狭窄或闭塞有一定帮助。目前认知功能的筛查评估主要采用简易精神状态量表(MMSE)。

三、高血压分类与分层

(一)按血压水平分类

目前采用正常血压(收缩压<120mmHg 和舒张压<80mmHg)、正常高值(收缩压 120~139mmHg 和(或)舒张压 80~89mmHg)和高血压[收缩压≥140mmHg 和(或)舒张压≥90mmHg]进行血压水平分类。以上分类适用于男女性,18 岁以上任何年龄的成人。

高血压定义为在未使用降压药物的情况下,非同日 3 次测量血压,收缩压≥140mmHg 和(或)舒张压≥90mmHg。收缩压≥140mmHg 和舒张压<90mmHg 为单纯性收缩期高血压。患者既往有高血压史,目前正在使用降压药物,血压虽然<140/90mmHg,也诊断为高血压。

根据血压升高水平,又进一步将高血压分为1级、2级和3级(表2-1)。

表2-1 血压水平分类和定义

分类	收缩压(mmHg)		舒张压(mmHg)
正常血压	<120	和	<80
正常高值	120～139	和(或)	80～89
高血压	≥140	和(或)	≥90
1级高血压(轻度)	140～159	和(或)	90～99
2级高血压(中度)	160～179	和(或)	100～109
3级高血压(重度)	≥180	和(或)	≥110
单纯收缩期高血压	≥140	和	<90

(二)按心血管风险分层

脑卒中、心肌梗死等严重心脑血管事件是否发生、何时发生难以预测,但应当评估。高血压及血压水平是影响心血管事件发生和预后的独立危险因素,但并非唯一决定因素。高血压患者的诊断和治疗不能只根据血压水平,必须对患者进行心血管风险的评估并分层。高血压患者的心血管风险分层有利于确定启动降压治疗的时机,有利于采用优化的降压治疗方案,有利于确立合适的血压控制目标,有利于实施危险因素的综合管理。

高血压患者按心血管风险水平分为低危、中危、高危和很高危四个层次见表2-2。

表2-2 高血压患者心血管风险水平分层

其他危险因素和病史	血压(mmHg)			
	SBP 130～139 和(或)DBP 85～89	SBP 140～159 和(或)DBP 90～99	SBP 160～179 和(或)DBP 100～109	SBP≥180 和(或)DBP≥110
无		低危	中危	高危
1～2个其他危险因素	低危	中危	中/高危	很高危
≥3个其他危险因素,靶器官损害,或CKD3期,无并发症的糖尿病	中/高危	高危	高危	很高危
临床并发症或CKD≥4期,有并发症的糖尿病	高/很高危	很高危	很高危	很高危

CKD:慢性肾脏疾病

影响高血压患者心血管预后的重要因素见表2-3。

表2-3 影响高血压患者心血管预后的重要因素

心血管危险因素	靶器官损害(TOD)	伴临床疾患
高血压(1～3级)	左心室肥厚	脑血管病:
男性>55岁;女性>65岁	心电图:Sokolow-Lyons>	脑出血
吸烟或被动吸烟	38mv或Cornell>2440mV·ms	缺血性脑卒中

续表

心血管危险因素	靶器官损害(TOD)	伴临床疾患
糖耐量受损(2小时血糖7.8~11.0mmol/L)和(或)空腹血糖异常(6.1~6.9mmol/L) 血脂异常 　TC≥5.7mmol/L(220mg/dL)或LDL-C>3.3mmol/L(130mg/dL)或HDL-C<1.0mmol/L(40mg/dL) 早发心血管病家族史(一级亲属发病年龄<50岁) 腹型肥胖(腰围:男性≥90cm 女性≥85cm) 或肥胖(BMI≥28kg/m^2) 高同型半胱氨酸血症(≥15μmol/L)	超声心动图LVMI:男≥115g/m^2,女≥120g/m^2 颈动脉超声IMT≥0.9mm或动脉粥样斑块 颈-股动脉脉搏波速度12m/s(*选择使用) 踝/臂血压指数<0.9(*选择使用) 估算的肾小球滤过率降低[eGFR<60mL/min/1.73m^2] 或血清肌酐轻度升高: 男性115~133μmol/L(1.3~1.5mg/dL), 女性107~124μmol/L(1.2~1.4mg/dL) 微量白蛋白尿:30~300mg/24h或 　白蛋白/肌酐比: 　≥30mg/g(3.5mg/mmol)	短暂性脑缺血发作 心脏疾病: 　心肌梗死史 　心绞痛 　冠状动脉血运重建 　慢性心力衰竭 　心房颤动 肾脏疾病: 　糖尿病肾病 　肾功能受损 　包括 　eGFR≤mL/min/1.73m^2 　血肌酐升高: 　男性≥133μmol/L(1.5mg/dL) 　女性≥124μmol/L(1.4mg/dL) 　蛋白尿(≥300mg/24h) 外周血管疾病 视网膜病变: 　出血或渗出, 　视盘水肿 糖尿病 　新诊断 　空腹血糖:≥7.0mmol/L(126mg/dL) 　餐后血糖:≥11.1mmol/L(200mg/dL) 　已治疗但未控制: 　糖化血红蛋白:(HbA1c)≥6.5%

TC:总胆固醇;LDL-C:低密度脂蛋白胆固醇;HDL-C:高密度脂蛋白胆固醇;LVMI:左心室质量指数;IMT:颈动脉内膜中层厚度;BMI:体重指数。

四、鉴别诊断

在确诊高血压之前,应排除各种继发性高血压。继发性高血压在高血压人群中约占10%;常见病因为肾实质性高血压、内分泌性高血压、肾血管性高血压和睡眠呼吸暂停综合征,由精神心理问题而引发的高血压也时常见到。

(一)肾实质性高血压

病因为原发性或继发性肾实质病变,是最常见的继发性高血压之一,其血压升高常为难治性,是青少年高血压急症的主要病因;常见的肾脏实质性疾病包括急慢性肾小球肾炎、多囊肾;慢性肾小管-间质病变(慢性肾盂肾炎、梗阻性肾病);代谢性疾病肾损害(痛风性肾病、糖尿病肾病);系统性或结缔组织疾病肾损害(狼疮性肾炎、硬皮病);也少见于遗传性肾脏疾病(Liddle综合征)、肾脏肿瘤(肾素瘤)等。

肾实质性高血压的诊断依赖于:①肾脏实质性疾病病史、蛋白尿、血尿及肾功能异常多发生在高血压之前或同时出现;②体格检查往往有贫血貌、肾区肿块等。常用的实验室检查包括:血、尿常规;血电解质、肌酐、尿酸、血糖、血脂测定;24小时尿蛋白定量或尿白蛋白/肌酐比值(ACR)、12小时尿沉渣检查,如发现蛋白尿、血尿及尿白细胞增加,则需进一步行中段尿细菌培养、尿蛋白电泳、尿相差显微镜检查,明确尿蛋白、红细胞来源及排除感染;肾脏B超:了解肾脏大小、形态及有无肿瘤;如发现肾脏体积及形态异常或发现肿物,则需进一步做肾脏CT/MRI以确诊并查病因;眼底检查;必要时应在有条件的医院行肾脏穿刺及病理学检查。肾实质性高血压需与高血压引起的肾脏损害和妊娠高血压相鉴别,前者肾脏病变的发生常先于高血压或与其同时出现;血压水平较高且较难控制、易进展为恶性高血压;蛋白尿/血尿发生早、程度重、肾脏功能受损明显。妊娠20周内出现高血压伴蛋白尿或血尿,而且易发生先兆子痫或子痫、分娩后仍有高血压,则多为肾实质性高血压。

肾实质性高血压应低盐饮食(每日<6g);大量蛋白尿及肾功能不全者,宜选择摄入高生物价蛋白,并限制在0.3~0.6g/(kg·d);在针对原发病进行有效治疗的同时,积极控制血压在<130/80mmHg,有蛋白尿的患者应首选ACEI或ARB作为降压药物;长效钙拮抗剂、利尿剂、β受体阻滞剂、α受体阻滞剂均可作为联合治疗的药物;如肾小球滤过率<30mL/min或有大量蛋白尿时,噻嗪类利尿剂无效,应选用袢利尿剂治疗。

(二)内分泌性高血压

内分泌组织增生或肿瘤所致的多种内分泌疾病,由于其相应激素,如醛固酮、儿茶酚胺、皮质醇等分泌过度增多,导致机体血流动力学改变而使血压升高。这种由内分泌激素分泌增多而致的高血压称为内分泌性高血压,也是较常见的继发性高血压,如能切除肿瘤,去除病因,高血压可被治愈或缓解。

1.原发性醛固酮增多症

原发性醛固酮增多症是由于肾上腺自主分泌过多醛固酮而导致水钠潴留、高血压、低血钾和血浆肾素活性受抑制的临床综合征,常见原因是肾上腺腺瘤、单侧或双侧肾上腺增生,少见原因为腺癌和糖皮质激素可调节性醛固酮增多症(GRA)。原发性醛固酮增多症在高血压中占5%~15%,在难治性高血压中接近20%,仅部分患者有低血钾。建议对早发高血压或血压水平较高,特别是血压>180/110mmHg的患者;服用3种以上降压药物而血压不能达标的难治性高血压;伴有持续性或利尿剂引起的低血钾(血钾<3.5mmol/L)或肾上腺腺瘤的高血压;40岁以前有脑血管意外家族史的高血压患者和原发性醛固酮增多症一级亲属中的高血压患者进行原发性醛固酮增多症的筛查。

确诊为单侧醛固酮分泌瘤或单侧肾上腺增生的患者,服用盐皮质激素受体拮抗剂,待血压、血钾正常后行腹腔镜单侧肾上腺手术切除术。如为肾上腺肿瘤所致，则手术切除肿瘤后高血压可得到纠正，也可用导管消融术治疗。如患者不能手术，推荐用盐皮质激素受体拮抗剂进行长期治疗；如为双侧肾上腺增生，推荐用盐皮质激素受体拮抗剂治疗，螺内酯为一线用药，依普利酮为选择用药；推荐用小剂量肾上腺糖皮质激素治疗 GRA 患者以纠正高血压和低血钾。成人地塞米松开始剂量为 0.125～0.25mg/d，泼尼松开始剂量为 2.5～5mg/d；仅有少数原发性醛固酮增多症患者报告使用其他药物，如 CCB、ACEI、ARB，这些药物有抗高血压作用，但无明显拮抗高醛固酮的作用。

2.嗜铬细胞瘤

嗜铬细胞瘤是一种起源于肾上腺嗜铬细胞的过度分泌儿茶酚胺，引起持续性或阵发性高血压和多个器官功能及代谢紊乱的肿瘤。嗜铬细胞瘤可起源于肾上腺髓质、交感神经节或其他部位的嗜铬组织。嗜铬细胞瘤90%以上为良性肿瘤，80%～90%的嗜铬细胞瘤发生于肾上腺髓质嗜铬质细胞，90%左右为单侧单个病变。起源肾上腺以外的嗜铬细胞瘤约占 10%，恶性嗜铬细胞瘤约占 5%～10%。嗜铬细胞瘤间断或持续的释放儿茶酚胺作用于肾上腺素能受体后，可引起持续性或阵发性高血压，伴典型的嗜铬细胞瘤三联征，即阵发性"头痛、多汗、心悸"，同样可造成严重的心、脑、肾血管损害；肿瘤释放的大量儿茶酚胺入血可导致剧烈的临床症候，如高血压危象、低血压休克及严重心律失常等称为嗜铬细胞瘤危象。如果能早期、正确诊断并行手术切除肿瘤，临床可治愈，建议出现以下情况应进行筛查：①高血压：为阵发性、持续性或持续性高血压伴阵发性加重；压迫腹部、活动、情绪变化或排大小便可诱发高血压发作；一般降压药治疗常无效。②高血压发作时伴头痛、心悸、多汗三联症表现。③高血压患者同时有直立性低血压。④高血压患者伴糖、脂代谢异常、腹部肿物。⑤高血压伴有心血管、消化、泌尿、呼吸、神经系统等相关体征，但不能用该系统疾病解释的高血压。

嗜铬细胞瘤的诊断依赖于肿瘤的准确定位和功能诊断，CT、MRI 可以发现肾上腺或腹主动脉旁交感神经节的肿瘤，对肾上腺外嗜铬细胞瘤诊断的敏感性较低，而间位碘苄胍（MIBG）扫描弥补了 CT、MRI 的缺点，尤其是对肾上腺外、复发或转移肿瘤的定位具有一定的优势，对于嗜铬细胞瘤的定位诊断具有重要的价值；嗜铬细胞瘤的功能诊断主要依赖于生化检测体液中的儿茶酚胺含量，其中包括肾上腺素、去甲肾上腺素和多巴胺及其代谢产物；间甲肾上腺素类物质（MNs）是儿茶酚胺的代谢产物，具有半衰期较长、不易产生波动、受药物影响小的优点，其诊断价值优于儿茶酚胺。多数嗜铬细胞瘤为良性，手术切除是最有效的治疗方法，手术有一定的危险性，术前需做好充分准备；^{131}I-MIBG 治疗是手术切除肿瘤以外最有价值的治疗方法，主要用于恶性及手术不能切除的嗜铬细胞瘤。α受体阻滞剂和（或）β受体阻滞剂可用于控制嗜铬细胞瘤的血压、心动过速、心律失常和改善临床症状。

3.库欣综合征

库欣综合征即皮质醇增多症，其主要病因分为 ACTH 依赖性或非依赖性库欣综合征两大类；前者包括垂体 ACTH 瘤或 ACTH 细胞增生（即库欣病）、分泌 ACTH 的垂体外肿瘤（即异位 ACTH 综合征）；后者包括自主分泌皮质醇的肾上腺腺瘤、腺癌或大结节样增生。有下述临床症状与体征的肥胖高血压患者应进行库欣综合征临床评估及确诊检查：①向心性肥胖、水牛背、锁骨上脂肪垫；满月脸、多血质；皮肤菲薄、瘀斑、宽大紫纹、肌肉萎缩。②高血压、低血钾、碱中毒。③糖耐量减退或糖尿病。④骨质疏松或病理性骨折、泌尿系结石。⑤性功能减退,男性阳痿、女性月经紊乱、多毛、不育等。⑥儿童生长、发育迟缓。⑦神经、精神症状。⑧易感染、机体抵抗力下降。

(三)肾动脉狭窄

肾动脉狭窄的根本特征是肾动脉主干或分支狭窄,导致患肾缺血,肾素-血管紧张素系统活性明显增高,引起高血压及患肾功能减退。肾动脉狭窄是引起高血压和(或)肾功能不全的重要原因之一,患病率约占高血压人群的1%~3%。目前,动脉粥样硬化是引起我国肾动脉狭窄的最常见病因,约为70%,其次为大动脉炎(约25%)及纤维肌性发育不良(约5%)。

肾动脉狭窄诊断的目的包括:

(1)明确病因。

(2)明确病变部位及程度。

(3)血流动力学意义。

(4)血管重建是否能获益:其临床线索包括:①恶性或顽固性高血压;②原来控制良好的高血压失去控制;③高血压并有腹部血管杂音;④高血压合并血管闭塞证据(冠心病、颈部血管杂音、周围血管病变);⑤无法用其他原因解释的血清肌酐升高;⑥血管紧张素转换酶抑制剂或血管紧张素Ⅱ受体拮抗剂降压幅度非常大或诱发急性肾功能不全;⑦与左心功能不匹配的发作性肺水肿;⑧高血压并两肾大小不对称。目前有许多无创诊断方法,主要包括两方面:肾动脉狭窄的解剖诊断(多普勒超声、磁共振血管造影、计算机断层血管造影)和功能诊断(卡托普利肾图、分肾肾小球滤过率、分肾静脉肾素活性)。经肾动脉血管造影目前仍是诊断肾动脉狭窄的金标准。如肾动脉主干或分支直径狭窄≥50%,病变两端收缩压差≥20mmHg或平均压差≥10mmHg,则有血流动力学的功能意义。

(四)主动脉缩窄

主动脉狭窄系少见病,包括先天性主动脉缩窄及获得性主动脉狭窄。先天性主动脉缩窄表现为主动脉的局限性狭窄或闭锁,发病部位常在主动脉峡部原动脉导管开口处附近,个别可发生于主动脉的其他位置;获得性主动脉狭窄主要包括大动脉炎、动脉粥样硬化及主动脉夹层剥离等所致的主动脉狭窄。主动脉狭窄只有位于主动脉弓、降主动脉和腹主动脉上段才会引发临床上的显性高血压,升主动脉狭窄引发的高血压临床上常规的血压测量难以发现,肾动脉开口水平远端的腹主动脉狭窄一般不会导致高血压。本病的基本病理生理改变为狭窄所致血流再分布和肾组织缺血引发的水钠潴留和RAS激活,结果引起左心室肥厚、心力衰竭、脑出血及其他重要脏器损害。由于主动脉狭窄远端血压明显下降和血液供应减少,可导致肾动脉灌注不足。

主动脉缩窄主要表现为上肢高血压,下肢脉弱或无脉,双下肢血压明显低于上肢(ABI<0.9),听诊狭窄血管周围有明显血管杂音。无创检查,如多普勒超声、磁共振血管造影、计算机断层血管造影可明确狭窄的部位和程度。一般认为,如果病变的直径狭窄≥50%,且病变远近端收缩压差≥20mmHg,则有血流动力学的功能意义。

(五)阻塞性睡眠呼吸暂停低通气综合征

睡眠呼吸暂停低通气综合征是指由于睡眠期间咽部肌肉塌陷,堵塞气道,反复出现呼吸暂停或口鼻气流量明显降低,临床上主要表现为睡眠打鼾、频繁发生呼吸暂停的现象,可分为阻塞性、中枢性和混合性三型,以阻塞性睡眠呼吸暂停低通气综合征(OSAHS)最为常见,约占SAHS的80%～90%,是顽固性高血压的重要原因之一。其诊断标准为每晚7小时睡眠中,呼吸暂停及低通气反复发作在30次以上和(或)呼吸暂停低通气指数≥5次/小时;呼吸暂停是指口鼻气流停止10秒以上;低通气是指呼吸气流降低到基础值的50%以下并伴有血氧饱和度下降超过4%;其临床表现为:①夜间打鼾,鼾声,气流停止.喘气一鼾声交替出现,严重者可以憋醒。②睡眠行为异常,表现为夜间惊叫恐惧、呓语、夜游。③白天嗜睡、头痛、头晕、乏力,严重者可随时入睡。部分患者精神行为异常,注意力不集中、记忆力和判断力下降、痴呆等。④个性变化,烦躁、激动、焦虑;部分患者可出现性欲减退、阳痿;患者多有肥胖、短颈、鼻息肉;鼻甲、扁桃体及腭垂肥大;软腭低垂、咽腔狭窄、舌体肥大、下颌后缩及小颌畸形;OSAHS常可引起高血压、心律失常、急性心肌梗死等多种心血管疾病。

多导睡眠监测是诊断OSAHS的"金标准";呼吸暂停低通气指数(AHI)是指平均每小时呼吸暂停低通气次数,依据AHI和夜间SaO_2值,分为轻、中、重度。轻度:AHI 5～20,最低SaO_2≥86%;中度:AHI 21～60,最低SaO_2 80%～85%;重度:AHI>60,最低SaO_2<79%。

减轻体重和生活模式改良对OSAHS很重要,口腔矫治器对轻中度OSAHS有效;中重度OSAHS往往需用持续正压通气(CPAP);注意选择合适的降压药物;鼻、咽、腭、颌解剖异常者可考虑相应的外科手术治疗。

(六)药物性高血压

药物性高血压是常规剂量的药物本身或该药物与其他药物之间发生相互作用而引起血压升高,当血压>140/90mmHg时即考虑药物性高血压。主要包括:①激素类药物;②中枢神经类药物;③非类固醇类抗炎药物;④中草药类;⑤其他。原则上,一旦确诊高血压与用药有关,应该停用这类药物,换用其他药物或者采取降压药物治疗。

五、治疗

(一)治疗目标

1.标准目标

对检出的高血压患者,在非药物治疗的基础上,使用高血压诊断与治疗指南推荐的抗高血压药物,特别是那些每日1次使用能够控制24小时血压的降压药物,使血压达到治疗目标,同时,控制其他的可逆性危险因素,并对检出的亚临床靶器官损害和临床疾病进行有效干预。

2.基本目标

对检出的高血压患者,在非药物治疗的基础上,使用国家食品与药品监督管理局审核批准的任何安全有效的抗高血压药物,包括短效药物每日2～3次使用,使血压达到治疗目标,同时,尽可能控制其他的可逆性危险因素,并对检出的亚临床靶器官损害和临床疾病进行有效干预。

3.高血压治疗的基本原则

(1)高血压是一种以动脉血压持续升高为特征的进行性"心血管综合征",常伴有其他危险因素、靶器官损害或临床疾患,需要进行综合干预。

(2)抗高血压治疗包括非药物治疗和药物治疗两种方法,大多数患者需长期甚至终身坚持治疗。

(3)定期测量血压;规范治疗,改善治疗依从性,尽可能实现降压达标;坚持长期、平稳、有效的控制血压。

4.治疗高血压的主要目的

最大限度地降低心脑血管并发症发生和死亡的总体危险,应在治疗高血压的同时干预所有其他的可逆性心血管危险因素(如吸烟、高胆固醇血症或糖尿病等),并适当处理同时存在的各种临床情况。危险因素越多,其程度越严重,若还兼有临床情况,则心血管病的绝对危险就越高,对这些危险因素的干预力度也应越大。

5.降压目标

心血管危险与血压之间的关系在很大范围内呈连续性,即便在<140/90mmHg的所谓正常血压范围内也没有明显的最低危险阈值。因此,应尽可能实现降压达标。

高血压患者的降压目标:一般高血压患者,应将血压(收缩压/舒张压)降至140/90mmHg以下;65岁及以上的老年人的收缩压应控制在150mmHg以下,如能耐受还可进一步降低;伴有慢性肾脏疾病、糖尿病或病情稳定的冠心病或脑血管病的高血压患者,治疗更宜个体化,一般可以将血压降至130/80mmHg以下。伴有严重肾脏疾病或糖尿病或处于急性期的冠心病或脑血管病患者,应按照相关指南进行血压管理。舒张压<60mmHg的冠心病患者,应在密切监测血压的情况下逐渐实现降压达标。

(二)治疗策略

按低危、中危、高危及很高危分层。应全面评估患者的总体危险,并在危险分层的基础上作出治疗决策。

1.很高危患者

立即开始对高血压及并存的危险因素和临床情况进行综合治疗。

2.高危患者

立即开始对高血压及并存的危险因素和临床情况进行药物治疗。

3.中危患者

先对患者的血压及其他危险因素进行为期数周的观察,评估靶器官损害情况,然后决定是否以及何时开始药物治疗。

4.低危患者

对患者进行较长时间的观察,反复测量血压,尽可能进行24小时动态血压监测,评估靶器官损害情况,然后决定是否以及何时开始药物治疗。

(三)非药物治疗

非药物治疗主要指生活方式干预,即去除不利于身体和心理健康的行为和习惯。它不仅可以预防或延迟高血压的发生,还可以降低血压,提高降压药物的疗效,从而降低心血管风险。

1.减少钠盐摄入

钠盐可显著升高血压以及高血压的发病风险,而钾盐则可对抗钠盐升高血压的作用。我国各地居民的钠盐摄入量均显著高于目前WHO每日应<6g的推荐,而钾盐摄入则严重不足。因此,所有高血压患者均应尽可能减少钠盐的摄入量,并增加食物中钾盐的摄入量。主要措施包括:①尽可能减少烹调用盐,建议使用可定量的盐勺;②减少味精、酱油等含钠盐的调味品用量;③少食或不食含钠盐量较高的各类加工食品,如咸菜、火腿、香肠以及各类炒货;④增加蔬菜和水果的摄入量;⑤肾功能良好者使用含钾的烹调用盐。

2.控制体重

超重和肥胖是导致血压升高的重要原因之一,中心型肥胖还会进一步增加高血压等心血管与代谢性疾病的风险,适当减轻体重,减少体内脂肪含量,可显著降低血压。

衡量超重和肥胖最简便和常用的生理测量指标是体质指数(BMI)[计算公式为:体重(k)÷身高^2(m^2)]和腰围。前者通常反映全身肥胖程度,后者主要反映中心型肥胖的程度。成年人正常体质指数为 $18.5\sim23.9kg/m^2$,BMI在 $24\sim27.9kg/m^2$ 为超重,提示需要控制体重;BMI$\geqslant28kg/m^2$ 为肥胖,应减重。成年人正常腰围<90/85cm(男/女),如腰围≥90/85cm(男/女),同样提示需控制体重,如腰围≥95/90cm(男/女),也应减重。

最有效的减重措施是控制能量摄入和增加体力活动。在饮食方面要遵循平衡膳食的原则,控制高热量食物(高脂肪食物、含糖饮料及酒类等)的摄入,适当控制主食(碳水化合物)用量。在运动方面,规律的、中等强度的有氧运动是控制体重的有效方法。减重的速度因人而异,通常以每周减重 $0.5\sim1kg$ 为宜。对于非药物措施减重效果不理想的重度肥胖患者,应在医师指导下使用减肥药物控制体重。

3.不吸烟

吸烟是心血管病和癌症的主要危险因素之一,被动吸烟也会显著增加心血管疾病的危险。吸烟可损害血管内皮,显著增加高血压患者发生动脉粥样硬化的风险。戒烟的益处十分肯定,任何年龄戒烟均能获益。烟草依赖是一种慢性成瘾性疾病,不仅戒断困难,复发率也很高。医师应强烈建议并督促高血压患者戒烟,并鼓励患者寻求药物辅助戒烟(使用尼古丁替代品、安非他酮缓释片和伐尼克兰等),同时也应对戒烟成功者进行随访和监督,避免复吸。

4.限制饮酒

长期大量饮酒可导致血压升高,限制饮酒量则可显著降低高血压的发病风险。我国男性长期大量饮酒者较多,部分少数民族女性也有饮酒的习惯。高血压患者均应控制饮酒量。每日酒精摄入量男性不应超过25g;女性不应超过15g。不提倡高血压患者饮酒,如饮酒,则应少量:白酒、葡萄酒(或米酒)与啤酒的量分别少于50mL、100mL、300mL。

5.合理膳食

膳食结构合理,摄入蛋白、脂肪、碳水化合物及植物纤维比例合理,补充维生素 B_6、B_{12} 与叶酸,尤其应补充叶酸。

6.体育运动

一般的体力活动可增加能量消耗,对健康十分有益。定期体育锻炼可产生重要的治疗作用,可降低血压、改善糖代谢等。每天应进行适当的30分钟左右的体力活动;每周则应有1次以上的有氧体育锻炼,如步行、慢跑、骑车、游泳、做健美操、跳舞和非比赛性划船等。典型的体力活动计划包括3个阶段:①5~10分钟的轻度热身活动;②20~30分钟的耐力活动或有氧运动;③放松阶段,约5分钟,逐渐减少用力,使心脑血管系统的反应和身体产热功能逐渐稳定下来。运动的形式和运动量均应根据个人的兴趣、身体状况而定。

7.减轻精神压力,保持心理平衡

心理或精神压力引起心理应激(反应),即人体对环境中心理和生理因素的刺激作出的反应。长期、过量的心理反应,尤其是负性的心理反应会显著增加心血管风险。精神压力增加的主要原因包括过度的工作和生活压力以及病态心理,包括抑郁症、焦虑症、A型性格(一种以敌意、好胜和妒忌心理及时间紧迫感为特征的性格)、社会孤立和缺乏社会支持等。应采取各种措施,帮助患者预防和缓解精神压力以及纠正和治疗病态心理。

(四)高血压的药物治疗

1.降压的目的和平稳达标

(1)降压治疗的目的:实施降压药物治疗的目的是,通过降低血压,有效预防或延迟脑卒中、心肌梗死、心力衰竭、肾功能不全等心脑血管并发症的发生;有效控制高血压的疾病进程,预防高血压急症、亚急症等重症高血压的发生。较早进行的以舒张压(≥90mmHg)为入选标准的降压治疗试验显示,舒张压每降低5mmHg(收缩压降低10mmHg),可使脑卒中和缺血性心脏病的风险分别降低40%和14%;稍后进行的单纯收缩期高血压(收缩压≥160mmHg,舒张压<90mmHg)降压治疗试验显示,收缩压每降低10mmHg(4mmHg),可使脑卒中和缺血性心脏病的风险分别降低30%和23%。

(2)降压达标的方式:将血压降低到目标水平(140/90mmHg以下;高风险患者130/80mmHg;老年人收缩压150mmHg),可以显著降低心脑血管并发症的风险。但在达到上述治疗目标后,进一步降低血压可能增加心血管风险。大多数高血压患者应根据病情在数周至数月内将血压逐渐降至目标水平。年轻、病程较短的高血压患者,降压速度可快一点;但老年人、病程较长或已有靶器官损害或并发症的患者,降压速度则应慢一点。

(3)降压药物治疗的时机:高危、很高危或3级高血压患者,应立即开始降压药物治疗。确诊的2级高血压患者,应考虑开始药物治疗;1级高血压患者,可在生活方式干预数周后血压仍≥140/90mmHg时,再开始降压药物治疗。

2.降压药物应用的基本原则

降压药物应用应遵循以下4项原则,即小剂量开始、优先选择长效制剂、联合用药及个体化。

(1)小剂量开始:初始治疗时通常应采用较小的有效治疗剂量,并根据需要逐步增加剂量。

(2)优先选择长效制剂:尽可能使用一天一次给药而有持续24小时降压作用的长效药物,以有效控制夜间血压与晨峰血压,更有效预防心脑血管并发症的发生。

(3)联合用药:增加降压效果又不增加不良反应,在低剂量单药治疗疗效不满意时,可以采用两种或多种降压药物联合治疗。2级以上高血压为达到目标血压常需联合治疗。对血压≥160/100mmHg或中危及以上患者,起始即可采用小剂量两种药联合治疗或用小剂量固定复方制剂。

(4)个体化:根据患者具体情况和耐受性及个人意愿或长期承受能力,选择适合的降压药物。

3.常用降压药物的种类和作用特点

常用降压药物包括钙拮抗剂（CCB）、血管紧张素转换酶抑制剂（ACEI）、血管紧张素受体阻滞剂（ARB）、利尿剂和β受体阻滞剂5类，以及由上述药物组成的固定配比复方制剂。此外，α受体阻滞剂或其他种类降压药有时亦可应用于某些高血压人群。

CCB、ACEI、ARB、利尿剂和β受体阻滞剂及其低剂量固定复方制剂，均可作为降压治疗的初始用药或长期维持用药，单药或联合治疗。

(1)钙拮抗剂：主要通过阻断血管平滑肌细胞上的钙离子通道发挥扩张血管降低血压的作用。包括二氢吡啶类钙拮抗剂和非二氢吡啶类钙拮抗剂。前者如硝苯地平、尼群地平、拉西地平、氨氯地平和非洛地平等。此类药物可与其他4类药联合应用，尤其适用于老年高血压、单纯收缩期高血压以及伴稳定型心绞痛、冠状动脉或颈动脉粥样硬化及周围血管病患者。常见不良反应包括反射性交感神经激活导致心跳加快、面部潮红、脚踝部水肿、牙龈增生等。二氢吡啶类钙拮抗剂没有绝对禁忌证，但心动过速与心力衰竭患者应慎用，如必须使用，则应慎重选择特定制剂，如氨氯地平等长效药物。急性冠状动脉综合征不推荐使用短效硝苯地平。

临床上常用的非二氢吡啶类钙拮抗剂主要包括维拉帕米和地尔硫䓬两种药物，也可用于降压治疗。常见不良反应包括抑制心脏收缩功能和传导功能，有时也会出现牙龈增生。禁用于二至三度房室传导阻滞、心力衰竭患者。在使用非二氢吡啶类钙拮抗剂前应详细询问病史，进行心电图检查，并在用药2~6周内复查。

(2)ACEI：作用机制是抑制血管紧张素转换酶，阻断肾素-血管紧张素系统发挥降压作用。常用药包括卡托普利、依那普利、贝那普利、雷米普利、培哚普利等。ACEI 单用降压作用明确，对糖脂代谢无不良影响。限盐或加用利尿剂可增加 ACEI 的降压效应。尤其适用于伴慢性心力衰竭、心肌梗死后伴心功能不全、糖尿病肾病、非糖尿病肾病、代谢综合征、蛋白尿或微量白蛋白尿患者。最常见的不良反应为持续性干咳，多见于用药初期，症状较轻者可坚持服药，不能耐受者可改用 ARB。其他不良反应有低血压、皮疹，偶见血管神经性水肿及味觉障碍。长期应用有可能导致血钾升高，应定期监测血钾和血肌酐水平。双侧肾动脉狭窄、高钾血症及孕妇禁用。

(3)ARB：作用机制是阻断血管紧张素Ⅰ型受体发挥降压作用。常用药包括氯沙坦、缬沙坦、厄贝沙坦、替米沙坦等，临床试验研究显示，ARB 可降低高血压患者心血管事件危险；降低糖尿病或肾病患者的蛋白尿及微量白蛋白尿。尤其适用于伴左心室肥厚、心力衰竭、心房颤动预防、糖尿病肾病、代谢综合征、微量白蛋白尿或蛋白尿患者，以及不能耐受 ACEI 的患者。不良反应少见，偶有腹泻，长期应用可升高血钾，应注意监测血钾及肌酐水平变化。双侧肾动脉狭窄、妊娠、高钾血症者禁用。

(4)利尿剂：通过利钠排水、降低高血容量负荷发挥降压作用。主要包括噻嗪类利尿剂、袢利尿剂、保钾利尿剂与醛固酮受体拮抗剂等几类。用于控制血压的利尿剂主要是噻嗪类利尿剂。我国常用的噻嗪类利尿剂主要是氢氯噻嗪和吲达帕胺。PATS 研究证实，吲达帕胺治疗可明显减少脑卒中再发危险。小剂量噻嗪类利尿剂（如氢氯噻嗪 6.25~25mg）对代谢影响很小，与其他降压药（尤其 ACEI 或 ARB）合用可显著增加后者的降压作用。此类药物尤其适用于老年和高龄高血压、单纯收缩期高血压或伴心力衰竭患者，也是难治性高血压的基础药物之一。其不良反应与剂量密切相关。噻嗪类利尿剂可引起低血钾,长期应用者应定期监测血钾,并适量补钾。痛风者禁用;对高尿酸血症、肾功能不全者慎用,后者如需使用利尿剂,应使用袢利尿剂,如呋塞米等。

保钾利尿剂如阿米洛利、醛固酮受体拮抗剂如螺内酯等有时也可用于控制血压。在利钠排水的同时不增加钾的排出,在与其他具有保钾作用的降压药如 ACEI 或 ARB 合用时需注意发生高钾血症的危险。螺内酯长期应用有可能导致男性乳房发育等不良反应。

(5)β受体阻滞剂:主要通过抑制过度激活的交感神经活性、抑制心肌收缩力、减慢心率发挥降压作用。常用药物包括美托洛尔、比索洛尔、卡维地洛和阿替洛尔等。美托洛尔、比索洛尔对 β_1 受体有较高的选择性,因此阻断 β_2 受体而产生的不良反应较少,既可降低血压,也可保护靶器官、降低心血管事件风险。β受体阻滞剂尤其适用于伴快速性心律失常、冠心病心绞痛、慢性心力衰竭、交感神经活性增高以及高动力状态的高血压患者。常见的不良反应有疲乏、肢体冷感、激动不安、胃肠不适等,还可能影响糖、脂代谢。高度心脏传导阻滞、哮喘患者为禁忌证。慢性阻塞性肺疾病、运动员、周围血管病或糖耐量异常者慎用;必要时也可慎重选用高选择性β受体阻滞剂。长期应用者突然停药可发生反跳现象,即原有的症状加重或出现新的表现,较常见有血压反跳性升高,伴头痛、焦虑等,称为撤药综合征。

(6)α受体阻滞剂:不作为一般高血压治疗的首选药,适用高血压伴前列腺增生患者,也用于难治性高血压患者的治疗,开始用药应在入睡前,以防直立性低血压的发生,使用中注意测量坐立位血压,最好使用控释制剂。直立性低血压者禁用。心力衰竭者慎用。

(7)肾素抑制剂:为一类新型降压药,其代表药为阿利吉伦,可显著降低高血压患者的血压水平,但对心脑血管事件的影响尚待大规模临床试验评估。

4.降压药的联合应用

(1)联合用药的意义:联合应用降压药物已成为降压治疗的基本方法。许多高血压患者为了达到目标血压水平需要应用≥2种降压药物。

(2)联合用药的适应证:2级高血压和(或)伴有多种危险因素、靶器官损害或临床疾患的高危人群,往往初始治疗即需要应用2种小剂量降压药物,如仍不能达到目标水平,可在原药基础上加量或可能需要3种,甚至4种以上降压药物联合应用。

(3)联合用药的方法:两药联合时,降压作用机制应具有互补性,因此,具有相加的降压效果,并可互相抵消或减轻不良反应。例如,在应用 ACEI 或 ARB 基础上加用小剂量噻嗪类利尿剂,降压效果可以达到甚至超过将原有的 ACEI 或 ARB 剂量翻倍的降压幅度。同样的,加用二氢吡啶类钙拮抗剂也有相似效果。

(4)联合用药方案(表2-4)

表2-4 联合治疗方案推荐参考

优先推荐	一般推荐	不常规推荐
D-CCB+ARB	利尿剂+β受体阻滞剂	ACEI+β受体阻滞剂
D-CCB+ACEI	α受体阻滞剂+β受体阻滞剂	ARB+β受体阻滞剂
ARB+噻嗪类利尿剂	D-CCB+保钾利尿剂	ACEI+ARB

续表

优先推荐	一般推荐	不常规推荐
ACEI+噻嗪类利尿剂	噻嗪类利尿剂+保钾利尿剂	中枢作用药+β受体阻滞剂
D-CCB+噻嗪类利尿剂		
D-CCB+β受体阻滞剂		

①ACEI 或 ARB 加噻嗪类利尿剂:利尿剂的不良反应是激活 RAAS,可造成一些不利于降低血压的负面作用。与 ACEI 或 ARB 合用则抵消此不利因素。此外,ACEI 和 ARB 由于可使血钾水平略有上升,从而能防止噻嗪类利尿剂长期应用所致的低血钾等不良反应。ARB 或 ACEI 加噻嗪类利尿剂联合治疗有协同作用,有利于改善降压效果。

②二氢吡啶类钙拮抗剂加 ACEI 或 ARB:前者具有直接扩张动脉的作用,后者通过阻断 RAAS,既扩张动脉,又扩张静脉,故两药有协同降压作用。二氢吡啶类钙拮抗剂常见的踝部水肿可被 ACEI 或 ARB 消除。CHIEF 研究表明,小剂量长效二氢吡啶类钙拮抗剂加 ARB 初始联合治疗高血压患者,可明显提高血压控制率。ACEI 或 ARB 也可部分阻断钙拮抗剂所致反射性交感神经张力增加和心率加快的不良反应。

③钙拮抗剂加噻嗪类利尿剂:我国 FEVER 研究证实,二氢吡啶类钙拮抗剂加噻嗪类利尿剂治疗可降低高血压患者脑卒中发生风险。

④二氢吡啶类钙拮抗剂(D-CCB)加 β 受体阻滞剂:前者具有的扩张血管和轻度增加心率的作用,正好抵消 β 受体阻滞剂的缩血管及减慢心率的作用。两药联合可使不良反应减轻。

临床主要推荐应用的优化联合治疗方案是:D-CCB+ARB;D-CCB+ACEI;ARB+噻嗪类利尿剂;ACEI+噻嗪类利尿剂;D-CCB+噻嗪类利尿剂;D-CCB+β受体阻滞剂。

次要推荐使用的可接受联合治疗方案是:利尿剂+β受体阻滞剂;α受体阻滞剂+β受体阻滞剂;D-CCB+保钾利尿剂;噻嗪类利尿剂+保钾利尿剂。

不常规推荐的但必要时可慎用的联合治疗方案是:ACEI+β受体阻滞剂;ARB+β受体阻滞剂;ACEI+ARB;中枢作用药+β受体阻滞剂。

多种药物的合用:a.三药联合的方案:在上述各种两药联合方式中加上另一种降压药物便构成三药联合方案,其中二氢吡啶类钙拮抗剂+ACEI(或 ARB)+噻嗪类利尿剂组成的联合方案最为常用。b.四药联合的方案:主要适用于难治性高血压患者,可以在上述三药联合基础上加用第 4 种药物,如 β 受体阻滞剂、螺内酯、可乐定或 α 受体阻滞剂等。

(5)固定配比复方制剂:是常用的一组高血压联合治疗药物。通常由不同作用机制的两种小剂量降压药组成,也称为单片固定复方制剂。与分别处方的降压联合治疗相比,其优点是使用方便,可改善治疗的依从性。对 2 级或 3 级高血压或某些高危患者可作为初始治疗的药物选择之一。应用时注意其相应组成成分的禁忌证或可能的不良反应。

①传统的固定配比复方制剂包括:a.复方利血平(复方降压片);b.复方利血平氨苯蝶啶片(降压 0 号);c.珍菊降压片等。以当时常用的利血平、氢氯噻嗪、盐酸双屈嗪或可乐定为主要成分。此类复方制剂组成成分的合理性虽有争议,但仍在基层广泛使用。

②新型的固定配比复方制剂:一般由不同作用机制的两种药物组成,多数每天口服 1 次,

每次1片,使用方便,改善依从性。目前我国上市的新型的固定配比复方制剂主要包括:ACEI+噻嗪类利尿剂;ARB+噻嗪类利尿剂;二氢吡啶类钙拮抗剂+ARB;二氢吡啶类钙拮抗剂+β受体阻滞剂;噻嗪类利尿剂+保钾利尿剂等。

③降压药与其他心血管治疗药物组成的固定复方制剂:有二氢吡啶类钙拮抗剂+他汀、ACEI+叶酸等;此类复方制剂使用应基于患者伴发的危险因素或临床疾患,需掌握降压药和相应非降压药治疗的适应证及禁忌证。

5.危险因素的处理

(1)调脂治疗:血脂异常是动脉粥样硬化性疾病的重要危险因素,高血压伴有血脂异常显著增加心血管病危险,高血压对我国人群的致病作用明显强于其他心血管病危险因素。《中国成人血脂异常防治指南》强调了在中国人群中高血压对血脂异常患者心血管综合危险分层的重要性。

他汀类药物调脂治疗对高血压或非高血压者预防心血管事件的效果相似,均能有效降低心脑血管事件;小剂量他汀类药物用于高血压合并血脂异常患者的一级预防安全有效。他汀类药物降脂治疗对心血管疾病危险分层为中高危者可带来显著临床获益,但低危人群未见获益。

对高血压合并血脂异常的患者,应同时采取积极的降压治疗以及适度的降脂治疗。调脂治疗建议如下:首先应强调治疗性生活方式改变,当严格实施治疗性生活方式3~4个月后,血脂水平不能达到目标值,则考虑药物治疗,首选他汀类药物。血TC水平较低与脑出血的关系仍在争论中,需进一步研究。他汀类药物应用过程中应注意肝功能异常和肌肉疼痛等不良反应,需定期检测血常规、转氨酶(ALT和AST)和肌酸磷酸激酶(CK)。

(2)抗血小板治疗:阿司匹林在心脑血管疾病二级预防中的作用有大量临床研究证据支持,且已得到广泛认可,可有效降低严重心血管事件风险25%,其中非致命性心肌梗死下降1/3,非致命性脑卒中下降1/4,所有血管事件下降1/6。①高血压合并稳定型冠心病、心肌梗死、缺血性脑卒中或TIA史以及合并周围动脉粥样硬化疾病患者,需应用小剂量阿司匹林(100mg/d)进行二级预防;②合并血栓症急性发作,如急性冠状动脉综合征、缺血性脑卒中或TIA、闭塞性周围动脉粥样硬化症时,应按相关指南的推荐使用阿司匹林,通常在急性期可给予负荷剂量(300mg/d),而后应用小剂量(100mg/d)作为二级预防;③高血压合并房颤的高危患者宜用口服抗凝剂,如华法林,中低危患者或不能应用口服抗凝剂者,可给予阿司匹林;④高血压伴糖尿病、心血管高风险者可用小剂量阿司匹林(75~100mg/d)进行一级预防;⑤阿司匹林不能耐受者可用氯吡格雷(75mg/d)代替。

高血压患者长期应用阿司匹林应注意:①需在血压控制稳定(<150/90mmHg)后开始应用,未达良好控制的高血压患者,阿司匹林可能增加脑出血风险。②服用前应筛查有无发生消化道出血的高危因素,如消化道疾病(溃疡病及其并发症史)、65岁以上、同时服用皮质类固醇或其他抗凝药或非甾体抗炎药等。如果有高危因素,应采取预防措施,包括筛查与治疗幽门螺杆菌感染,预防性应用质子泵抑制剂,以及采用合理联合抗栓药物的方案等。③合并活动性胃溃疡、严重肝病、出血性疾病者需慎用或停用阿司匹林。

(3)血糖控制:高血压伴糖尿病患者心血管病发生危险更高。高于正常的空腹血糖或糖化血红蛋白(HbA1c)与心血管病发生危险增高具有相关性。治疗糖尿病的理想目标是空腹血糖≤6.1mmol/L 或 HbA1c≤6.5%。对于老年人,尤其是独立生活的、病程长、并发症多、自我管理能力较差的糖尿病患者,血糖控制不宜过于严格,空腹血糖≤7.0mmol/L 或 HbA1c≤7.0%,餐后血糖≤10.0mmol/L 即可。对于中青年糖尿病患者,血糖应控制在正常水平,即空腹血糖≤6.1mmol/L,餐后2小时血糖≤8.10mmol/L,HbA1c≤6.5%。

(4)综合干预多种危险因素:高血压患者往往同时存在多个心血管病危险组分,包括危险因素、并存靶器官损害、伴发临床疾患。除了针对某一项危险组分进行干预外,更应强调综合干预多种危险组分。综合干预有利于全面控制心血管危险因素,有利于及早预防心血管病。高血压患者综合干预的措施是多方面的,常用的有降压、调脂、抗栓治疗。有资料提示,高同型半胱氨酸与脑卒中发生危险有关,而添加叶酸可降低脑卒中发生危险,因此,对叶酸缺乏人群,补充叶酸也是综合干预的措施之一。通过控制多种危险因素、保护靶器官、治疗已确诊的糖尿病等疾患,来达到预防心脑血管病发生的目标。

(五)特殊类型高血压

1.白大衣性高血压

指至少偶测3次诊所血压≥140/90mmHg,非诊所测血压至少2次<140/90mmHg,同时没有靶器官损害。

据估计,我国白大衣性高血压者有4000万人;白大衣性高血压者心室壁增厚更早,RAAS和交感神经系统活性更强,更早出现胰岛素抵抗、脂质水平升高等代谢性改变。白大衣性高血压者的不良转归与正常血压者相似。

2.隐蔽性高血压(MH)(逆白大衣性高血压、蒙面性高血压)

指诊所偶测血压<140/90mmHg,而动态血压或家庭自测白天血压≥135/85mmHg。患病率8%～15%,男性多,约35%可发展为持久性高血压,并有较高的心血管危险性,我国估计有5000万隐蔽性高血压者。

(1)机制:机制不明,可能与下列因素有关:

①与体位反射有关:日常活动中由于体位变化,反射出现直立性血压升高,常是高血压的早期表现。

②与血管活性物质平衡失调有关。

③与交感神经兴奋性增强有关,运动试验时血压明显升高者,常提示可能有隐蔽性高血压。24小时动态血压监测常示日间收缩压升高更明显。

④与25-羟化维生素D水平呈负相关。

⑤与人体必需微量元素Ni水平低下有关(Ni维持心肌细胞膜结构的稳定)。

⑥与不良生活方式有关(饮酒、吸烟、喝咖啡、少体力活动)。

(2)临床特点:常有较多的危险因素,如LDL-C升高、体重指数增大、饮酒多、吸烟多。有程度不等的心血管及肾损害(中心动脉压升高、动脉顺应性下降、发生动脉硬化、尿β_2-MG增高)。

(3)防治对策:注意检出(24小时动态血压监测)、生活方式干预、有靶器官损害时按高血压治疗、给予降压药(长效CCB、ACEI、ARB、β受体阻滞剂)。

3.单纯夜间高血压

国际合作数据库分析示中国患病率约为10%,欧洲为7%,多项前瞻性人群研究示夜间高血压与靶器官损害及心血管事件关系密切。此类患者夜间血压仅轻度升高,但大动脉弹性功能显著下降。

上海市高血压研究所对单纯夜间高血压者随访3.5年后,再次进行24小时血压测定,其中1/3仍为夜间高血压,1/3为正常,1/3日夜血压均高。

此类患者易漏诊,应尽量进行24小时动态血压监测,及早检出。针对此类患者究竟用什么药治疗,其效果如何均不清楚,国内最近正在进行多中心研究。

4.H型高血压

指伴有血浆同型半胱氨酸升高(HCY≥15μmol/L)的原发性高血压。①病因:与人种、遗传基因、环境、生活习惯有关。如蛋氨酸摄入过多;维生素B_6、B_{12}与叶酸摄入过少;含硫氨基酸排泄障碍;甲状腺功能减退;遗传因素有关。同型半胱氨酸是蛋氨酸代谢过程中产生的一种含硫氨基酸,是导致血管粥样硬化的主要危险因素之一。②同型半胱氨酸升高引起的病理变化:损伤血管内皮细胞;影响血管平滑肌细胞增殖;促使载脂蛋白在血管壁堆积;影响纤溶蛋白活性。高同型半胱氨酸可增加心脑血管风险。H型高血压是卒中的双重危险因素。在中国高血压人群中的比例高达75%。中国40%的卒中者伴高同型半胱氨酸血症。③治疗:控制多重危险因素,预防为主。除降血压外,还必须降低同型半胱氨酸水平,补充叶酸可预防卒中。我国生产的依那普利/叶酸可用。

5.直立性高血压(体位性高血压)(OHT)

多以舒张压升高为主。指卧位时血压正常(舒张压≤90mmHg),但立位时血压升高(舒张压>90mmHg)。患者应卧位10分钟和直立位3分钟后测血压;必要时行直立倾斜试验。在国内高血压者中占4.2%(80岁以上老年人患病率达8.7%),国外报道占10%。

(1)机制:在正常人,体位改变多是卧位到立位,血液从胸内血管床转到腿部,此时心室舒张末容量减少,心搏量及心排血量降低,经压力感受器反射性兴奋交感神经系统引起周围血管收缩,阻力升高,脉压轻度降低。体位性高血压者也是类似反应,但更大。下垂静脉中的血液由于重力性充盈过度(重力血管池),使静脉回流明显减少,输出量降低,交感神经兴奋,血管阻力明显升高,引起高血压。可见于多种疾病(自主神经功能紊乱、嗜铬细胞瘤、老年高血压等)。

(2)临床体征:①伴有体位性的心动过速加剧;②立位时腿足部呈蓝色;③不能耐受利尿剂的治疗,利尿剂不但不降低血压,反而激发血压进一步升高;④严重者可伴有心悸、易疲乏、入睡快、血浆肾素活性较正常人高。

(3)治疗:主要是控制交感神经激活。药物如$α_1$受体拮抗剂或$α_2$肾上腺素受体激动剂如可乐定。其他,如锻炼身体,增加肌肉,防止下垂部位过度充盈;可服用维生素B、谷维素、肌苷等,调节神经功能。

第二节 急性病毒性心肌炎

病毒性心肌炎(VMC)系指嗜心性病毒感染对心脏的直接损伤和随后发生的免疫损伤,造成心肌细胞变性、溶解、坏死的病理过程。病变可以同时累及心脏起搏传导系统,也可以累及心包膜。部分患者演变为扩张型心肌病(DCM)。由于急性病毒性心肌炎病程中部分表现为慢性心肌炎,部分演变为扩张型心肌病,有学者统称为病毒性心肌病。特发性心肌病多数指病毒性心肌炎。

国内外均缺乏病毒性心肌炎确切发病率的详细报道,原因在于多数成人轻型病毒性心肌炎呈亚临床型,能自行恢复而未就医,即使就医也因确诊困难常被漏诊或误诊,一般认为约5%的病毒感染可累及心脏。近年来我国病毒性心肌炎发病率有逐年增加的趋势,特别是柯萨奇B组病毒致心肌炎的发病率增加更明显。肠道病毒包括柯萨奇B组及A组病毒、埃可病毒、脊髓灰质炎病毒引起的心肌炎在夏秋季多发,流感病毒引起的心肌炎冬季多发,单纯疱疹及带状疱疹病毒引起的心肌炎全年散发。病毒性心肌炎可发生于任何年龄的人群,其中40岁以下发病的占80%左右。男性发病率略高于女性,比例为(1.2~1.6):1。病毒性心肌炎的发病率、病情进展与转归的影响因素:病毒种类、流行季节、年龄、性别、妊娠、健康状态、遗传因素、药物等。

一、病因与发病机制

(一)病因

几乎各种病毒都可引起心肌炎。目前已证实能引起心肌炎的病毒包括:①小核糖核酸病毒——柯萨奇病毒、埃可(ECHO)病毒、脊髓灰质炎病毒、鼻病毒;②虫媒病毒——黄热病毒、登革热病毒、白蛉热病毒、流行性出血热病毒;③肝炎病毒——甲型、乙型、丙型、丁型、戊型肝炎病毒;④狂犬病病毒;⑤流感病毒;⑥副粘病毒——流行性腮腺炎病毒、麻疹病毒、呼吸道合胞病毒;⑦风疹病毒;⑧天花病毒;⑨腺病毒;⑩疱疹病毒——单纯疱疹病毒、水痘-带状疱疹病毒、巨细胞病毒。

柯萨奇B组病毒是引起病毒性心肌炎最常见的病毒(约占50%),其中以2、3、4型最易引发。柯萨奇A组病毒(约占23%)的4、16型,埃可病毒6、8、9、22、30型及脊髓灰质炎病毒也是引起病毒性心肌炎的常见病毒。

(二)发病机制

病毒性心肌炎的发病机制到目前为止仍不十分清楚,可能为:①急性期嗜心肌病毒直接侵犯心肌导致心肌损伤;②随后发生的免疫损伤是急性病毒性心肌炎发生发展的主要机制。

1. 病毒直接侵入心肌导致心肌损伤

(1)受体作用机制:有学者认为病毒对心肌直接损伤机制主要可能是肠道病毒受体作用。由炎症介质诱发产生的柯萨奇B族病毒各亚型及肠道病毒属中许多其他病毒的内在化多功能受体,这些受体属免疫球蛋白超家族成员,对细胞间接触、黏附中起主要作用,与心肌损伤有关。

(2)蛋白激酶切割机制:近年有研究显示,CVB3感染心肌细胞后,CVB蛋白激酶2A具有切割心肌细胞骨架蛋白Dystrophin的作用,从而导致心肌细胞损伤。CVB蛋白激酶2A、3C切割作用抑制宿主蛋白质合成CVB3的蛋白激酶2B,可改变心肌内质网和浆膜的渗透性,导致胞质游离钙离子浓度增加和膜的损伤。

(3)信号调节酶作用机制:有学者研究发现CVB3感染可触发细胞外信号调节酶1和2的信号激活,而心肌中信号调节酶1和2活性增强,又促进了病毒大量复制。病毒通过参与宿主细胞信号调节酶1和2信号传导途径而扩大自身复制。

通过上述机制,感染病毒的宿主可以引起病毒血症,病毒从血流直接侵犯心肌,导致心肌纤维溶解、水肿、坏死,心肌细胞破坏,炎症细胞浸润而出现临床症状。

2.免疫反应介导心肌损伤机制

(1)抗体作用:尸解发现心肌组织中主要组织相容性抗原复合物表达明显提高;也有学者认为病毒与心肌蛋白交叉反应抗体在免疫介导致心肌损伤中可能起重要作用。

(2)细胞因子作用:有研究发现病毒性心肌炎的发病可能和白介素-1、白介素-2、白介素-6、白介素-12、肿瘤坏死因子(TNF-α)、γ干扰素(INF-γ)、降钙素基因相关肽等有关。

(3)心肌细胞凋亡:病毒性心肌炎的心肌组织除炎症坏死外,可以通过诱导细胞免疫、体液免疫及多种细胞因子导致心肌细胞凋亡,凋亡心肌细胞数量越多,病变越严重,不同病毒可启动不同细胞凋亡通路。

(4)心肌细胞纤维化:动物小鼠实验显示,随着心肌炎病程的持续,心肌病变炎症反应减轻,但心肌纤维化进行性加重,同时ADAMTS-1mRNA含量亦进行性增加,可能是病毒性心肌炎的心肌纤维化导致扩张型心肌病。

(5)其他:患者免疫功能低下对本病发病可能也起着重要作用。

病毒性心肌炎病变可呈局灶性或弥散性,心肌组织学改变缺乏特异性。初期受累心肌细胞发生变性坏死,间质内有淋巴细胞和中性粒细胞浸润。随后淋巴细胞和单核细胞增多,纤维细胞增生,病灶最终发生纤维化,部分可形成瘢痕组织。肉眼观察,若为局灶性病变,心脏一般不增大;若为弥散性病变,多数呈心脏扩大和心肌肥厚,也可仅有心肌扩大而心肌肥厚不明显。病毒性心肌炎病情较重者心肌松软无力,心腔扩大,切面呈灰黄色或苍白,可见微小出血灶。柯萨奇B病毒性心肌炎的一个特点是病灶伴有大量钙化。

急、慢性心肌炎均可累及心脏的起搏传导系统,引起各种心律失常,如期前收缩和传导阻滞。此外,病毒性心肌炎也可累及心包、心内膜、血管以及瓣膜、腱索等,引起急、慢性心包炎、瓣膜炎,少数发展为缩窄性心包炎、心瓣膜病。病变广泛而严重者可致泵功能衰竭。

二、临床表现

病毒性心肌炎的临床表现差异很大,主要取决于心肌病变的范围、部位和程度。当病变呈局灶性分布时,症状很轻甚至无症状。当病变弥漫波及整个心脏时,可表现为暴发性、致死性心泵功能衰竭、心源性休克或猝死。病毒性心肌炎的病程多数呈良性经过。各种年龄均可发病,但以儿童和青年为多见。

1. 症状

急性病毒性心肌炎的临床表现特点取决于病变的范围、广泛的程度。约半数患者发病前 1~3 周有病毒感染的前驱症状：①发热、咽痛、全身肌痛、倦怠，即所谓"感冒"症状。②或有恶心、呕吐、腹泻等消化道症状。③心脏受累表现：症状为心悸、胸痛、气促，重症者可在短期内出现心力衰竭、低血压或心源性休克，甚至可出现阿-斯综合征。体格检查轻者心界不大，重者心浊音界扩大，可见与发热程度不平行的心动过速，可有各种心律失常（包括期前收缩、心动过速、房室传导阻滞）；第一心音（S_1）低钝，可闻及第三心音或第三心音（S_3）奔马律或杂音；可有颈静脉怒张、肝大、肝颈静脉回流征阳性等心力衰竭体征，重症者可有心源性休克。

当病毒侵犯其他脏器时可同时出现睾丸炎、肾炎、肝炎、肺炎、胸膜炎、肠炎、关节炎、脑脊髓炎等相应的症状。近年注意到病毒性感染中有肌痛和周围肌肉压痛者可能是心肌受累的先兆。有些病毒性心肌炎患者可能仅有轻微心肌炎症状，以后却演变成扩张型心肌病。某些无心脏结构异常的心律失常患者，某些有胸痛症状但冠状动脉造影正常的患者，可能在过去某个时候患过亚临床病毒性心肌炎。

2. 体征

患者可有急性病容。心动过速常见，且与体温升高不成比例。偶尔可表现为难以解释的严重的心动过缓。低血压常见，脉压差常变小。常有心律失常，表现为期前收缩、传导阻滞、心房颤动等。第一心音可减弱。当心腔扩大时，可出现二尖瓣和（或）三尖瓣关闭不全的收缩期吹风样杂音，强度一般不超过 3/6 级，杂音于心肌炎好转后减轻或消失。出现心包摩擦音表明心包受累。轻症患者心脏正常。重症患者心脏显著扩大，出现充血性心力衰竭。左、右心衰竭常同时并存，但以左心衰竭为主或先出现左心衰竭。患者有呼吸困难、房性和室性奔马律、交替脉、颈静脉充盈、肝大等体征。当心排血量重度降低时，可引起心源性休克，患者血压下降，脉细速，面色苍白，皮肤湿冷，烦躁不安或神志模糊、迟钝，尿量减少（<20mL/h），严重心律失常可导致猝死。

三、辅助检查

（一）血象及血清学检查

临床疑诊心肌炎时，需行血清学生物标志物检查，主要包括非特异性炎症指标、心肌损伤标记物、脑钠肽（BNP）及 N 末端前体 BNP（NT-pro BNP）等。

非特异性炎症指标常用于心肌炎病情评估，而非诊断，主要包括白细胞计数、C 反应蛋白（CRP）、高敏 C 反应蛋白（hs-CRP）和红细胞沉降率（ESR）等。血白细胞可轻度升高，但左移不明显，CRP、hs-CRP 和 ESR 升高。

急性心肌炎和慢性活动性心肌炎患者血清谷草转氨酶（AST）、乳酸脱氢酶（LDH）、肌酸磷酸激酶（CK）及其同工酶（CK-MB）浓度可升高，特别是心肌炎广泛者，提示心肌坏死。心肌酶特别是 CK-MB 升高程度与病变严重性呈正相关。心肌酶升高的持续时间长短不一，但较心肌梗死者持续时间长，且无特征性的动态变化。肌钙蛋白 I/T 升高是心肌细胞破坏或死亡的信号，但目前许多研究显示单一肌钙蛋白的升高诊断心肌炎敏感度较低。有报道约 35% 的临床疑似心肌炎患者肌钙蛋白升高,若将>0.1ng/mL作为诊断切点,心肌炎诊断的敏感性为53%,特异性为94%。如果患者表现为超过24小时逐渐升高的肌钙蛋白浓度,并且在初始升高后1天或数天达到高峰,则罹患心肌炎的可能性大于急性缺血性疾病。

在心肌炎及扩张性心肌病患者中进行BNP和NT-pro BNP浓度测定,对于预测心力衰竭发生具有较高的敏感性和特异性。而对于所有考虑心肌炎的患者,均需行甲状腺功能检查排除甲状腺功能亢进性心脏病。

(二)免疫学检查

多数研究发现NK细胞的活力低下及T细胞亚群改变,外周T细胞及T_4细胞(辅助细胞)及T_8细胞(杀伤细胞)下降,而T_4/T_8比例升高对临床诊断病毒性心肌炎有参考价值。此外,抗核因子、抗心肌抗体、类风湿因子、抗补体抗体阳性,补体C_3及CH_{50}降低。近年来,有关抗ADP/ATP载体抗体在病毒性心肌炎中的作用受到关注。有研究认为ADP载体抗体在病毒性心肌炎中的检出率在60%~90%。

(三)病毒学检查

病毒学检查包括:①咽、肛拭子病毒分离:婴幼儿中病毒分离的阳性率较高,但成人病毒性心肌炎一般在心脏症状出现前咽、肛拭子或心肌中基本上不能分离出病毒。国外目前应用分子生物学手段,如点杂交、原位杂交及聚合酶链反应检测左或右心室内膜活检标本中巨细胞病毒脱氧核酸作为心肌病毒感染的证据。国内目前绝大多数医院尚未开展这些病毒学检测。②病毒中和抗体测定:由于柯萨奇B组病毒是病毒性心肌炎最常见的病原体,检测该组病毒双份血清中和抗体变化可作为诊断病毒性心肌炎的依据,即取发病初血清与相距2周以上的第二次血清,测定病毒中和抗体效价,以第二次血清效价比第一次高4倍作为阳性标准。单次效价值≥1:640也可作为阳性标准,而单次效价值≥1:320作为可疑阳性。③特异性IgM抗体测定:在病程早期1~3天即可出现阳性结果,不需做双份血清检查,特异性不高。④血凝抑制试验:该试验可明确流感病毒与心肌炎的关系,即用血凝抑制试验检测患者急性期及恢复期双份血清流感病毒的抗体效价,若恢复期较发病早期抗体效价≥4倍或单次≥1:640为阳性。

Lerner等将病毒性心肌炎与病毒学检查的相关性分为三级。①高度相关:自心肌、心内膜或心包液中分离出病毒或用免疫荧光法在病毒部位检出病毒抗原。②中度相关:自咽拭或粪便中分离出病毒,并伴有血清相应抗体效价4倍以上升高或检出1:32的特异性IgM抗体。③低度相关:单纯自咽拭或粪便中分离出病毒或仅有血清抗体效价4倍上升或仅有1:32特异性IgM抗体。

(四)心电图

心电图异常较临床症状更早出现、更为多见。心电图异常多数为暂时性,但少数病例可持续较长时间甚至终生存在。最常见的变化是ST-T的异常,即T波倒置、低平或双相,ST段移位,特别是反映下壁的导联。室性、房性心律失常和房室传导阻滞常见,特别是室性期前收缩和一度房室传导阻滞最为多见。室性期前收缩可以是单源性或多源性,并常表现为室性并行心律。室性心动过速较少见,但可引起明显的血流动力学障碍,如发生心室颤动可致猝死。有些病例可出现心房颤动和三度房室传导阻滞,多为暂时性,可完全恢复正常,但在少数严重心肌病变的病例，三度房室传导阻滞可为永久性，是猝死的重要原因之一。束支传导阻滞常见于心肌有严重损害的病例，往往预示患者预后不良。部分病例出现病理性Q波，R波降低，需与急性心肌梗死鉴别。

（五）X线检查

病毒性心肌炎病灶局限者X线检查心影多正常，心肌炎病变弥漫心腔扩大时心影增大，心搏减弱，这些改变也可能由于合并心包积液所致。心力衰竭患者X线可见肺充血或肺水肿改变。

（六）超声心动图

超声心动图改变表现多样而无特异性，可以完全正常或明显改变，一般可有如下表现：①心脏扩大，以左心扩大为主。②左心室收缩和舒张功能障碍，前者表现为室壁运动障碍，大部分患者表现为局限性室壁运动减弱，也可表现为运动消失或矛盾运动，类似于心肌梗死的改变。以上改变在下壁、心尖部较为常见。心肌炎较严重时，室壁运动障碍的程度和范围也越明显。在并发心力衰竭的患者，整个心室壁弥散性运动减弱。此外，短轴缩短分数减少，左心室射血分数降低（<40%）；前者表现为左心室舒张早期快速充盈后突然停止舒张，在M型超声心动图上表现为左心室后壁舒张中晚期的平坦现象，在二维超声显像中可表现为左心室舒张停顿，在超声多普勒上可见E峰减少，A峰增大，A/E比例增大。③某些病例心肌回声增强且不均匀，尤其是在室间隔部位。④有些病例表现为暂时性室壁厚度增加，特别是左心室厚度增加，乳头肌明显增粗，于发病后几天或几周内出现，若干个月后逐渐消失。⑤在以充血性心力衰竭为主要表现的急性心肌炎中，有些病例可见左心室附壁血栓。心肌炎可累及右心室，致右心室腔明显扩大和室壁运动减弱。右心室壁运动异常也可呈节段性。

（七）核素检查

放射性核素心肌灌注显像可显示弥散性或局限性炎症或坏死，对诊断病毒性心肌炎有一定帮助，但心肌显像阴性不能否定心肌炎的诊断，阳性心肌显像诊断心肌炎的敏感性和特异性仍有待确定。放射性核素心血管造影可以评价心功能状态和心脏大小。

^{99m}锝（^{99m}Tc）焦磷酸盐和201铊（^{201}Tl）心肌显像及门电路心血池显像对心肌炎的诊断无特异性，而对炎症有亲和力的同位素^{67}镓（^{67}Ga）心肌显像为活动性心肌炎有前途的诊断方法，但由于技术方面的原因限制它的广泛应用。^{111}铟（^{111}In）抗肌球蛋白单克隆抗体是对损伤心肌有亲和力的一种同位素，对可疑患者用它行心肌显像，其敏感性为83%，特异性为53%，正常影响的阳性预测值为92%。抗肌球蛋白抗体阳性而活检阴性的患者可能是由于活检时未检测到炎症的部位。然而，抗肌球蛋白抗体显像检测心肌损伤与病因无关。

（八）心血管磁共振显像（CMR）

CMR近年来正逐渐成为确诊急性心肌炎常规和敏感的非侵入性检查手段。CMR不使用造影剂，通过三维图像能很好地显示心脏解剖结构，结合心电图改变等有助于心肌炎的定位定性诊断。

近期心肌炎CMR国际共识小组提出心肌炎CMR诊断标准，包括：①与心肌炎临床表现一致。②有新近心肌损伤证据。③CMR增强信号或延迟增强与心肌水肿、炎症一致。④心肌活检的心肌炎症证据。综合使用3个组织标记（早期心肌钆增强、加权成像、延迟钆增强）情况下,若 3 项心肌炎组织改变中 2 个以上为阳性,预测心肌炎的准确率可达 78%;若仅仅表现为坏死或纤维化,诊断准确率只有 68%,故 CMR 目前只是作为增加诊断依据的一项辅助检查,而不能由此确诊或排除心肌炎。随着造影剂增强磁共振技术的发展,在无创条件下,通过一次检测,便可以获得左心室的功能参数、形态及心肌灌注情况,为诊断与评价急慢性病毒性心肌炎心肌损伤区域与程度、心脏功能、心肌病程提供可靠的影像学依据。而心电图变化结合心脏磁共振影像资料对诊断具有重要意义。

(九)心内膜心肌活检

心内膜心肌活检是一种有创性的检查方法,以往大多数行右心室心内膜活检,目前国外大多数行左心室心内膜活检。心内膜标本可用以提供病理学、免疫组化及病毒核糖核酸(RNA)测定。病理学方面基本上都采用 Dallas 诊断标准。病毒性心肌炎的 Dallas 诊断分类标准包括首次活检与随访活检的分类。

1. 首次活检

①急性心肌炎(活动性心肌炎):必须具备炎症细胞浸润,心肌细胞不同程度的损伤和坏死。心肌细胞损伤可表现为胞质有空泡形成,细胞外形不整,细胞破裂,淋巴细胞聚集在细胞表面。②可疑心肌炎:炎症细胞浸润数量过少,光镜下未见肯定的心肌细胞损伤,心肌炎性病变的证据不足,宜重复切片或重复活检以确定诊断。③无心肌炎。

2. 随访活检

①进行性心肌炎:与前次活检比较,炎症细胞浸润未减轻,甚至加重,伴或不伴纤维性变。②康复期心肌炎:与前次活检比较,炎症细胞浸润明显减轻,炎症细胞离心肌纤维略远,从而使细胞壁"皱褶"消失,恢复其平滑外形。胶原组织轻度增生,早期胶原纤维排列松弛,其间可见炎症细胞,偶尔可见灶性坏死,后期可见纤维性变。③痊愈性心肌炎:炎症细胞浸润消失,但仍常可见少数远离心肌纤维的炎性细胞。间质有明显灶性、融合性或弥散性纤维性变。

病毒性心肌炎的 Dollas 心内膜心肌首次活检与随访活检分类标准为病毒性心肌炎的诊断、动态观察和患者的转归提供了较完整和科学的病理学依据,但心内膜心肌活检在国内甚至国外医院都没有广泛开展,而且心内膜心肌活检对一般患者也难以实行。这一标准较适宜应用于病情严重而医疗条件又具备的患者。

病毒性心肌炎 Dollas 心内膜心肌活检分类标准曾一度认为是确诊心肌炎的"金标准",但心肌炎的灶性分布可造成漏诊,形态学诊断依据也长期不统一,限制了该标准的价值。为了更好发挥心内膜活检的临床实用价值,应注意心肌活检标本的伪迹问题,即注意区分活检的人为损伤和心脏本来就存在的病变;应增加取材数目(3~6 处)及多层深切包埋组织块,以减少病变遗漏,增加活检阳性率。此外,进行序列心肌活检,随访组织学改变的动态变化,既可了解心肌炎的自然病程及治疗效果,亦可探索心肌炎与心肌病的关系提供重要病理资料。

2007 年 AHA/ACCF/ESC 联合声明推荐心内膜心肌活检指征(1B 类):①新出现心力衰竭症状少于 2 周,左心室大小正常或扩大,血流动力学不稳定者。②新出现心力衰竭症状 2 周至 3 个月,左心室扩大,新发的室性心律失常,二或三度房室传导阻滞或在 1~2 周内对常规治疗无反应者。

四、诊断与鉴别诊断

(一)诊断

尽管2009年加拿大公布了关于心肌炎诊断和治疗指南,但是迄今为止,心肌炎仍没有公认的诊断标准,因此,临床上急性心肌炎易误诊或漏诊。

典型的病毒性心肌炎可根据患者先有上呼吸道或消化道感染症状,1~3周内出现心脏症状,结合体征、血清学、病毒学检查、心电图、X线、超声心动图、核素检查及CMR等多方面资料综合分析,并通过排除其他心脏疾病确定诊断。病毒感染时出现与体温不成比例的心动过速是心肌炎的可疑征象。要注意有无心肌受累的先兆:肌痛和周围肌肉压痛。心悸、胸闷、心前区隐痛不适,病程早期心肌酶升高,心电图ST-T改变、新出现的频发期前收缩或房室阻滞,X线或超声心动图示心脏扩大及室壁运动障碍(常表现为节段性室壁运动障碍)是诊断心肌炎的主要依据。病毒学检查是发现病毒感染存在与否的主要依据。心内膜活检可为病毒性心肌炎的诊断提供重要帮助。

急性病毒性心肌炎的心功能分级按Killip泵功能分级可分为:

Ⅰ级,尚无明显心力衰竭。

Ⅱ级,有左心衰竭,肺部啰音小于50%肺野。

Ⅲ级,有急性肺水肿,全肺大、小、干、湿啰音。

Ⅳ级,有心源性休克等不同程度或阶段的血流动力学变化。

我国心肌炎心肌病专题研讨会提出的成人急性心肌炎诊断参考标准(1999年)如下。

1. 病史与体征

在上呼吸道感染、腹泻等病毒感染后3周内出现心脏表现,如出现不能用一般原因解释的感染后严重乏力、胸闷、头晕(心排血量降低)、心尖部第一心音明显减弱、舒张期奔马律、心包摩擦音、心脏扩大、充血性心力衰竭或阿斯综合征等。

2. 上述感染后3周内出现下列心律失常或心电图改变者:

(1)窦性心动过速、房室传导阻滞、窦房传导阻滞或束支传导阻滞。

(2)多源、成对室性期前收缩,自主性房性或交界性心动过速,阵发或非阵发性室性心动过速,心房或心室扑动或颤动。

(3)2个以上导联ST段呈水平型或下斜型下移≥0.5mV或ST段异常抬高或出现异常Q波。

3. 心肌损伤的参考指标

病程中血清心肌肌钙蛋白I或肌钙蛋白T(强调定量测定)、CK-MB明显增高。超声心动图示心腔扩大或室壁活动异常和(或)核素检查证实左心室收缩或舒张功能减弱。

4. 病原学依据

(1)在急性期从心内膜、心肌、心包或心包穿刺液中检测出病毒、病毒基因片段或病毒蛋白抗原。

(2)病毒抗体第二份血清中同型病毒抗体(如柯萨奇B组病毒中和抗体或流行性感冒病

毒血凝抑制抗体等)滴度较第一份血清升高4倍(2份血清应相隔2周以上)或一次抗体效价≥640者为阳性,320者为可疑(如以1∶32为基础者则宜以≥256为阳性,128为可疑阳性)。

(3)病毒特异性IgM以≥1∶320者为阳性。如同时有血中肠道病毒核酸阳性者更支持有近期病毒感染。

同时具有上述1、2[(1)、(2)、(3)中任何一项]、3中任何两项。在排除其他原因心肌疾病后,临床上可诊断急性病毒性心肌炎。如具有4中的第(1)项者可从病原学上确认急性病毒性心肌炎;如仅具有4中第(2)、(3)项者,在病原学上只能拟诊为急性病毒性心肌炎。

(二)鉴别诊断

由于成人病毒性心肌炎诊断缺乏特异性,需与下述疾病相鉴别。

1.风湿性心肌炎

风湿性心肌炎过去可能有风湿热病史,也可能已有风湿性心脏病存在,约2/3患者发病前1~5周有咽炎或扁桃体炎等链球菌感染病史。风湿性心肌炎只是风湿性心脏病的一部分,心内膜炎累及二尖瓣可产生器质性二尖瓣反流性收缩期杂音和短促、低调的舒张中期杂音,此时不一定伴有明显的心脏扩大。患者常有游走性关节炎。咽拭子A组链球菌培养可阳性。血清抗DNA酶B、抗链球菌溶血素"O"、抗透明质酸酶三者测定必有一种阳性。超声心动图可见二尖瓣前叶脱垂,瓣尖和瓣体增厚,腱索增粗。而病毒性心肌炎发病前有上呼吸道或消化道感染史,当心脏扩大明显时可出现功能性二、三尖瓣关闭不全的反流性收缩期杂音,罕有舒张期杂音。咽或肛拭子病毒分离、病毒中和抗体检测、特异性IgM抗体测定、血凝抑制试验检查结果阳性有助于诊断病毒性心肌炎。

2.β受体亢进综合征

也称为心脏自主神经功能紊乱或β受体功能亢进症。临床上多见于年轻女性,常有一定精神因素为诱因,表现为心悸、气促、胸闷,多无心脏异常体征。心电图常有窦性心动过速及Ⅱ、Ⅲ、aVF等导联的ST-T改变,口服普萘洛尔20~30mg后半小时,可使ST-T改变恢复正常。无发热、心肌酶增高、血沉增快等炎症证据。无器质性心脏病的证据。

3.扩张型心肌病

本病病程较长,进展缓慢,易发生充血性心力衰竭。超声心动图显示心脏明显扩大,室壁变薄,室壁运动呈弥散性减弱而不表现为节段性障碍。血清病毒中和抗体效价短期内无明显增高。心肌活检对鉴别诊断有很大帮助。但慢性心肌炎晚期不易与扩张型心肌病鉴别。

4.二尖瓣脱垂

多见于年轻女性,患者常主诉心悸、胸闷,多数患者在心前区有收缩中晚期喀喇音或伴收缩期杂音。心电图上常出现ST-T改变及各种心律失常。M型超声可显示收缩期二尖瓣叶如吊床样弓形向后移位,二维超声可显示二尖瓣叶对合的位置后移,1叶或2叶在收缩期向上运动,超越二尖瓣环水平。

5.急性心肌梗死

病毒性心肌炎可有心前区痛,CK和CK-MB增高,心电图有"缺血"样ST-T改变,甚至可出现Q波,超声心动图可表现为节段性运动障碍,因而在年长的患者需与急性心肌梗死鉴别。急性心肌梗死有冠心病易患因素,表现为剧烈胸痛,心电图和血清心肌损伤标记物CK、CK-

MB 和肌钙蛋白等有典型的动态变化。

(三)分期和分型

1. 分期

按照国内学者分期法,分为 3 期。①急性期:病毒感染 1～3 周后发病,临床症状和体征各异,明显多变,病程 6 个月内。②恢复期:经休息和急性期恢复治疗后,临床症状好转,但预后各异,有逐渐痊愈,也有病情发展进入慢性期。③慢性期:病程多在 1 年以上,临床症状反复,有部分进入扩张型心肌病,部分无急性期,临床发现时已进入慢性期。

2001 年 Liu 等学者在 Circulation 杂志发表文章,将病毒型心肌炎分为 3 期。第一期(病毒复制期):①症状:为病毒感染所致,可有发热和胸痛等。②实验室检查:心电图可出现房/室性心律失常、宽大 QRS 波、左束支传导阻滞、ST-T 波改变等,超声心动图可显示心室收缩功能减退、室壁运动减弱等。③治疗:如肯定有病毒感染,可抗病毒治疗(免疫球蛋白、干扰素等)。第二期(免疫反应期):这一期可能已进入第三期。①症状:病毒感染症状已缓解。②实验室检查:细胞内黏附因子 1、可溶性 Fas 配体、T 细胞激活标志物等均高于正常人群,心脏特异性自身抗体病毒血清学常阳性。③治疗:若肯定为此期,可用较成熟免疫抑制剂。第三期(扩张型心肌病期):基本按扩张型心肌病治疗,但需监测病毒的复燃及自身免疫标志情况。

2. 分型

目前尚无指南或专家共识的分型法,临床上根据患者症状、体征、实验室检查及病程等可分为以下 7 型。

(1)亚临床型:病毒感染后无明显自觉症状,心电图检查发现房/室性期前收缩,ST-T 轻度改变,数周后可以逐渐消失。

(2)自限型:病毒感染后 1～3 周内出现轻度心悸、胸闷和心前区不适,心脏体检发现柔和收缩期杂音或期前收缩,无心脏扩大或心力衰竭表现,心电图 ST-T 改变和各种期前收缩,心肌酶学一度升高,经充分卧床休息和适当治疗,在 2～3 个月内逐渐恢复而不遗留心肌损伤表现。

(3)普通型:症状和体征较自限型显著。心脏可能扩大,心音低钝,心尖部有明显收缩期杂音,可有奔马律和各种心律失常、肺部有啰音、颈静脉怒张、肝大等心力衰竭体征,心电图及心肌酶学异常改变,持续时间长,但持久时间不定,经适当治疗,症状和体征可缓解,临床表现痊愈,但数年后由于免疫损伤出现扩张型心肌病,此型也称隐匿进行型。

(4)慢性迁延型:急性病毒性心肌炎病史明确,可能未得到适当治疗或治疗反应不佳,症状及病情时轻时重,迁延不愈,其转归各异,约半数患者半年至数年后逐渐痊愈,另半数发展为扩张型心肌病,这些患者有称心肌炎后扩张型心肌病。

(5)心律失常型:除有心悸、胸闷外,主要为心律失常,各种类型心律失常均可出现,但以室性心律失常和房室传导阻滞为多见,严重者可出现阿斯综合征,少数可遗留一度房室传导阻滞和左束支传导阻滞。

(6)重症型:多为暴发病毒流行的地区,此型发病急骤,病毒感染后 1～3 周内很快出现症状:胸闷、心悸、呼吸困难、心动过速、心力衰竭,少数出现心源性休克,且出现各种心律失常,也有少数心电图出现急性心肌梗死,有称"急性坏死型心肌炎",此型病情多凶险,若抢救不及时或不积极,可在数天至数周死于泵衰竭或严重心律失常,故有人称此型为暴发型病毒性心肌炎。

(7)猝死型:较少见,若发生者,多为婴幼儿和青少年,此型心脏损伤表现不多或缺乏,但在活动中猝死,尸解证实为急性心肌炎。

五、治疗

目前,对急性病毒性心肌炎的治疗在总体上说,仍缺乏有效而特异的方法。治疗原则包括:①休息并减轻心脏负担;②提高免疫能力,促进心肌修复;③治疗合并症如心律失常、心力衰竭、心源性休克和血栓形成及栓塞。具体的治疗措施如下。

(一)减轻心脏负荷

1.充分休息,防止过劳

急性心肌炎患者应卧床休息,严格限制体力活动。使患者心率、血压、心排血量及心肌收缩力降低,从而减轻心脏负担,防止心脏扩大。卧床休息有利于限制病毒复制,增强机体清除病毒的能力。卧床休息应延长至症状完全消失,一般需3个月左右。运动员患心肌炎时应禁止运动6个月以上,直至心脏大小和功能基本恢复正常。有心脏扩大者须卧床半年至1年左右,直至心脏恢复正常大小或停止缩小为止。恢复期活动量应在密切观察下逐渐增加。采用改良的卧床休息模式很有意义。例如,使用床边便器较在床上使用便盆心脏做功小,坐在椅子上较躺在床上做功小。被动活动或轻微的医师指导下的主动活动可防止肌肉萎缩并减少血栓形成和栓塞。

2.注意饮食,加强营养

进食易消化、富含维生素和蛋白质的食物是急性病毒性心肌炎非药物治疗的重要措施之一。

3.对症支持治疗

有低氧血症者应给予吸氧治疗。解热镇痛药可减轻不适,并通过退热减轻心脏负荷。患者不宜使用可引起心肌炎的药物,如可卡因和苯丙胺。不宜使用加重心肌炎的药物,如β受体阻滞剂、布洛芬、环孢素。尽量少用拟交感性药物,因可致中毒性心肌炎。合并细菌感染时,予抗生素治疗。严重病例应加强心电血压监护,及时发现心电和血流动力学的变化。

(二)营养心肌,改善心肌代谢

可用辅酶A 100~200U,腺苷200~500mg,腺苷三磷酸20~40mg,细胞色素C 30mg肌内注射或加入葡萄糖液中静脉滴注,每天1次,单用或合用。大剂量维生素C静脉滴注可能有益。极化液中加入25%硫酸镁5~10mL,每天静脉滴注1次,2周为一疗程,对频发室性期前收缩有一定效果。1,6-二磷酸果糖静脉滴注5~10g/d,连用1~2周,可用于重症病毒性心肌炎、心肌炎并发心力衰竭或心源性休克的患者。维生素B常规口服或静脉滴注。

(三)免疫抑制剂的应用

1.糖皮质激素

目前最常见的免疫抑制剂,在病毒性心肌炎不同病程中应用各异。从动物实验及临床研究结果来看,应用肾上腺皮质激素各有利弊,需慎重考虑。有利方面:①激素可以抑制抗原抗体反应,降低血管通透性,减轻局部炎症和水肿消失。②对危重症患者能帮其度过危险期,为患者抢救赢得时机,得益率大于风险率。③对于反复发作,病情迁延不愈者,应用激素适当延长时间有益。不利方面:①病毒性心肌炎急性期,心肌损害主要是由于致病病毒直接侵犯心肌所致。此时应用激素不利于限制病毒复制。②抑制干扰素的合成和释放,引致机体防御功能下降,导致病毒繁殖加速和病情加重。

大多数学者认为,急性病毒性心肌炎在发病 10～14 天内,病情并非严重者,不主张用激素,但有下述情况者:①严重的脓毒血症、高热等;②短期内心脏急剧增大;③急性、严重心力衰竭;④心源性休克;⑤严重心律失常,包括三度房室传导阻滞、持续室性心动过速或其他恶性心律失常;⑥合并多脏器损害等。应用激素可抑制心肌炎症水肿,抑制免疫反应,减轻毒素作用,应尽早应用激素。

激素剂量及用法:泼尼松龙 200～300mg/d 静脉滴注或地塞米松 10～30mg/d,分次静脉推注或氢化可的松 200～300mg/d 静脉滴注,连用 3～7 天。病情改善后改口服地塞米松 4～8mg/d 或泼尼松 10～40mg/d,并依病情减量或停药,一般疗程不超过 2 周。慢性期一般不用激素,但如为慢性迁延性病毒性心肌炎或心肌的损害释放自身抗原,激发或加重自身免疫反应时,应用激素治疗可抑制免疫反应,减轻心肌炎病变,提高生存率。

2.其他免疫抑制剂

①糖皮质激素＋硫唑嘌呤,心肌炎性浸润减轻,左心室射血分数提高。②普乐克复(FK-506)作用强,抑制 T、B 细胞功能似乎较好。③FTY720 新型合成制剂,作用机制有待阐明。

(四)免疫调节剂

目前多数研究发现病毒性心肌炎患者存在免疫失控,故免疫调节剂治疗病毒性心肌炎可能有益。常用药物包括:

①干扰素:抗病毒及调节细胞免疫作用已被肯定。许多研究均提示它对病毒性心肌炎有防治作用,能抑制心肌内病毒复制。每支 1.5～2.5 万 U,每天 1～2 支肌内注射,2 周为一疗程。②胸腺素:刺激 T 淋巴细胞成熟,增加 E 花环的形成,增加主动免疫功能。每天肌内注射 10mg,共 3 个月,然后改为肌内注射 10mg,2 天 1 次,共 6 个月。③免疫核糖核酸:一种传递免疫信息的物质,能将供体的免疫信息传递给受体,具有免疫重建作用。每 2 周皮下或肌内注射 3mg,共 3 个月,以后每月注射 3mg,连续 6～12 个月。④转移因子:能调节和增强机体免疫功能。每次肌内或皮下注射 1mg,每周 1～2 次。⑤多克隆免疫球蛋白及 TNF-α 抗体:可用于病毒性心肌炎的治疗。在儿童,大剂量的人血丙种球蛋白静脉滴注可加快心脏的恢复,减少病死率。

新近的欧洲心脏炎性疾病治疗及流行病学多中心研究证实,在心肌中有巨细胞病毒基因持续存在的患者可应用高效价免疫球蛋白。心肌炎患者肠道病毒 PCR 检测阳性患者可应用 α 干扰素。

(五)纠正心律失常,防治心衰和休克

1.心律失常的治疗

病毒性心肌炎常并发各种心律失常,处理方法与一般心律失常相同。处理原则:①疗效

好、不良反应少。②有循证医学证据。③病情危重,影响血流动力学,先静脉给药,有效或病情稳定者,改为口服。室上性心律失常,包括房性、交界性期前收缩,阵发性室上性心动过速,心房扑动及颤动等,可选用普罗帕酮、莫雷西嗪、β受体阻滞剂(美托洛尔、比索洛尔、索他洛尔、阿罗洛尔等)、胺碘酮等,心房扑动或颤动可用毛花苷丙、毒毛花苷K等。室性心律失常,可用胺碘酮、β受体阻滞剂、利多卡因、普罗帕酮、美西律等,心室颤动可用电复律或安装临时/永久起搏器等。缓慢心律失常(AVB、严重窦性心动过缓、病态窦房结综合征等),根据病情选用阿托品、异丙肾上腺素、激素或安装临时/永久起搏器等。目前有学者认为,出现缓慢型心律失常者,尽早按照临时起搏器,可避免药物的不良反应,有利于患者的康复。

2.防治心衰及休克

急性病毒性心肌炎,出现心衰或休克,多数提示炎症范围广、病情重,需尽快抢救、合理治疗。心力衰竭处理方法与一般心衰基本相同,即半坐卧位、低盐饮食、吸氧,给予强心、利尿、血管扩张剂。心肌炎患者对洋地黄的耐受性较低,用量为常规剂量的1/2~2/3。利尿应避免过度,防止发生低血压,注意水、电解质、酸碱平衡。严重心力衰竭同时伴有低血压、休克时,应做床边血流动力学监测。在监测下应用多巴胺、多巴酚丁胺等药物,并在血压提升后联用降低心脏负荷的药物如硝普钠、硝酸甘油、乌拉地尔等。当上述治疗效果不满意时,暂时的机械辅助循环如主动脉内球囊反搏术、ECMO、部分或完全心肺转流术可能帮助患者度过危险。

(六)中药治疗

黄芪有抗病毒及调节免疫的功能,对干扰素系统有激活作用,在淋巴系统中可诱导生成γ干扰素,可口服黄芪口服液(每支含生药黄芪15g)1支,每天2次或黄芪注射液(每支2mL含黄芪4g),每天肌内注射1~2次或5%葡萄糖溶液500mL内加黄芪注射液4~5支静脉滴注,每天1次。生脉饮对心肌炎有好处。板蓝根、牛磺酸、连翘、大青叶、虎杖、苦参等中药有研究认为对病毒性心肌炎可能有效。但因实验设计及诊断标准的偏差,是否上述中药对病毒性心肌炎有确切疗效,还有待于进一步观察研究。

(七)钙拮抗剂、α_1受体拮抗剂和血管紧张素转换酶抑制剂

动物研究表明,这些药物可减少心脏负荷,减轻心肌损伤,具有明显的心肌保护作用,是治疗病毒性心肌炎的有潜力的药物,但在人心肌炎中的疗效有待研究。

病毒性心肌炎多数属急性、良性、自限性疾病,预后良好,经过适当休息或治疗后大多数患者获得痊愈,不遗留任何症状与体征。有心脏增大和心力衰竭的患者预后通常较差。极少数重症患者可因严重心律失常、急性心力衰竭和心源性休克而死亡。部分患者于急性期后炎症持续,发展为慢性心肌炎或扩张型心肌病,后者经心内膜心肌活检有多达63%患者有活动性心肌炎。还有少数患者经过数周或数月后病情稳定,但以后可复发或恢复后遗留心脏扩大、心律失常、心功能减退等后遗症。婴儿、儿童和妊娠妇女发病多呈暴发性和致命性。

目前已普遍应用脊髓灰质炎减毒活疫苗预防脊髓灰质炎,收到良好效果。柯萨奇病毒及埃可病毒型别甚多,故制备型特异的疫苗有一定的困难,目前尚不能普遍应用。对易引起严重心肌炎的柯萨奇B组2、3、4型病毒,有些国家正在试制减毒活疫苗。重视环境卫生和个人卫生,加强体格锻炼,有助于防止柯萨奇病毒和埃可病毒的流行。对接触患者的婴幼儿,可静脉注射丙种球蛋白3~6mL以预防感染。

第三节 肥厚型心肌病

肥厚型心肌病（HCM）是以左心室和（或）右心室肥厚为特征，常为不对称肥厚并累及室间隔、左心室血液充盈受阻、舒张期顺应性下降为基本特征的心肌病。根据左室流出道有无梗阻又可分为梗阻性和非梗阻性 HCM。梗阻性者主动脉瓣下部室间隔肥厚明显，过去称为特发性肥厚型主动脉瓣下狭窄（IHSS）。本病为青年猝死的常见原因，后期可出现心力衰竭。HCM 发病率约为 0.2%（1/500），发病年龄可从出生当天至 90 岁，但以 10～35 岁多见。成人年死亡率为 2%～3%，儿童（<14 岁）患者青春后年死亡率为 2%～4%。发病男性多于女性，男女比约为 2∶1，80% 有左室舒张功能障碍。

一、病因与发病机制

本病常有明显的家族史（约占 1/3），目前被认为是常染色体显性遗传疾病。现已发现 12 个致病基因，1440 余种突变。其中 10 个编码心肌肌原纤维蛋白，2 个分别编码 AMP 激活的蛋白激酶（AMPK）和细胞骨架 LIM 蛋白。多为点突变，导致蛋白质中关键氨基酸被替换。公认的与肌节有关的基因突变 7 个，它们是：β 肌球蛋白重链（β-MHC）、肌钙蛋白 T（cTnT）、α-原肌凝蛋白（α-TM）、肌球蛋白结合蛋白-C（MyBP-C）、必须性肌球蛋白轻链（ELC）、调节性肌球蛋白轻链（RLC）和肌钙蛋白-I（cTnI），由这些基因突变引起的 HCM 占所有 HCM 病例的 70%。尽管二代测序技术已广泛应用，明确 HCM 患者致病基因者尚不足 50%。

基因突变改变了相关蛋白结构与功能的关系，但基因缺陷如何导致 HCM 的心肌肥厚目前尚不十分明确。目前有两种学说即"毒性肽"学说和"无效等位基因"学说给以解释。虽均有实验支持，但均为理论模型。"毒性肽"学说认为突变的肌节蛋白使肌小节结构、功能异常及生化缺陷，使心肌难以承受正常"负荷"，启动机体的代偿机制，而引起心肌肥厚，心肌细胞排列紊乱，间质纤维化和壁内冠状动脉狭窄、闭塞。代偿机制主要是一些细胞因子和激素的增加或上调：如胰岛素样生长因子（IGF-1）、转移生长因子（TGF-β）、内皮素-1（ET-1）、血管紧张素Ⅱ、儿茶酚胺等，心肌细胞内的 Ca^{2+} 水平明显升高。激活了原癌基因的表达，蛋白合成增加，引起心肌肥厚、间质纤维化。将突变的肌节蛋白掺入肌纤维中，可导致其功能下降。"无效等位基因"学说认为：突变的基因不能表达或即使表达，其蛋白质结构不稳定，造成肌节蛋白的有效数量不足，代偿性引起心肌肥厚，将小鼠的肌球蛋白重链（MYHC）等位基因敲除，可导致肌节结构异常和心肌细胞功能的下降。

HCM 主要的病理生理改变：

根据血流动力学，可将 HCM 分为梗阻性和非梗阻性；根据梗阻的部位，可将前者分为左室流出道（LVOT）梗阻和左室中部梗阻；根据梗阻的状态，可分为显性梗阻和隐匿性梗阻，前者表示在静息状态即存在梗阻，激发因素使之加重，后者表示在激发条件下方出现梗阻。存在梗阻者为肥厚性梗阻性心肌病（HOCM）。HCM 多为非梗阻性者，约 75% 的患者静息状态下测不到流出道压差。根据目前 ACC/ESC 达成的共识，梗阻的判定标准为跨流出道压差≥

30mmHg。

(一)左室流出道(LVOT)梗阻

非对称性肥厚的室间隔收缩期突入左室流出道,同时由于流体力学的"射流效应",使LVOT血流加速,二尖瓣前叶在心室收缩期前向移动(SAM),从而导致LVOT狭窄,使左室腔与左室流出道间在收缩期出现压差,此为HOCM最具特征性的改变。室间隔肥厚者易出现明显的LVOT梗阻,而心尖肥厚型则不易形成狭窄。老年患者由于二尖瓣环和后叶出现退行性钙化,可使SAM更加明显,从而加重梗阻。与主动脉瓣狭窄不同,LVOT梗阻是动态的,即随左心室负荷状态或心肌收缩力改变而改变。激发因素如运动、Valsalva动作和某些药物如强心药、扩血管药、异丙肾上腺素可使梗阻加重。目前认为,发生LVOT梗阻的机制如下:①Venturi效应;②舒张期左室流出道容积变小,二尖瓣在心室内位置前移及瓣叶面积与长度相对增大;③室间隔肥厚;④左室腔形状、容量及乳头肌、二尖瓣结构异常。LVOT梗阻所致的左室收缩压、室壁张力及需氧量增加,产生心肌缺血和心律失常,降低心肌顺应性。梗阻可分为静息状态下梗阻和隐匿性梗阻。

(二)左室收缩和舒张功能障碍

HCM患者心肌顺应性明显减低,使舒张功能受损,晚期出现收缩功能障碍。舒张功能障碍表现为左房排空减慢及左室早期舒张减慢和对左房收缩的依赖性增加,患者常有左房压升高和肺淤血等症状。舒张功能障碍的机制可能包括:①局部心肌排列紊乱及在舒缩过程中的不同步性;②肌原纤维分子水平上与钙调节异常有关的心肌松弛减慢,电机械活动异常,心肌缺血及部分心肌纤维化;③有人认为舒张期的流入梗阻是舒张功能异常的主要原因。舒张压升高和舒张期充盈阻力增加,造成舒张期容量减少与肺静脉淤血,患者常有运动时疲劳和晕厥。

(三)微血管病变和心肌缺血

心肌缺血和心绞痛是肥厚型心肌病的重要特征,但病理检查可无冠状动脉粥样硬化。肥厚型心肌病患者节段性室壁运动异常和心肌瘢痕的出现,提示心室区域性收缩功能障碍的病因是血管性的。心肌缺血可能的机制:①支配心肌纤维化区域的心肌壁内小冠状动脉中层和内膜增厚,小动脉狭窄或阻塞;②冠状动脉毛细血管密度降低,冠脉储备功能受损,心内膜下心肌缺血的易感性升高;③运动和心动过速时,左室舒张压升高及舒张功能损害的进一步加重,可使心内膜下心肌冠脉灌注明显降低;④心肌缺氧和葡萄糖无氧酵解能力下降;⑤左室等容收缩期不同步收缩导致心肌耗氧量增加;⑥冠状动脉痉挛;⑦心肌桥压迫冠脉或小冠状动脉。

大体解剖:肉眼可见心脏体积增大,重量增加,主要为心室肥厚,以左心室为主,心腔不扩张,容量正常或减少。绝大多数为非对称性肥厚,其中以非对称性室间隔肥厚最为多见,室间隔高度肥厚向左心室腔内突出,收缩时引起左心室流出道梗阻者,称为"肥厚型梗阻性心肌病"(HOCM)。在乳头肌水平以下心肌肥厚为心尖肥厚型心肌病(APH),日本虽多有报道,但国人亦不少见。如肥厚主要发生在乳头肌水平,则形成心室中部梗阻。心室中部梗阻常伴有心尖部心肌梗死及室壁瘤形成。75%的尸检标本可见在与二尖瓣前叶对应的室间隔内膜下有特异的纤维斑块,可能为与二尖瓣接触撞击而成。

二、临床表现

本病起病多隐匿,约 1/3 有家族史。虽可在儿童至高龄的任何年龄段内发病,但症状大多开始于 30 岁以前。男女同样罹患。其临床表现差别较大,患者可以完全无症状,只是根据心脏杂音、异常心电图或超声心动图做出诊断。即使心肌有明显的肥厚亦可以无任何症状而以猝死作为首发表现(HCM 是引起运动员猝死的首位病因)。HCM 的典型临床表现是活动后气短(80%)、心绞痛(60%)、前兆晕厥或晕厥(30%)。心房颤动发病率为 22.5%,年发病率为 3.1%。房颤致脑栓塞和外周动脉栓塞的发生率为 27.1%,年发生率为 3.8%。晚期出现心脏扩大,室壁变薄,左室流出道压差降低,收缩力下降等,类似于扩张型心肌病。

体格检查时可见心浊音界向左扩大,心尖搏动向左下移位,有抬举性冲动或有心尖双搏动(心房向顺应性降低的心室排血时,产生的搏动在心尖搏动之前被触及)。胸骨左缘下段心尖内侧可听到收缩中、晚期喷射性杂音,向心尖而不向心底传播,可伴有收缩期震颤,见于有心室流出道梗阻的患者。凡增加心肌收缩力或减轻心脏负荷的措施如给洋地黄类、异丙肾上腺素($2\mu g/min$)、硝酸甘油、Valsalva 动作、体力劳动后或期前收缩后均可使杂音增强;凡减弱心肌收缩力或增加心脏负荷的措施如给血管收缩药、β受体阻滞剂、下蹲、紧握拳时均可使杂音减弱。约半数患者同时可听到二尖瓣关闭不全的杂音。第二心音可呈反常分裂,是由于左心室喷血受阻,主动脉瓣延迟关闭所致。第三心音常见于伴有二尖瓣关闭不全的患者。

三、辅助检查

(一)心电图

心电图主要改变有两类:一类为心肌肥厚改变,有异常 Q 波、高振幅 R 波、ST-T 异常,部分以心尖肥厚型者由于冠状动脉异常而有巨大的倒置的 T 波(常以 V_3、V_4 导联为中心)。异常 Q 波是本病特征性改变,也称中隔 Q 波。其特点为:① Ⅰ、aVL、V_5、V_6 导联上有深而不宽的 Q 波,反映不对称性室间隔肥厚,不应误认为心肌梗死。有时在 Ⅱ、Ⅲ、aVF、V_1、V_2 导联上也可有 Q 波,其发生可能与左室肥厚后心内膜下与室壁内心肌中冲动不规则和延迟传导所致。左心房波形异常,可能见于 1/4 患者。② Q 波不伴心肌梗死的 ST-T 演变及酶学改变。另一类为各种心律失常,其中以室内传导阻滞和期前收缩多见,部分患者合并预激综合征。

(二)超声心动图(UCG)

对本病具有确诊意义。可显示室间隔的非对称性肥厚,厚度大于 15mm,舒张期室间隔的厚度与左室后壁之比大于或等于 1.3∶1,间隔运动低下。左室长轴切面可见室间隔呈纺锤形或瘤样增厚,增厚的室间隔心肌回声增加,并呈毛玻璃样或粗细不均斑点状回声。梗阻者还可见室间隔流出道部分向左心室内突出、二尖瓣前叶在收缩期前移(SAM)。由于肥厚型心肌病患者左心室顺应性减退,左心室充盈受限,因而向后漂浮二尖瓣的力量减低,M 型超声心动图表现为二尖瓣前叶 E-F 斜率明显减慢。多普勒超声心动图示等容舒张时间延长,舒张早期血流峰值速度(E)减低,舒张晚期血流峰值速度(A)增大,E/A 比值<1。运用多普勒法可以了解杂音的起源和计算梗阻前后的压力差。

（三）心导管检查

可发现各种血流动力学异常，包括左心室舒张末压和肺嵌压增高。有梗阻者在左室腔与流出道间有收缩期压力差＞30mmHg，Brockenbrough现象阳性（即在有完全代偿间歇的室早时，期前收缩后的心搏增强，心室内压上升但同时由于收缩力增强梗阻亦加重，所以主动脉内压反而降低）。此现象为梗阻性心肌病的特异表现，而在主动脉瓣狭窄病例则主动脉压与左室心内压成正比上升。心室造影显示左室腔变形如呈香蕉状、舌状或纺锤状（心尖部肥厚时）。冠状动脉造影多无异常。

（四）放射性核素检查

能反映出心室壁、心室腔的解剖改变和心功能的改变，且不受肥胖、肺气肿及操作者经验等因素影响，对本病为无创、较为精确的一项检查方法。对肥厚型心肌病患者在行核素心室造影检查时，可见到左心室腔变小、变形，放射性浓度降低，围绕左心血池可见一圈放射性空白区，为肥厚的心肌壁影。因本病多为不对称性室间隔肥厚，故可见增厚的室间隔突出心腔，二尖瓣前移，流出道狭窄，放射性减低。患者的左心室收缩功能呈高动力状态，且在收缩早期改变更为明显，左心室射血分数（LVEF）、左心室前1/3射血分数（1/3EF）及高峰充盈时间正常或增高，但病变心肌顺应性降低致使射血时间延长。随着病情进展，少数患者可出现左心室收缩功能受损的表现，由高动力型转变为低动力型，左心室射血分数及峰充盈率下降。在心肌灌注显像时可见到心肌不对称性增厚，尤以室间隔增厚明显。

（五）磁共振成像（MRI）

MRI对本病可从形态、功能、组织特性和代谢方面进行诊断。MRI对本病所见为室间隔和（或）室壁肌局限性或普遍性肥厚，僵硬，室腔变形、缩小和（或）流出道狭窄。MRI可取代左心室造影，对超声心动图不能测得的肥厚处，如心尖肥厚型心肌病患者有特殊诊断价值。但安装起搏器、义肢、人工关节、钢针的患者不能进行该项检查，故该项检查的应用有一定的局限性。

四、诊断与鉴别诊断

根据本病的主要症状——呼吸困难、心绞痛及晕厥，体格检查时所见体征可作出临床诊断，心电图可作为初步筛选检查，有可疑者再作超声心动图检查。如还不能确诊，可作核素、磁共振成像检查以明确诊断，并区分出类型。对可疑患者应仔细询问家族病史，包括有无同类患者及猝死者等。对确诊者，也应对其直系血缘家族进行有关检查，可以发现一些患者，有时从确诊的家族中使就诊者得到诊断。所以总的来讲，在尚无基因分析条件时，综合病史及临床检查，大多数患者均可得到临床诊断。

本病需与因左心室收缩或舒张期负荷过重引起的左心室肥厚疾病及其导致心绞痛及晕厥的疾病进行鉴别，还应注意非对称性室间隔肥厚是诊断肥厚型心肌病的重要条件之一，但其并不具有特异性，在主动脉瓣狭窄、高血压性心脏病、心肌梗死以及引起右心负荷增加的先天性心脏病也可出现。

诊断 HCM 时,应注意以下事项:

(一)轻型 HCM 需与运动员心脏进行鉴别

年轻运动员中未预料的猝死,其最常见的原因为肥厚型心肌病。心血管系统适应了有规则的大运动量训练,由此而形成的"运动员心脏"和肥厚型心肌病迥然不同。将这两种状况区别开来至关重要。

有症状及肥厚型心肌病家族史和(或)有过早猝死家族史应高度怀疑肥厚型心肌病。一般而言,运动员的训练仅会导致心肌重量的轻度增加,且只有少于 2% 的顶尖运动员,其室壁厚度才会大于 13mm,高强度训练的运动员左心室壁厚度>16mm(男性)或>13mm(女性)方可作出肥厚型心肌病的诊断。

其他有利于诊断肥厚型心肌病的超声心动图指标有左心室腔直径较小(运动员心脏倾向于左心室舒张末直径增加)、左心房增大以及有左心室流出道压力阶差。多普勒超声心动图有舒张功能受损的证据,亦要高度怀疑肥厚型心肌病。

运动员心脏常见的心电图表现为电压达到左心室肥厚的标准、窦性心动过缓以及窦性心律失常;而肥厚型心肌病患者可出现 Q 波、ST 段压低和(或)T 波深倒,如出现后者应高度怀疑肥厚型心肌病,而不应考虑运动员心脏。

运动员训练的类型亦可能与诊断相关,因为在一些特殊的运动项目如赛艇、自行车等,心室肥厚最明显。等张运动似不会引起心室肥厚反应。在极少情况下,需要停止训练 3~6 个月以鉴别究竟是肥厚型心肌病,抑或"运动员心脏"。

(二)梗阻性肥厚型心肌病与主动脉瓣狭窄的鉴别

两者主动脉瓣区都有杂音,心电图都有左心室肥厚或伴劳损性改变,X 线胸片也有相似处,两者病因及治疗方法不同,应予鉴别。若有困难可做心室造影、核素检查或磁共振成像检查可以明确诊断。

(三)与高血压性心脏病的鉴别

高血压性心脏病是常见病,有长期高血压病史,除心脏外亦合并有其他脏器受损的表现。高血压患者多至 50% 可有左心室肥厚。左心室肥厚的发生由多种因素决定,包括高血压的程度、性别和种族。一般而言,肥厚型心肌病患者较高血压患者心室肥厚要严重得多,如最大室壁厚度超过 2cm,就应考虑为肥厚型心肌病。高血压患者中向心性肥厚较常见,而肥厚型心肌病患者则多见非对称性室间隔肥厚,但这两者中任一种肥厚类型的特异性均不高。换言之,无论向心性肥厚,还是非对称性室间隔肥厚实际上均可见于高血压或肥厚型心肌病患者,不能作为鉴别诊断的主要依据。

1985 年 Topol 报道了一组老年高血压患者,具有严重左心室向心性肥厚、左室腔径缩小、收缩功能指数增加、舒张功能受损等特点,其临床症状、超声表现非常类似于一般的高血压性心肌肥厚和原发性肥厚型心肌病,并首次将其命名为老年高血压肥厚型心肌病(简称 HHCME)。HHCME 的发病机制至今不清,多数学者认为是多种因素(如神经、体液因素)综合作用的结果。其主要特征为:①老年女性多见;②有长期高血压病史;③临床有胸闷、劳力性呼吸困难、心绞痛、心功能不全,洋地黄及硝酸酯类疗效不佳,β受体阻滞剂及钙拮抗剂有一定效果;④左心室收缩功能正常,舒张功能明显受损,极少发生流出道梗阻;⑤超声心动图显示重度心肌肥厚>1.4cm,多为对称性,左心室腔径缩小,呈小管型。Karam 提出此病可能是一种潜在的心肌病,出现高血压后使心肌肥厚迅速加重。因此,对老年期高血压患者,左心室显著肥厚、舒张功能明显减低,应考虑为老年期高血压肥厚型心肌病。

(四)与冠状动脉粥样硬化性心脏病的鉴别

心绞痛是肥厚型心肌病的主要临床症状之一,又因心电图有异常 Q 波、ST-T 改变易误诊为冠心病心绞痛或心肌梗死,年轻患者有心绞痛,如伴有杂音,短时间内心电图无动态变化,含服硝酸甘油后症状不减轻甚至加重,应考虑为肥厚型心肌病,作相关检查不难确诊。肥厚型心肌病出现上述异常心电图改变,短时间心电图也无动态变化,其 Q 波窄而深呈柳叶样,异常 Q 波的分布较离散,无心肌酶谱及肌钙蛋白升高,均与心肌梗死不同,出现 Q 波的导联 T 波多直立(Q 波与 T 波方向不一致)。另外,有些肥厚型心肌病患者,可以合并冠状动脉粥样硬化性心脏病(冠心病)。

(五)与先天性心脏病鉴别

年轻患者胸骨左缘的收缩期杂音及震颤,可误诊为室间隔缺损,但室间隔缺损的杂音为全收缩期,可向心尖及胸骨右缘传导,心电图或正常或表现为左心室和(或)右心室肥大,无病理性 Q 波,脉搏无变化,增加血管阻力时杂音增强,降低周围血管阻力时杂音减弱,多普勒超声心动图可见到分流。

(六)老年人肥厚型心肌病应与其他老年常见心脏病鉴别

本病的症状和体征类似老年人的其他常见心脏病,如杂音,易被误诊为瓣膜病,特别是主动脉瓣狭窄(Krasnow 指出老年肥厚型心肌病主动脉可不缩小而是扩张)、二尖瓣反流、联合瓣膜病、二尖瓣环钙化、乳头肌功能不全、二尖瓣脱垂等。如伴有心绞痛、异常 Q 波及高血压则易误诊为冠心病、高血压。如有神经系统症状则易被误诊为脑血管病或心脏传导阻滞。在行超声心动图检查前很少疑及肥厚型心肌病。Krasnow 报道的 15 例年龄大于 60 岁的患者中只有 5 例在未做特异性检查前疑及本病。年龄是老年组对本病误诊的主要原因。

五、治疗

本病的治疗原则为弛缓心肌,防止心动过速及维持正常窦性心律,减轻左室流出道狭窄和抗室性心律失常。肥厚型心肌病的治疗包括药物治疗和非药物治疗。药物治疗可改善左心室舒张期充盈进而减少心肌缺血。因此,药物治疗是缓解肥厚型梗阻性心肌病患者症状的主要方法,也是针对肥厚型非梗阻性心肌病的唯一治疗措施。非药物治疗方法包括手术治疗[肥厚间隔部分切除术和(或)二尖瓣替换术、心脏移植]和介入治疗(双腔起搏器治疗、置入式心脏除颤器及经皮腔内肥厚间隔心肌化学消融术),只有在高危的肥厚型梗阻性心肌病患者对药物治疗无效时,根据其病情选择适宜的非药物治疗措施。

(一)一般处理

由于病因不明,预防较困难。为预防发病,应避免劳累、激动、突然用力。凡增强心肌收缩力的药物如洋地黄类、β 受体兴奋药如异丙肾上腺素等,以及减轻心脏前负荷的药物如硝酸甘油等使左心室流出道梗阻加重,尽量不用。如有二尖瓣关闭不全,应预防发生感染性心内膜炎。

（二）药物治疗

1. β受体阻滞剂

已经被广泛用于梗阻性及非梗阻性有症状的肥厚型心肌病患者，目前为一线选择。在有症状的患者中，通常首选β受体阻滞剂，其初始有效率为60%～80%。现有的研究结果表明，β受体阻滞剂对静息时的左室流出道压差并无影响，但可通过增加左室舒张末期容积来增加左室流出道面积和室间隔与二尖瓣前叶之间的距离，从而使运动时升高的左室流出道压差明显降低。β受体阻滞剂宜从小剂量开始，依据心室率及左室流出道压差下降水平，逐渐增至最大耐受量，心室率一般应控制在55～65次/分、左室流出道压差应控制在≤20mmHg。普萘洛尔应用最早，开始每次10mg，每天3～4次，逐步增大剂量，以求改善症状而心率、血压不致过低，最大剂量可达200mg/d。β受体阻滞剂对症状缓解及运动耐量的改善主要是通过减慢心率而延长舒张期，增加被动心室充盈，改善心室舒张功能。通过减弱心肌收缩力而减少心肌耗氧，并降低运动过程中的流出道压差。β受体阻滞剂长期使用的耐受性较好，导致停药的主要症状包括乏力及偶有的直立性低血压。

当应激状态使LVOT梗阻急剧加重，出现肺水肿伴低血压时，可考虑以β受体阻滞剂静脉注射并与血管收缩药合用。

2. 钙通道阻滞剂

主要是非二氢吡啶类钙通道阻滞剂，其主要作用为降低心肌耗氧量，抑制心肌收缩，减慢心率，扩张冠状动脉、解除冠状动脉痉挛，增加冠状动脉血流量，从而增加心肌供氧，扩张周围血管降低心脏后负荷。

维拉帕米的用量应根据个体反应而定，一般从小量开始逐渐增加至有效剂量。国外用量可达240～720mg/d，国内用量应适当减少，用药中尤其是较大剂量时应注意观察血压、心率及心功能的变化，但应注意，若出现严重的不良反应，有时与剂量并非呈正相关。此外，部分患者尤其是在静息状态下即有明显梗阻者，应用钙拮抗剂后可使血流动力学情况恶化，这可能是由于药物的血管扩张作用导致血压下降，引起心室流出道压力阶差和左心室舒张末压增加而使血流动力状态恶化所致。故LVOT压力阶差大的梗阻患者、静脉压明显升高者、病态窦房结综合征及有房室传导阻滞者（事先植入心脏起搏器者除外）、低血压及左心室舒张末压较高者均列为禁忌证。除维拉帕米外，地尔硫䓬也已被应用于本病的治疗，其通过增加左心室舒张早期充盈速度改善舒张功能。在与维拉帕米的双盲对照研究中发现二者均能改善肥厚型心肌病患者的症状及左心室舒张功能，但维拉帕米在改善运动耐量方面似乎更为有效，故亦为一线选择。当β受体阻滞剂或维拉帕米不耐受或禁忌时，可考虑改为地尔硫䓬。

3. 丙吡胺（disopyramide，双异丙吡胺）

此药除抗心律失常作用外有较强的负性肌力作用，可抑制心肌收缩力，减慢射血速率，消除或减少二尖瓣叶及瓣下结构的收缩期前移，减少左心室流出道压力阶差，减少二尖瓣反流，从而改善血流动力学状态，但对舒张功能影响小，被广泛用于治疗肥厚型心肌病伴显著左心室流出道梗阻的患者，疗效较好。但在有的患者中不能长期维持治疗效果。该药的抗胆碱能作用所产生的不良反应，如口干、尿潴留、青光眼等亦使其应用受到限制，尤其是老年人。现不主张单用，而应与β受体阻滞剂合用。

4.胺碘酮

由于以上药物对控制严重心律失常及减少室上性心律失常发作的效果均较差,而胺碘酮对此均有疗效,因而被用于肥厚型心肌病的治疗。此药也可改善梗阻型或非梗阻型患者的临床症状及运动耐量,可能是因其减慢心率或负性肌力作用改善舒张功能所致。长期使用该药可引起甲状腺功能亢进和肺组织纤维化,并有致心律失常作用,故该药仅在肥厚型心肌病患者使用β受体阻滞剂或钙离子拮抗剂失效或不能耐受,以及频发室上性和室性心律失常时才可以应用。用量为200～600mg/d。

5.利尿剂

对左心室流出道梗阻有症状者,可谨慎地应用小剂量袢利尿剂或噻嗪类利尿剂,以改善劳力性呼吸困难等症状。

6.抗凝治疗

由于并发房颤后脑栓塞的发生率高,所以不论阵发性、持续性还是永久性房颤除积极复律外,均应积极抗凝治疗。可选择维生素K拮抗剂(华法林),将INR控制在2～3之间,对不愿口服华法林者,可联合使用阿司匹林和氯吡格雷,亦可口服新型抗凝剂如凝血酶抑制剂(达比加群酯)或Ⅹa抑制剂(利伐沙班、阿哌沙班)。长期抗栓治疗(无论是华法林、阿司匹林+氯吡格雷还是新型抗凝剂)均应评估出血的风险,可采用HAS-BLED评分[高血压、肝/肾功能异常、卒中、出血史或易感性、不稳定的国际标准化比值(INR)、老年患者(>65岁)和精神药物/酒精滥用],HAS-BLED评分>3分为高危,应规律复诊,严密观察以防止出血事件的发生。

(三)非药物治疗

1.外科治疗

对在静息状态下有明显的左心室流出道压差(LVOTG)(≥50mmHg)并伴严重心力衰竭症状、药物治疗无效的患者应予以手术治疗,目的是使左心室流出道增宽,消除二尖瓣收缩期前移(SAM)及室间隔与二尖瓣的接触,进而消除左心室流出道梗阻和二尖瓣反流,达到治疗目的。有效率在90%以上,围术期死亡率在有经验的医学中心(如Mayo医院)不超过0.8%,大多医院维持在3%～4%。70%～80%的患者可长期获益。

2.经皮经腔间隔心肌消融术(PTSMA)

PTSMA术是近年来正在发展中的新技术,主要通过在冠状动脉左前降支的第一间隔支内缓慢匀速的注入96%～99%的无水酒精0.5～3.0mL,使其产生化学性闭塞,导致前间隔基底段心肌梗死,遂使该处心肌变薄,以达到减少或消除左心室流出道压力阶差、左心室肥厚及减轻症状的目的。PTSMA的主要适应证为伴有室间隔厚度≥18mm,主动脉瓣下梗阻,静息时左心室流出道压力阶差≥50mmHg或静息时仅30～50mmHg,应激时>70mmHg的严重症状性肥厚型梗阻性心肌病患者且药物治疗无效或不能耐受者或对外科手术有高度危险的患者。仅轻度症状的肥厚型梗阻性心肌病,以及合并严重二尖瓣病变、冠状动脉三支病变或左束支传导阻滞者均为非适应证,年幼、高龄者亦须慎重考虑。对室间隔肥厚严重(>30mm)或广泛瘢痕(心脏磁共振所见)者效果不佳,而室间隔厚度≤16mm时,易发生室间隔缺损。主要并发症为房室传导阻滞(AVB)、需永久起搏者约为10%～15%,原有左束支传导阻滞或Ⅰ度AVB者更易发生。

因至今尚无手术切除室间隔与化学消融术的随机对照研究,在两法之间如何做出最佳选择,目前争议极大。2015ESC指南建议本法需在经验丰富、多学科团队协作的中心进行。

3.永久性双腔起搏器治疗

从理论上讲,DDD方式起搏使心尖、部分心底部(流出道)心肌收缩程序逆转,并保持房室同步,有可能使收缩期二尖瓣水平的左室流出道增宽,从而减轻流出道梗阻。但已完成的几个随机双盲对照试验(PIC以及M-PATHY)研究表明,DDD起搏治疗只有主观症状的改善,而无客观指标的改善,属安慰剂效应。目前不作为一线选择。当部分或应激状态下LVOT压力阶差≥50mmHg,药物治疗无效且仍维持窦性心律,有手术或化学消融禁忌证者可以考虑行双腔起搏器治疗,在此基础上继续优化药物治疗。

4.植入式心律转复除颤器(ICD)的应用

猝死可发生于任何年龄,但多见于青年,猝死前常常没有症状。根据观察资料,对于确定高危的HCM患者,ICD是目前最恰当的治疗方法。第一个以ICD作为HCM心脏猝死一级和二级预防的试验表明,ICD可改善患者预后。

病程发展缓慢,预后不定。可以稳定多年不变,但一旦出现症状则可以逐步恶化。猝死与心力衰竭为主要的死亡原因。猝死多见于儿童及年轻人,其出现与体力活动有关,与有无症状或有否梗阻有关。心室壁肥厚程度高,有猝死家族史,有持续性室性心动过速者为猝死的危险因子。猝死的可能机制包括快速室性心律失常、窦房结病变与心传导障碍、心肌缺血、舒张功能障碍和低血压,以前二者最重要。心房颤动的发生可以促进心力衰竭。少数患者有感染性心内膜炎或栓塞等并发症。

第四节 扩张型心肌病

扩张型心肌病主要以心腔扩大,收缩功能下降为特征,人群发病率1:2500,是最常见和最重要的心肌疾病,分别是心力衰竭的第三大病因及心脏移植的最常见原因。扩张型心肌病是严重影响人类健康和生命,并消耗大量医疗资源的重要疾病。

一、病因及发病机制

扩张型心肌病多呈散发发病,其病因广泛,包括:感染因素(病毒、细菌、立克次体、寄生虫等)、中毒、慢性饮酒、化疗药物、金属或化合物、自身免疫性和系统性疾病、嗜铬细胞瘤、神经肌肉障碍、线粒体病、代谢性疾病、内分泌疾病和营养性疾病。病史特征及心内膜活检对这些病因的鉴别非常关键。

在扩张型心肌病的各种继发病因中,病毒感染所致慢性活动性心肌炎最终将发展为扩张型心肌病,在扩张型心肌病的病因和发病机制中占有重要地位。特发性扩张型心肌病的活检病理主要表现为心肌细胞肥大、肌纤维稀疏化、间质增生等,缺乏炎症细胞浸润。

20%~30%的扩张型心肌病呈家族性,与至少20个位点和基因有关。主要表现为常染色体显性遗传,伴X连锁的常染色体隐性遗传及线粒体遗传少见。常染色体显性遗传的扩张型心肌病与编码收缩性肌节蛋白的基因突变有关,其中部分突变基因也是肥厚型心肌病的致病基因,包括:α肌动蛋白、α肌凝蛋白、肌钙蛋白、β和α肌球蛋白重链、肌球蛋白结合蛋白C等。Z-disc蛋白编码基因:包括肌界核蛋白、α肌动蛋白-2、ZASP和肌联蛋白。引起扩张型心肌病的其他基因突变还包括编码细胞骨架和肌纤维膜、核膜、肌小节、转录激活因子的突变,其中以核纤层蛋白A/C的基因最常见。

二、临床表现

扩张型心肌病的初期症状较轻,进展缓慢。有些人在体格检查时才发现心脏扩大或心电图异常。有些人虽心脏扩大,但较长一段时间并无症状,甚至射血分数已经很低,但仍无症状,有些因心律失常而就诊。

该病有1/3的患者在就诊时已出现严重的心功能不全,主要表现为左心衰竭或全心衰竭。最早表现常为疲倦无力,尤其是活动后,随着体力耐量进行性下降,因肺瘀血逐渐产生不同程度的呼吸困难、端坐呼吸、阵发性夜间呼吸困难甚至肺水肿,随着病情进展,逐渐出现肝脏扩大、下肢水肿、胸腹腔积液等表现。

部分患者表现为胸部不适或胸痛,可为心绞痛样或膜性胸痛,可能与心内膜下心肌缺血有关或与心脏扩大所致的心包伸张有关。

栓塞常为晚期的表现,栓子可来源于房颤的左房血栓或扩大且运动低下的左室血栓或瘀血的下肢静脉血栓。发生在脑、心、肺和肢体末梢的较大的栓子可出现症状,甚至危及生命。

晕厥也可见到,主要与心动过速或心动过缓有关。扩张型心肌病有较高的猝死比例,主要与伴发的恶性室性心律失常有关。扩张型心肌病可出现各种心律失常,以心房颤动、室性心律失常、传导阻滞为最多。

体格检查早期可无特殊发现,心脏扩大时体检可发现心界扩大,触诊和叩诊可明确。心音可低钝,P_2常亢进,有时出现奔马律,杂音以心尖区和剑突下收缩期杂音为主。双肺可闻及湿性啰音,肝脏触诊扩大,下肢水肿。

扩张型心肌病的主要症状及体征总结于下表2-5。

表2-5 扩张型心肌病的主要症状及体征

症状及体征	所占比例	症状及体征	所占比例
呼吸困难	84%	第三心音	12%
心悸	80%	双下肢水肿	41%
晕厥	14%	房颤或房扑	33%
颈静脉怒张	58%	房室传导阻滞	22%
心脏扩大	74%	室内传导阻滞	53%

三、辅助检查

(一)心电图

扩张型心肌病伴有心脏结构和功能的显著改变,其心电图绝大多数有明显异常,几乎任何一种心电图异常都可在扩张型心肌病中发现,其心电图表现非常多样复杂,但缺乏特异性。尽管如此,心电图仍然是评价扩张型心肌病的重要检查之一。常见的心电图异常依次为:ST-T改变、电轴左偏、左心室肥厚、房性心律失常(房早、房速、房扑、房颤)、室性心律失常(室早、室速)、室内传导阻滞(完全性左束支阻滞、左前分支阻滞、完全性右束支阻滞)、左房增大、右室增大、异常 Q 波等。

(二)超声心动图

超声心动图是确定扩张型心肌病和评价其心功能的最主要检查,其基本特征为左右心腔明显扩大,以左心扩大为主;室壁运动弥散性减弱;收缩功能下降,射血分数降低;常伴二尖瓣、三尖瓣反流。扩张型心肌病心腔扩张显著,严重者舒张期前后内径甚至可达 80mm 以上,为各种心脏病中除重度主动脉瓣反流外心脏扩张最显著的疾病。室壁运动弥散性减弱也是扩张型心肌病的重要特征,而冠心病所致的心脏扩大和心力衰竭其心肌运动异常常呈节段性。扩张型心肌病由于心脏扩大,常出现相对性瓣膜反流,以二尖瓣和三尖瓣为明显。扩张型心肌病患者一般伴有显著的射血分数下降,射血分数是评价扩张型心肌病患者心功能的重要指标,一般来说,射血分数越低,心功能越差,预后越严重,但有时与临床症状并非完全一致。

(三)心脏 X 线检查

胸片最为常用,一般表现为普大型心影,而大血管并无扩张,使心影呈球形或水滴状,透视下心脏搏动减弱。由于存在心力衰竭,多数患者存在不同程度的肺瘀血改变,包括肺上静脉扩张,肺门扩大,克氏线,甚至肺水肿表现。

(四)放射性核素、心脏 MRI 检查

与心脏超声类似,可见到心脏容量扩张、多阶段心肌斑块状改变、射血分数显著下降等表现。

(五)心导管检查

常规的血流动力学及造影检查虽然也可采用,但多被无创性方法所取代,现在心导管检查主要用于行冠脉造影术,以准确排除冠心病或行心内膜心肌活检,证实并进一步分析扩张型心肌病的诊断和具体病因。

四、诊断及鉴别诊断

扩张型心肌病主要依据不明原因的心脏扩大和心功能下降,并排除其他器质性心脏病后得以诊断,还要注意区分或确定引起扩张型心脏病的其他病因,如酒精性心肌病、代谢性和内分泌疾病、神经肌肉疾病和自身免疫性疾病,还要注意对围产期心肌病和心动过速性心肌病的区别。

扩张型心肌病的鉴别诊断需注意与冠心病缺血性心肌病、高血压性心脏病、心瓣膜病的区别,尤其是部分扩张型心肌病患者和部分缺血性心肌病患者可以非常类似,甚至只有冠脉造影才能区分清楚。其鉴别可参见表 2-6。

扩张型心肌病偶需与高血压心脏病鉴别,后者多有高血压病史,血压很高,多伴有各种高血压靶器官损害,如肾脏、眼底改变等。扩张型心肌病还有时需与瓣膜病相鉴别,尤其是重度

主动脉瓣反流,但瓣膜病多有瓣膜本身的影像学改变,且瓣膜反流较为突出,扩张型心肌病瓣膜反流为相对性,以二尖瓣和三尖瓣为主,心衰改善后减轻。

表2-6 扩张型心肌病和缺血性心肌病的鉴别

症状及体征	扩张型心肌病	缺血性心脏病
年龄	可发生于任何年龄,中年为多,常<40岁	偏大,以老年为多,常>40岁
性别	男女相似	男性偏多
病史	无典型心绞痛及心肌梗死病史,起病隐匿或有心肌炎病史	多有冠心病危险因素,有心绞痛甚至心肌梗死病史
血压	偏低	偏高
听诊	A2偏低,常有S3及S4,收缩期杂音可随心衰改善而减轻	A2偏高,常无S3及S4,收缩期杂音较恒定
心电图	异常Q波偶可见到,但缺乏演变,较为恒定,束支阻滞常见	常有心肌梗死心电图表现
X线	普大心影,以左心为显著,心衰好转后可有所缩小,主动脉常无改变或缩小,心影以球形或水滴状多见,心肌运动弥漫减弱	呈主动脉心影,主动脉增宽延长,心衰好转后无改变,可有冠脉钙化
超声心动图	四个心腔扩张,室壁弥漫变薄,弥散性运动减弱,多伴二尖瓣三尖瓣反流,以收缩功能障碍为主	以左室扩大为主,有局限性心肌变薄及运动减弱或消失,部分患者有室壁瘤,反流相对轻,以二尖瓣为主,除收缩功能外,舒张功能障碍突出
核素检查	不规则心肌扫描缺损或大致均匀分布	沿冠脉分布缺损或阶段性分布稀疏
冠状动脉造影	正常	多支病变或主要动脉闭塞

五、治疗

扩张型心肌病无特效治疗,主要针对心衰进行。其心衰多为典型的慢性收缩性心力衰竭,可伴心衰失代偿的发作性心力衰竭。

(一)ACE抑制剂及血管紧张素受体阻滞剂

肾素血管紧张素系统(RAS)在心力衰竭的发展中具有重要意义,阻断RAS系统不仅有改善血流动力学的效应,还是抑制心力衰竭不断进展的重要措施,可明显延长患者的生命。现已有30余个大型临床试验在7000余例患者中证实了ACE抑制剂改善心衰预后,其入选对象中扩张型心肌病患者可占1/4到1/3。

北欧依那普利存活合作研究(CONSENSUS)是第一个证实ACE抑制剂能有效降低心衰病死率的大型临床研究,研究证实依那普利可降低总病死率27%,从而开创了治疗心衰的新纪元。其他类似的大型临床试验还有依那普利左室功能障碍研究(SOLVD)、V-HeFT Ⅱ试验、卡托普利左室扩大生存研究(SAVE)、群多普利心脏评估研究(TRACE)等。其中,SOLVD中依那普利可降低总病死率16%,降低因心力衰竭住院或死亡危险的26%。V-

HeFT Ⅱ试验中,与依那普利血管扩张剂联合组比较,依那普利组死亡的危险性降低28%。这些试验入选患者均为慢性收缩性心力衰竭,LVEF<45%,在利尿剂基础上加用ACE抑制剂,并用或不用地高辛,均能改善临床症状。对轻、中、重度心力衰竭均有效,亦包括妇女、老人和不同病因的患者,使死亡的危险性下降24%。亚组分析进一步表明,ACE抑制剂能延缓心室重塑,防止心室扩大的发展,包括无症状心力衰竭患者。这些临床试验奠定了ACE抑制剂作为心力衰竭治疗的基石和首选药物的地位。

血管紧张素受体拮抗剂(ARB)是另一阻断RAS系统的药物,虽然其阻滞血管紧张素的作用更彻底,但缺少增加缓激肽的作用。第一个应用ARB治疗心力衰竭临床试验是ELITE试验,比较了在常规治疗基础上氯沙坦和卡托普利的疗效,发现氯沙坦组的死亡危险较卡托普利组低。在随后的ELITE Ⅱ试验采用相同的方法,却未能证实氯沙坦在降低病死率、减少住院等方面优于卡托普利。但两试验中因咳嗽退出试验者氯沙坦组明显较少。Val-HeFT Ⅱ试验是另一项重要的ARB用于心力衰竭的临床试验,该试验观察在常规心力衰竭治疗基础上(包括应用ACE抑制剂和β受体阻滞剂)加用缬沙坦或安慰剂的疗效差别,入选患者5010例,结果显示,与安慰剂组比较,缬沙坦组病死率、病残率联合终点的危险性降低13.3%,心力衰竭住院率下降27.5%。坎地沙坦治疗心力衰竭和降低死亡率与发病率的评估研究(CHARM试验)是迄今在患者中进行的最大规模的ARB治疗心力衰竭的研究。研究发现坎地沙坦可以降低症状性患者的死亡率,这种降低在收缩功能不全患者中更明显。这些试验证实了ARB在治疗慢性心力衰竭中的确切疗效,是ACE抑制剂的合理的替代药物,尤其是对ACE抑制剂不能耐受的患者。

对所有扩张型心肌病患者,不管有无症状,只要没有禁忌证,均推荐使用ACE抑制剂,并且剂量要充足,但要从小剂量逐渐增加。使用中可能会出现低血压、肾功能恶化、高血钾、咳嗽、血管性水肿等不良反应。对因为ACE抑制剂咳嗽或血管性水肿不能耐受的患者,则使用ARB替代。

(二)β受体阻滞剂

心力衰竭的发展过程中,常伴肾上腺素能受体通路的过度激活,这一机制加速了心力衰竭的进展。阻滞这一通路,可延缓心衰的发展,延长患者的生命,尽管治疗初期可能会抑制心脏的功能。目前有证据用于心力衰竭的β受体阻滞剂有:选择性β受体阻滞剂,如美托洛尔、比索洛尔;兼有$β_1$、$β_2$和$α_1$受体阻滞作用的制剂,如卡维地洛、布新洛尔等。

大型临床试验MERIT-HF研究发现,美托洛尔缓释片可使总病死率显著降低34%,心血管病病死率降低38%,心力衰竭引起的死亡降低49%,猝死下降41%,奠定了β受体阻滞剂用于心衰治疗的基础。CIBIS Ⅱ研究发现,比索洛尔可使总病死率降低34%,任何原因的住院率降低20%,心力衰竭恶化的住院率降低36%,猝死降低44%。COPERNICUS试验对严重心力衰竭的患者使用卡维地洛,可显著降低病死率35%,进一步确定了其心衰治疗疗效。卡维地洛或美托洛尔欧洲试验(COMET)是迄今为止最大规模的心力衰竭药物干预研究之一,比较了卡维地洛和美托洛尔对轻中度心衰的治疗效果,发现卡维地洛较美托洛尔更有效地降低死亡,延长患者生命。

目前为止,已有20个以上随机对照试验,超过1万例心力衰竭患者应用β受体阻滞剂治疗。所有入选患者均是收缩功能障碍(LVEF<45%)，NYHA心功能分级主要是Ⅱ、Ⅲ级。结果均显示，长期应用β受体阻滞剂治疗慢性心力衰竭，能改善临床情况、左室功能，降低病死率和住院率。这些试验都是在应用ACE抑制剂和利尿剂的基础上加用β受体阻滞剂。

所有NYHA心功能Ⅱ、Ⅲ级患者病情稳定，LVEF<40%者，均必须应用β受体阻滞剂。除非有禁忌证或不能耐受。病情不稳定的或NYHA心功能Ⅳ级的心力衰竭患者，一般不用β受体阻滞剂。但NYHA心功能Ⅳ级患者，如病情已稳定，无液体潴留，体重稳定，且不需要静脉用药者，可考虑在严密监护下使用。

β受体阻滞剂需从极低剂量开始，如患者能耐受前一剂量，可每隔2～4周将剂量加倍，直至达到目标剂量。β受体阻滞剂使用过程中可能会出现低血压、液体潴留和心力衰竭恶化、心动过缓和房室传导阻滞等不良反应，应将β受体阻滞剂减量或停用。

(三)利尿剂

利尿剂是改善心衰患者症状的最有效药物，主要通过降低水钠潴留改善瘀血症状，常用的利尿剂有襻利尿剂、噻嗪类利尿剂、保钾利尿剂以及醛固酮受体拮抗剂。利尿剂在心力衰竭治疗中起关键作用，因为与任何其他治疗心力衰竭药物相比，利尿剂能更快地缓解心力衰竭症状；同时，利尿剂是唯一能够最充分控制心力衰竭液体潴留的药物；还有，合理使用利尿剂是其他治疗心力衰竭药物取得成功的关键因素之一。例如，利尿剂用量不足造成液体潴留，会降低对ACE抑制剂的反应，增加使用β受体阻滞剂的危险；不恰当的大剂量使用利尿剂则会导致血容量不足，增加ACE抑制剂和血管扩张剂发生低血压的危险及ACE抑制剂和ARB出现肾功能不全的危险。恰当使用利尿剂应看作是另一有效治疗心力衰竭措施的基石。

所有心力衰竭患者，有液体潴留的证据或原先有过液体潴留者，均应给予利尿剂治疗。应用利尿剂后心力衰竭症状得到控制，临床状态稳定，亦不能将利尿剂用于单一治疗，利尿剂一般应与ACE抑制剂和β受体阻滞剂联合应用。利尿剂使用中可能会出现电解质丢失，尤其是低钾血症可能会带来严重心律失常的危害，利尿剂可激活神经内分泌，还可导致低血压和氮质血症，使用中应严加监测。

醛固酮受体拮抗剂是另一重要的抑制心衰症状和发展的药物，其作用在于阻断醛固酮的效应，抑制心衰的发展，RALES研究验证了重度心力衰竭患者，在常规治疗基础上随机加用安慰剂或螺内酯的效果，发现螺内酯可降低总病死率27%，因心力衰竭住院率降低36%，任何原因引起的死亡或住院的复合终点降低22%，因此，对近期或目前为NYHA心功能Ⅳ级心力衰竭患者，可考虑应用小剂量的螺内酯20mg/d。

(四)洋地黄制剂

洋地黄是治疗心力衰竭的传统药物，DIG试验是一项以病死率作为主要终点的长期临床试验，试验结果表明，虽然地高辛对病死率的影响是中性，但它是正性肌力药中唯一的长期治疗不增加病死率的药物。因此，对有症状的收缩性心衰患者，可以使用小剂量地高辛治疗，尤其是伴有房颤的患者，除非存在禁忌证。小剂量使用，发生洋地黄中毒的可能性较小。

(五)心脏再同步化治疗

扩张型心肌病患者多有QRS波增宽，这部分患者存在心脏收缩不同步，行双心室起搏治疗可实现再同步化，再同步化治疗可增加心肌收缩力，减少二尖瓣反流。现已有大量证据表明,再同步化治疗对此类患者具有显著疗效。荟萃分析表明,再同步化治疗可减少心衰住院32%,全因死亡25%。有研究显示,最佳药物治疗联合再同步化治疗较单纯最佳药物治疗可进一步减少全因危险和死亡20%,如最佳药物治疗并再同步化治疗再加上ICD可减少全因危险和死亡36%。最近的研究则显示,最佳药物治疗基础上加再同步化治疗可减少全因死亡36%,心衰住院减少52%。

(六)环腺苷酸依赖性正性肌力药的静脉应用

环腺苷酸依赖性正性肌力药包括:①β肾上腺素能受体激动剂,如多巴酚丁胺;②磷酸二酯酶抑制剂,如米力农。这两类药物均通过提高细胞内环腺苷酸水平而增加心肌收缩力,而且兼有外周血管扩张作用,短期应用均有良好的血流动力学效应。然而长期应用时,不仅不能改善症状或临床情况,反而增加病死率。现仅限于静脉短期使用,支持严重心衰患者尤其是顽固性心力衰竭患者的血流动力学。这在部分终末期扩张型心力衰竭患者,包括等待心脏移植的患者均非常重要。

(七)合并心律失常的药物治疗及ICD植入

扩张型心肌病患者可伴有频发、复杂型室性心律失常,并可能与猝死危险有关,但几乎所有抗心律失常药物的临床试验,都显示这些药物在心力衰竭患者中可有效抑制室性异位心律,但并不降低猝死危险。相反,由于这类药物负性肌力及促心律失常作用可能使病死率增高。迄今尚未证实抗心律失常药物治疗可显著降低总病死率、改善心力衰竭预后。因此,对无症状、非持续性室性及室上性心律失常,不主张积极抗心律失常药物治疗,但下列情况例外。

(1)心房颤动,它可使心功能进行性恶化,并且与心力衰竭互为因果,使脑栓塞年发生率达16%。因此,慢性房颤应尽可能复律并维持窦性心律,复律及维持窦性心律药物首选胺碘酮,复律后继续以胺碘酮维持。对不宜复律或复律后难以维持窦性心律的患者,必须使心室率降低,并持续抗凝治疗,以尽可能避免脑栓塞的发生。降低心室率首选洋地黄,避免以降低心室率为目标使用钙拮抗剂。对于房颤抗凝治疗,至今仅有华法林经临床试验所证实,其剂量及用法以使国际标准化比值维持在2~3之间为宜。

(2)持续性快速室性心动过速、心室颤动曾经猝死复苏或室上性心动过速伴快速室率或血流动力学不稳定者,治疗原则与非心力衰竭者相同,对持续发作的心动过速严重影响血流动力学时,应给予直流电转复,稳定的心动过速可考虑使用包括胺碘酮在内的药物治疗。

(3)慢性预防主要应用ICD及胺碘酮,对于伴有持续性快速室性心动过速、心室颤动曾经猝死复苏和射血分数降低并有不明原因晕厥或复杂室性心律失常的患者,安置ICD比药物治疗可更有效地降低猝死的发生。实际上对经最佳药物治疗后射血分数仍<30%伴有心衰症状的患者,且预期生存好的患者,均可植入ICD。

(八)心脏移植

终末期患者可能只能依赖于心脏移植,其实行心脏移植的患者一般为扩张型心肌病患者,其绝对适应证包括:①难治性心源性休克患者;②只能依赖静脉强心剂维持足够的器官灌注的患者;③VO_2峰值<10mL/kg/min达到无氧代谢;④反复发作的有症状心律失常对各种治疗无效的患者。

第三章

消化系统疾病

第一节 消化性溃疡

消化性溃疡(PU)指胃肠道黏膜被胃酸和胃蛋白酶消化而发生的溃疡,好发于胃和十二指肠,也可发生在食管下段、小肠、胃肠吻合口,以及异位的胃黏膜,如位于肠道的 Meckel 憩室。胃溃疡(GU)和十二指肠溃疡(DU)是最常见的 PU,而 DU 又多于 GU,DU 与 GU 发生率之比约为 3∶1。溃疡的黏膜缺损超过黏膜肌层,不同于糜烂。溃疡一般为单个,胃或十二指肠同时有两个或两个以上溃疡称多发性溃疡;胃和十二指肠均有溃疡称复合性溃疡;溃疡直径大于 2.0cm 者称巨大溃疡;溃疡深达浆膜层与周围组织粘连或穿入邻近组织形成包裹性穿孔者称穿透性溃疡。本病多见于男性,发病年龄 DU 平均为 30 岁,GU 平均为 40 岁。临床主要表现为慢性、周期性发作的节律性上腹疼痛,可并发出血、穿孔或幽门梗阻,约 1% 的 GU 发生癌变。幽门螺杆菌(Hp)感染和使用非甾体抗炎药(NSAID)是引起 PU 发病的两个独立因素。

一、病因与发病机制

PU 的病因与发病机制尚未完全阐明。1910 年 Schwartz 首先提出"无酸,无溃疡"的概念,这是 PU 病因认识的起点。1983 年 Marshall 和 Warren 从人体胃黏膜活检标本中找到幽门螺杆菌,随后众多研究认为 Hp 与 PU 有密切关系。胃肠黏膜防御作用的削弱以及药物、神经精神等因素与 PU 发病也有密切关系。目前认为,PU 的发生是一种或多种有害因素对黏膜破坏超过黏膜抵御损伤和自身修复的能力所引起的综合结果,而 Hp 和 NSAID 是损害胃肠黏膜屏障从而导致 PU 发病的最常见病因。

(一)幽门螺杆菌

PU 患者 Hp 感染率高,DU 患者中的检出率高达 95%～100%,GU 为 80%～90%。前瞻性调查显示 Hp 感染者溃疡发生率约 13%～23%,显著高于不伴 Hp 感染者。根除 Hp 可有效促进溃疡愈合,缩短溃疡愈合时间和减少溃疡复发。至于何以在感染 Hp 的人群中仅有小部分人发生 PU,一般认为这是 Hp、宿主和环境因素三者相互作用的不同结果。

Hp 感染导致 PU 发病的确切机制尚未阐明。Hp 感染导致 DU 发病主要有 Hp-胃泌素-胃酸学说和十二指肠胃上皮化生学说,该两种学说认为,胆酸对 Hp 生长具有强烈的抑制作用,正常情况下 Hp 无法在十二指肠生存,十二指肠球部酸负荷增加是 DU 发病的重要环节,因为酸可使结合胆酸沉淀,从而有利于 Hp 在十二指肠球部生长。Hp 只能在胃上皮组织定植,因此在十二指肠球部存活的 Hp 只有当十二指肠球部发生胃上皮化生才能定植下来,而十二指肠球部的胃上皮化生是十二指肠对酸负荷的一种代偿反应。而十二指肠球部酸负荷增加的原因,一方面与 Hp 感染引起慢性胃窦炎有关,Hp 感染直接或间接作用于胃窦 D、G 细胞,削弱了胃酸分泌的负反馈调节,从而导致餐后胃泌素-胃酸分泌增加;另一方面,吸烟、应激和遗传等因素均与胃酸分泌增加有关。定植在十二指肠球部的 Hp 引起十二指肠炎症,炎症又削弱了十二指肠黏膜的防御和修复功能,在胃酸和胃蛋白酶的侵蚀下最终导致 DU 发生。同时,十二指肠炎症又导致十二指肠黏膜分泌碳酸氢盐减少,间接增加十二指肠的酸负荷,进一步促进 DU 的发展。Hp 感染导致 GU 发病,一般认为是 Hp 感染引起的胃黏膜炎症削弱了胃黏膜的屏障功能,GU 好发于非泌酸区与泌酸区交界处的非泌酸区侧,反映了胃酸对屏障受损的胃黏膜的侵蚀作用。

(二)非甾体抗炎药

研究表明,在长期服用 NSAID 患者中约 10%～25% 可发现胃或十二指肠溃疡,约有 1%～4% 患者发生出血、穿孔等溃疡并发症。NSAID 通过削弱黏膜的防御和修复功能而导致 PU 发病,损害作用包括局部作用和系统作用两方面:①系统作用是主要致溃疡机制,主要是通过抑制环氧合酶(COX)而起作用。COX 是花生四烯酸合成前列腺素的关键限速酶,COX 有两种异构体,即结构型 COX-1 和诱生型 COX-2。COX-1 在组织细胞中恒量表达,催化生理性前列腺素合成而参与机体生理功能调节,如胃肠黏膜生理性前列腺素 E 通过增加黏液和碳酸氢盐分泌、促进黏膜血流增加、细胞保护等作用在维持黏膜防御和修复功能中起重要作用。COX-2 主要在病理情况下由炎症刺激诱导产生,促进炎症部位前列腺素的合成。阿司匹林、吲哚美辛等特异性差的 NSAID,在抑制 COX-2 而减轻炎症反应的同时,也抑制了 COX-1,导致胃肠黏膜生理性前列腺素 E 合成不足,削弱了黏膜的防御和修复功能而导致 PU。②局部作用:尤其弱酸脂溶性药物,在胃酸环境中溶解成非离子状态,药物易通过黏膜进入细胞内,使上皮黏膜细胞通透性增加,增加氢离子反弥散,破坏黏液-碳酸氢盐屏障稳定性,干扰上皮细胞的修复与重建。NSAID 引起的溃疡以 GU 较 DU 多见。

(三)胃酸和胃蛋白酶

PU 的最终形成是由于胃酸/胃蛋白酶对黏膜自身消化所致。胃酸在溃疡形成过程中起决定性作用,是溃疡形成的直接原因。但胃酸的这一损害作用一般只有在正常黏膜防御和修复功能遭受破坏时才能发生。

(四)其他因素

包括:①遗传易感性:部分 PU 患者有该病的家族史,提示可能的遗传易感性。②胃排空障碍:十二指肠.胃反流致胃黏膜损伤;胃排空延迟及食糜停留过久可持续刺激胃窦 G 细胞使其不断分泌促胃液素。③不良生活方式如饮烈酒、吸烟,应激因素等。

应激、吸烟、长期精神紧张、进食无规律等是 PU 发生的常见诱因。在发病机制上 GU 以黏膜屏障功能降低为主要机制,DC 则以高胃酸分泌起主导作用。

二、临床表现

(一)疼痛

85%~90%有上腹部疼痛。典型病例有如下特点。

1.疼痛部位

多位于上腹中部、偏右或偏左。胃体上部和贲门下部溃疡的疼痛可位于左上腹部或胸骨、剑突后。胃或十二指肠后壁溃疡,尤其是穿透性溃疡的疼痛可放射至背部。但有时疼痛不在上腹部而在中腹或下腹部。因此不能根据疼痛部位来确定溃疡所在的解剖位置。

2.疼痛程度或性质

溃疡疼痛一般较轻,可为隐痛、钝痛、胀痛、烧灼样痛或饥饿样痛;也有较重者,如刀割样痛或绞痛使患者辗转不安、出冷汗,影响正常生活和工作等。

3.节律性疼痛

节律性疼痛是消化性溃疡的特征性之一。DU 疼痛常在两餐之间发作,进食或服用抗酸剂后可缓解。常有夜间疼痛,多出现在午夜或凌晨1时左右。GU 的疼痛多在餐后1小时出现,持续1~2小时后逐渐缓解,下次进食后复现,夜间疼痛者少见。DU 和 GU 的疼痛节律多有重叠,不可作为两者鉴别的依据。在病程中过去的疼痛节律改变或消失常提示并发症即将或已经发生,如溃疡穿通或已穿透,胃溃疡癌变等。部分患者无典型节律性疼痛,仅表现不规则上腹部不适或上腹部痛。但慢性胃炎、胃癌有时也有节律性疼痛,因此常无鉴别意义。

4.疼痛的周期性和自然病程

周期性疼痛是消化性溃疡的另一特征,尤以 DU 较为突出。即初次上腹疼痛发生后可持续数天、数周或数月,约40%可自行缓解或经治疗缓解,经较长时间的缓解后再复发。多数患者可多次复发,最初可1~2年复发一次,一年四季均可复发,但以秋末至春初较冷的季节更为常见。发作更为频繁,持续时间更长,缓解期更短。患者出现出血或穿孔等并发症。近年观察在溃疡确诊之前1~10年内或溃疡停止复发后数年内存在溃疡样症状,但胃镜下未发现溃疡存在,可能与胃炎有关。

(二)其他症状

消化性溃疡除上腹疼痛外,尚可有反酸、嗳气、胃灼热、上腹饱胀、恶心、呕吐、食欲减退等消化不良症状,但这些症状均缺乏特异性。部分症状可能与伴随的慢性胃炎有关。病程较长者可因疼痛或其他消化不良症状影响摄食而出现体重减轻;但亦有少数十二指肠溃疡患者因进食可使疼痛暂时减轻,频繁进食而致体重增加。

三、辅助检查

(一)内镜检查

内镜检查是确定消化性溃疡的最佳手段,已广泛应用于临床。内镜下溃疡可分为三个病期,其中每一病期又可分为两个阶段。

1.活动期(A)

溃疡基底部蒙有白色或黄白色厚苔。周边黏膜充血、水肿(A_1期)或周边黏膜充血、水肿开始消退,四周出现再生上皮所形成的红晕(A_2)。

2.愈合期(H)

溃疡缩小变浅,苔变薄。四周再生上皮所形成的红晕向溃疡围拢,黏膜皱襞向溃疡集中(H_1)或溃疡面几乎为再生上皮所覆盖,黏膜皱襞更加向溃疡集中(H_2)。

3.瘢痕期(S)

溃疡基底部的白苔消失,呈现红色瘢痕(S_1),最后转变为白色瘢痕(S_2)。

(二)X线钡餐检查

X线钡餐造影是诊断消化性溃疡的另一种方法,但已很少应用,由胃镜直观代替,对病变还可作活检。近年采用的气钡双对比造影技术和低张造影技术使诊断准确性大为提高。消化性溃疡的X线征象有直接和间接两种,直接征象即龛影,是诊断溃疡的可靠依据之一。龛影于切线位观察时,突出于胃或十二指肠轮廓之外;正位观察时,呈圆形或椭圆形的密度增深影。龛影周围可出现透亮带,是溃疡周围组织炎症和水肿所致;因溃疡部位纤维组织增生和收缩,出现黏膜皱襞向溃疡集中的现象。间接征象是指局部痉挛、激惹现象、十二指肠球部畸形和局部压痛等。

1.胃、十二指肠复合溃疡

指胃和十二指肠同时发生的溃疡,这两个解剖部位溃疡的病期可以相同,但亦可不同。DU往往先于GU出现,本病约占消化性溃疡的7%,多见于男性。复合性溃疡幽门梗阻发生率较单独胃溃疡或十二指肠溃疡为高。一般认为,胃溃疡如伴随十二指肠溃疡,则其恶性的机会较少,但这只是相对而言。

2.幽门管溃疡

幽门管位于胃远端,与十二指肠交界,长约2cm。幽门管溃疡与DU相似,胃酸分泌一般较高,餐后可立即出现中上腹疼痛,其程度较为剧烈而无节律性,制酸治疗疗效不如十二指肠溃疡。由于幽门管易痉挛和形成瘢痕,易引起梗阻而呕吐,也可出现出血和穿孔等并发症。

3.十二指肠球后溃疡

DU大多发生在十二指肠球部,发生在球部远段十二指肠的溃疡称球后溃疡。多发生在十二指肠乳头的近端,约占消化性溃疡的5%。常为慢性,穿孔时易穿透至浆膜腔进入胰腺及周围脏器。其午夜痛及背部放射痛多见,对药物治疗反应较差,较易并发出血。

4.巨大溃疡

指直径大于2cm的溃疡,并非都属于恶性,但应与胃癌相鉴别。疼痛常不典型,可出现呕吐与体重减轻,并发致命性出血。对药物治疗反应较差、愈合时间较慢,易发生慢性穿透或穿孔。病程长的巨大溃疡往往需要外科手术治疗。

5.老年人消化性溃疡

近年老年人发生消化性溃疡的报道增多。胃溃疡多见,也可发生十二指肠溃疡。临床表现多不典型,GU多位于胃体上部甚至胃底部,溃疡常较大,易误诊为胃癌。

6.无症状性溃疡

指无明显症状的消化性溃疡者,因其他疾病做胃镜或X线钡餐检查时偶然被发现;或以出血、穿孔等并发症为首发症状,甚至于尸体解剖时始被发现。这类消化性溃疡可见于任何年龄,但以老年人尤为多见。NSAIDs引起的溃疡近半数无症状。

7.食管溃疡

与酸性胃液接触的结果。溃疡常发生于食管下段,多为单发,约为10%为多发,大小不一。本病多伴有反流性食管炎和滑动性食管裂孔疝的患者。也可发生于食管胃吻合术或食管空肠吻合术以后,由于胆汁和胰腺分泌物反流的结果。主要症状是胸骨下段后方或高位上腹部疼痛,常在进食或饮水后出现,卧位时加重。

8.难治性溃疡

难治性溃疡诊断尚无统一标准,通常指经正规治疗无效,仍有腹痛、呕吐和体重减轻等症状的消化性溃疡。因素可能有:①穿透性溃疡、有幽门梗阻等并发症;②特殊部位的溃疡,如球后、幽门管溃疡等;③病因未去除(如焦虑、紧张等精神因素)以及饮食不节、治疗不当等;④引起难治性溃疡的疾病,如胃泌素瘤、甲状腺功能亢进引起胃酸高分泌状态。随着质子泵抑制剂的问世及对消化性溃疡发病机制的不断认识,难治性溃疡已减少。

四、诊断与鉴别诊断

(一)诊断

主要根据慢性、周期性发作和节律性上腹部痛和胃镜检查做出正确诊断。但值得注意的是,有些患者并无典型的上腹部痛,即使有也不一定均是溃疡病,如能把临床表现和胃镜相结合则确诊率高达98%以上。NSAIDs溃疡无症状率高达85%。诊断依靠用药史和胃镜。

测定胃内幽门螺杆菌和了解服药史等具有病因诊断价值,并可为治疗提供依据。

(二)鉴别诊断

本病主要临床表现为上腹疼痛,所以需与其他有上腹疼痛症状的疾病鉴别。包括:

1.胃癌

中老年患者近期中上腹痛、出血或贫血;胃溃疡患者的临床表现发生明显变化,如节律性疼痛消失或抗溃疡药物治疗无效;胃溃疡活检病理有肠上皮化生或不典型增生者应怀疑有胃癌可能。内镜或X线检查见到胃的溃疡,必须进行良性溃疡(胃溃疡)与恶性溃疡(胃癌)的鉴别。Ⅲ型(溃疡型)早期胃癌单凭内镜所见与良性溃疡鉴别有困难,放大内镜和染色内镜对鉴别有帮助,但最终必须依靠直视下取活组织检查进行鉴别。活组织检查虽可确诊,但必须强调,对于怀疑胃癌而一次活检阴性者,必须在短期内复查胃镜进行再次活检;即使内镜下诊断为良性溃疡且活检阴性,仍有漏诊胃癌的可能,因此对初诊为胃溃疡者,必须在完成正规治疗的疗程后进行胃镜复查,胃镜复查溃疡缩小或愈合不是鉴别良、恶性溃疡的最终依据,必须重复活检加以证实,尽可能地不致把胃癌漏诊。

2.胃泌素瘤

亦称Zollinger-Ellison综合征,是胰腺非β细胞瘤分泌大量胃泌素所致。肿瘤往往很小

(<1cm)，生长缓慢，半数为恶性。大量胃泌素可刺激壁细胞增生，分泌大量胃酸，使上消化道经常处于高酸环境，导致胃、十二指肠球部和不典型部位（十二指肠降段、横段、甚或空肠近端）发生多发性溃疡。胃泌素瘤与普通消化性溃疡的鉴别要点是该病溃疡发生于不典型部位，具难治性特点，有过高胃酸分泌（BAO 和 MAO 均明显升高，且 BAO/MAO>60%）及高空腹血清胃泌素（>200pg/mL，常>500pg/mL）。

3.功能性消化不良

患者常表现为上腹疼痛、反酸、嗳气、胃灼热、上腹饱胀、恶心、呕吐、食欲减退等，部分患者症状可酷似消化性溃疡，易与消化性溃疡诊断相混淆。与消化溃疡病的鉴别有赖于 X 线和胃镜检查。内镜检查则示完全正常或仅有轻度胃炎。

4.慢性胆囊炎和胆石症

对疼痛与进食油腻有关，位于右上腹，并放射至肩部，伴发热、黄疸的典型病例不难与消化性溃疡做出鉴别。进高脂肪饮食在消化性溃疡患者腹痛常可缓解，而胆道疾病时常可诱发腹痛或使腹痛，这是因为高脂肪饮食可刺激肠道黏膜分泌肠促胰泌素、胆囊收缩素等，使胆道内压力增高，从而使腹痛加重。对不典型的患者，鉴别需借助腹部超声或内镜下逆行胆管造影检查方能确诊。B 超检查可发现胆结石，胆囊及胆管壁增厚欠光滑，有的患者可发现胆管狭窄或扩张。

5.慢性胃炎

慢性胃炎患者可具有溃疡样症状，如空腹痛、夜间痛，但大多数患者的腹痛无规律性和节律性，有时进餐后加重，有时晨起腹痛，而溃疡病患者多在饭后痛，早餐前不痛，这是因为胃酸分泌在午夜时为高峰，凌晨时胃酸分泌已下降。慢性胃炎常与消化性溃疡并存。此时鉴别诊断主要靠胃镜检查。

6.急性胰腺炎

急性胰腺炎腹痛常在进餐后，尤其进食高脂餐后易发生，常呈束腰状或背部特别疼痛，仰卧位时加重，向前弯腰可减轻。可伴有发热、恶心、呕吐，吐后腹痛并不减轻，血、尿淀粉酶增高常在正常值 3 倍以上。

7.其他

食管炎、肠易激综合征；乃至心绞痛、心肌梗死、心包炎、胸膜炎等有时都可能与溃疡病混淆或相伴随，应仔细识别。

五、西医治疗

（一）治疗溃疡病的药物

20 世纪 70 年代以前溃疡病的治疗主要依赖抗酸剂、胆碱能拮抗剂、易消化食物和休息。1977 年 H_2RA 西咪替丁投放美国市场，随后其他几种 H_2RA 相继研究成功。H_2RA 的研制成功和临床应用，使得消化性溃疡的治疗产生了革命性的变化。它使十二指肠溃疡的治愈率达到 80%～95%，且安全、方便。与此同时，促进溃疡愈合的药物如硫糖铝和铋剂也相继问世，这类药物主要通过增强黏膜的防御机制治愈溃疡。尽管胃十二指肠黏膜前列腺素在黏膜防御中起重要作用,但前列腺素类似物治疗溃疡病并没有取得预期的效果,目前仅用于NSAIDs相关性溃疡的预防。更强抑酸药物PPI的问世使溃疡病的治愈率得到进一步提高,一些对H_2RA产生抵抗的所谓难治性溃疡均可被治愈。Hp是消化性溃疡病致病因素的提出和确认,使溃疡病的治疗再一次步入新的旅程。

1.抗酸药

在H_2RA问世以前,抗酸药是治疗溃疡病主要的药物,如今很少作为抗溃疡病的一线药物应用。迄今认为,抗酸剂的药效主要与其中和胃酸有关。各种抗酸药均有一定程度的不良反应,肾功能正常者一般能够耐受。含钠的抗酸药可致明显钠潴留,高血压和水肿的患者应避免使用。大量碳酸钙能引起高血钙、代谢性碱中毒和肾功能不全。此外,碳酸钙还可以影响磷的吸收。镁离子能引起腹泻,而钙和铝离子则可导致便秘。许多抗酸药含镁铝化合物,肾衰竭患者服用时可致显著的高镁血症,故应避免。每天摄入氢氧化铝可引起慢性肾衰竭患者血和尿中的铝含量升高,铝可以与磷结合,致使部分患者血磷降低。此外,铝还可能有肾毒性,因此慢性肾衰竭患者最后不用含铝的抗酸药。

2.H_2RA

目前有四种H_2RA投放临床使用,即西咪替丁、雷尼替丁、法莫替丁和尼扎替丁。

H_2RA呈线性和剂量依赖地抑制基础、进餐、组胺和五肽促胃泌素刺激性酸分泌,它几乎完全抑制餐后和基础胃酸分泌。小剂量的H_2RA(西咪替丁800mg;雷尼替丁150mg;法莫替丁20mg)夜间一次口服也能有效地抑制夜间酸分泌,唯其作用弱于单日剂量。上午一次口服单日剂量的H_2RA对24小时胃酸的抑制作用逊于夜间一次口服法。每天2次口服H_2RA(早晚各一次)对胃酸的抑制作用与晚上一次口服相当。所有的H_2RA均在小肠迅速吸收,它不受食物影响,但抗酸药或硫糖铝使其吸收减少30%。血峰浓度在口服后1～3小时内出现。由于肝脏首次通过代谢,西咪替丁、雷尼替丁和法莫替丁的生物利用度为40%～65%,而静脉注射剂型的生物利用度接近100%。因尼扎替丁不经过肝脏首次代谢,故其生物利用度几近100%。所有的H_2RA均全身分布,但不易通过血脑屏障,在脑脊液与血清的比例为0.07:0.2。所有的H_2RA均能通过胎盘屏障,尽管认为H_2RA对胎儿安全,仍建议妊娠三个月内不要应用。H_2RA通过肝脏代谢和肾脏排泄而清除,静脉注射H_2RA后,60%～80%的药物以原型从肾脏清除,剩下的被肝脏代谢。60%～80%的西咪替丁、雷尼替丁和法莫替丁口服后经肝脏代谢,而尼扎替丁主要被肾脏排泄。西咪替丁、尼扎替丁和雷尼替丁的半衰期为1.5～3小时,法莫替丁的半衰期2.5～4小时。H_2RA血浆的浓度受肾功能的影响,如肌酐清除率为15～30mL/min,西咪替丁和法莫替丁的用量需减半,当肌酐清除率<50mL/min时,雷尼替丁和尼扎替丁也应使用半量。由于H_2RA很少经透析清除,故当患者接受透析时无需额外剂量。肝功能对H_2RA的药代动力学影响很小,肝脏疾病患者如肾功能正常,不必调整药物剂量。老年人对H_2RA的代谢能力下降,年老体衰者药物剂量宜减半。总体而言,H_2RA不良反应小,患者易耐受。西咪替丁和雷尼替丁(作用较弱)能与肝脏细胞色素P450混合功能氧化酶结合,呈剂量依赖性抑制底物第一阶段氧化和脱烷基作用,而对第二阶段葡萄糖醛酸化和硫酸化无影响。据报道西咪替丁可干扰一些药物如茶碱、苯妥英钠、利多卡因、奎尼丁和法华林的代谢,而这些药物的治疗剂量与中毒剂量接近,鉴于此,茶碱、苯妥英钠和法华林与西

咪替丁同时应用时应监测其血液浓度或改用其他H_2RA或建议西咪替丁夜间一次服用,以减少对其他药物代谢的干扰。H_2RA也会干扰其他被P450代谢的药物,也包括一些重要的药物如β受体阻断剂、钙离子拮抗剂、三环类抗抑郁药和苯二氮䓬代谢。所有的H_2RA与肌酐和一些药物竞争性从肾小管分泌,当肾功能正常时,可使血肌酐水平升高15%,但其肾小球滤过并无改变。西咪替丁和雷尼替丁能抑制44%的普鲁卡因胺从肾脏分泌。西咪替丁、雷尼替丁和尼扎替丁能非竞争性地抑制胃乙醇脱氢酶活性,可致部分人中等量饮酒后血清乙醇浓度升高。

3. H^+,K^+-ATP酶抑制剂

壁细胞H^+,K^+-ATP酶是胃酸生成的关键酶,其抑制剂通过干扰该酶的活性而抑制胃酸分泌。目前可供临床应用的H^+,K^+-ATP酶抑制剂(亦称PPI)有奥美拉唑、兰索拉唑、泮托拉唑、雷贝拉唑和埃索美拉唑。下面以奥美拉唑为例说明PPI的抑酸过程。奥美拉唑在血液中(pH>7.4)具有亲脂性,能自由通过细胞膜。作为弱碱性物质在酸性间隙内如壁细胞管状囊泡和分泌小管被质子化,质子化后的奥美拉唑不能再通过分泌小管膜弥散出壁细胞,遂被壁细胞"捕获",以致在壁细胞内的浓度比细胞外高出数千倍。与此同时,质子化的奥美拉唑被转化为亚磺酰胺化合物,后者能与H^+,K^+-ATP酶α链上的半胱氨酸残基形成共价二硫键,使其不可逆失活。PPI对基础和刺激后胃酸分泌均有强大抑制作用。一次口服奥美拉唑,其最大酸分泌抑制效应出现于6小时后,酸抑制程度与药物剂量和血浆浓度曲线的位置有关。口服奥美拉唑6小时,基础胃酸分泌量抑制66%,五肽促胃液素刺激性酸分泌减少71%。一天应用数次奥美拉唑,抑酸效果递增,并持续3~5天,其机制与药物生物利用度增加,以及更多的H^+,K^+-ATP酶分子被进行性抑制有关。奥美拉唑30mg/d持续1周,基础胃酸分泌抑制几近100%,五肽促胃液素刺激性酸分泌抑制98%(最后一次服药后6小时测定),胃内酸度抑制97%。兰索拉唑、泮托拉唑的抑酸功效与奥美拉唑相近。雷贝拉唑是一种可逆性PPI,能更快和更有效地抑制质子泵的活性。奥美拉唑和兰索拉唑遇酸不稳定,故制作工艺为肠溶颗粒,在小肠上段被吸收,口服2~4小时后出现血液浓度高峰。奥美拉唑的吸收和生物利用度呈剂量和时间依赖性,随着胃内pH升高,其前体化合物失活减少。兰索拉唑的吸收则不受胃内pH的影响。PPI与具有泌酸活性的H^+,K^+-ATP酶结合后失活。禁食时只有5%的质子泵处在活跃的泌酸状态,餐刺激后其比例升至60%~70%,因而餐前服药可使PPI发挥最大抑酸效果,临床上常建议早餐前用药。长期禁食的患者服奥美拉唑药效减弱,需加大剂量才能取得满意的抑酸效果。有研究显示,奥美拉唑160mg/24h或8mg/h持续静脉注射可使禁食患者胃内pH维持在4以上。由于H_2RA的抑酸作用不受禁食影响,似乎更适于长期禁食的重症监护患者。所有的PPI经首关消除被肝脏细胞色素P450酶系统代谢,极少数以原型经肾脏和肠道排泄。奥美拉唑和兰索拉唑的半衰期分别为1小时和1.5小时,但抑酸效果可持续24小时。肝硬化时PPI的吸收减少,但生物利用度无改变。肾衰竭时PPI吸收也减少,但对排泄影响不大。奥美拉唑和兰索拉唑耐受良好,最常见的不良反应包括头痛、恶心、腹泻。像H_2RA一样,PPI干扰那些需要胃酸性环境吸收的药物如酮康唑、氨苄西林和地高辛的吸收。PPI呈剂量依赖性抑制肝脏细胞色素P450酶系统的活性,有证据表明奥美拉唑可部分抑制经P450酶亚家族ⅡC代谢的药物如苯妥英钠、苯二氮䓬和法华林的代谢,当与这些药物同时应

用时,需注意用药剂量。兰索拉唑不影响上述药物代谢,但长期应用使茶碱的清除轻度增加。PPI对乙醇代谢无明显影响。

4.硫糖铝

为蔗糖盐化合物,其中8个羟基基团被硫酸盐和氢氧化铝替代。硫糖铝不溶于水,在胃和十二指肠内形成高强度的黏性糊状物。在胃内酸性环境里,氢氧化铝逐渐溶解,带有高度极性阴性离子与荷正电的组织蛋白和黏液结合,借此黏附于胃十二指肠黏膜上,因而硫糖铝宜空腹应用。硫糖铝因溶解度差,仅3%～5%被吸收,大部分从粪便排出,吸收的部分经肾脏排泄。铝离子占硫糖铝重量的21%,其吸收少于0.01%。多数研究认为硫糖铝不会引起血铝含量明显升高(与柠檬酸合用例外),应属安全。目前认为硫糖铝促进溃疡愈合的机制与下列因素有关:在溃疡面形成保护屏障;吸附胆盐和胃蛋白酶的损害因子;结合和稳定胃十二指肠黏液层;增加黏膜上皮、胃小凹和增生上皮区的厚度;硫糖铝能与EGF和纤维生长因子结合,促进血管和颗粒肉芽组织形成,并使溃疡表面上皮化;硫糖铝还能增加前列腺素合成,促进黏液和碳酸氢根分泌。硫糖铝由于很少吸收,少有全身不良反应,便秘见于3%的患者。硫糖铝可能引起慢性肾功能不全的患者铝在体内聚积,极少数透析患者发生急性铝肾毒性,因此,肾功能不全的患者应避免使用硫糖铝。铝可在胃肠道与磷结合,影响磷吸收。硫糖铝可与一些药物结合,影响其吸收,这些药物有苯妥英钠、喹诺酮类抗生素和华法林。

5.铋剂

铋盐用于治疗消化道不适症状如消化不良、腹泻、腹痛等已有百余年历史,20世纪70年代就证实铋剂具有治愈溃疡的功效,近年还发现铋剂单用或与其他抗生素联合应用能根除Hp感染。目前广泛应用的铋剂主要为两种剂型,即枸橼酸铋钾(CBS;De-Nol)和次水杨酸铋(BSS)。CBS和BSS均不溶于水,能在酸性环境(pH<3.5)下沉淀,形成不溶于水的氯氧化铋、氧化物和氢氧化物。CBS常用剂型为片剂,而BSS的剂型有水溶液和片剂两种。99%以上的铋剂经大便排泄,结肠里的细菌将铋盐转化为硫化物,使大便呈黑色。约有0.2%的CBS在上消化道吸收,口服CBS后30分钟内血清铋的水平迅速上升。服用铋剂6周,血中铋的水平升至17g/L,需经3个月或以上的时间缓慢排出体外。H_2RA促进CBS吸收。BSS吸收量远较CBS为少,仅0.003%的铋被吸收,血中几乎难以检测到。铋剂的抗溃疡病机制尚未完全明了,研究认为与以下因素有关:铋剂可与黏液形成糖蛋白,在溃疡面形成保护层,使其免受胃酸和胃蛋白酶损害;刺激前列腺素合成和碳酸氢根分泌;铋剂还能结合EGF,促进黏膜的修复;近年认为铋剂能根除Hp感染,是治疗和预防溃疡复发的主要因素之一。短期应用铋剂无明显毒性,但大剂量或长期应用可能有神经毒性,应予以避免。

6.前列腺素类似物

目前获准用于临床只有人工合成的PGE_1的衍生物——米索前列醇,它易于从胃肠道吸收,口服后30分钟出现血液浓度高峰,其平均半衰期为1.5小时。米索前列醇主要从肾脏排泄,但肾衰竭时无需减量。米索前列醇不影响肝脏细胞色素P450代谢酶的活性。前列腺素类可通过多种机制参与胃黏膜保护,人工合成的前列腺素类似物促进溃疡愈合的机制包括:刺激黏液和碳酸氢根分泌;增加黏膜血流;具有一定程度抑制胃酸分泌的作用等。应用前列腺素类似物有10%～30%的患者出现不良反应,用药早期更多见,随后有一定的自限性。米索前列醇可引起腹痛、腹泻,后者与其促进肠道分泌和蠕动有关。米索前列醇也能使子宫肌肉收缩,故早孕妇女禁用。米索前列醇还可引起绝经期妇女阴道出血。

(二)急性溃疡的治疗

1.十二指肠溃疡的治疗

有学者报道了大剂量抗酸药(1008mmol/d)治疗4周,十二指肠溃疡的愈合率为78%。以后许多研究比较了不同剂量抗酸药治疗十二指肠溃疡的效果,结果表明含铝镁的抗酸药120~240mmol/d 与超过400mmol/d 的疗效相当。由于抗酸药需要每天4次服用,患者顺应性较差,现已较少用于溃疡病的治疗,至少不列为治疗溃疡病的一线药物。

西咪替丁、雷尼替丁、尼扎替丁和法莫替丁治疗十二指肠溃疡的常用剂量为800~1200mg/d、300mg/d、300mg/d 和40mg/d。足量的4种 H_2RA 治疗溃疡病的疗效相当,用药4周和8周溃疡愈合率分别达到70%~80%和85%~95%。更大剂量的 H_2RA 能进一步提高疗效,然由于 PPI 的问世,已无需使用更大剂量。目前认为十二指肠溃疡治疗效果与胃酸抑制的程度、持续时间和疗程有关。抑酸治疗将胃内 pH 提高到3以上能促进溃疡愈合,进一步提高胃内 pH 对愈合率影响不大。H_2RA 的用药方法为将1天的剂量分2次服用或晚上1次服用,后者主要是针对溃疡病夜间高胃酸分泌设计的。H_2RA 治疗十二指肠溃疡的疗程为4~8周,无并发症的溃疡只需治疗6周,巨大溃疡、复发性溃疡、有并发症的溃疡、吸烟患者和伴全身疾病的溃疡患者则需延长治疗期限。

PPI 奥美拉唑20mg/d 和兰索拉唑30mg/d 治疗4周,十二指肠溃疡的愈合率超过90%,对于无并发症的十二指肠溃疡无需增加 PPI 的剂量。如疗程为两周,奥美拉唑用量与溃疡病的愈合呈线性剂量(20~60mg)依赖关系。PPI 治疗十二指肠巨大溃疡、有并发症的溃疡、伴全身疾病的溃疡和吸烟患者的疗效也优于 H_2RA,但奥美拉唑剂量可能需要增加至40mg/d。此外,PPI 能更快缓解患者腹痛等症状。PPI 具有更好治疗效果与其更强的酸抑制作用有关,PPI 可使胃酸 pH>3 的时间超过16h/d,而 H_2RA 多在8~10h/d。

硫糖铝1g,4次/天治疗4周和8周,十二指肠溃疡的愈合率分别为70%~80%和85%~99%。硫糖铝服用方法改为每天两次可能同样有效。对吸烟患者,硫糖铝的疗效可能会受到一定影响,换用 PPI 是合适的选择。总之,硫糖铝治疗十二指肠溃疡安全、有效,但每天需服药2~4次是其不足。CBS120mg4次/天治疗4周和6周,十二指肠溃疡愈合率分别为75%~85%和85%~95%。CBS 减少溃疡病的复发是其优势,十二指肠溃疡治愈后1年复发率为17%,远低于 H_2RA,其机制归因于它能根除 Hp 感染。CBS 是治疗 Hp 感染方案的组分之一。

2.胃溃疡的治疗

大剂量抗酸药治疗胃溃疡的疗效与 H_2RA 近似,但不良反应较大;小剂量抗酸药的治疗效果不肯定。目前不主张单用抗酸药治疗胃溃疡。

胃溃疡的愈合与胃酸抑制的程度和期限也有关,但其密切程度不如十二指肠溃疡,抑酸治疗的期限似乎更为重要。所有 H_2RA 治疗胃溃疡均有效,但溃疡愈合时间较十二指肠溃疡长,治疗4周、6周和8周,胃溃疡的愈合率分别为63%、75%和88%。H_2RA 夜间睡前一次服药治疗胃溃疡的疗效优于安慰剂组。

PPI 奥美拉唑 20~40mg/d 和兰索拉唑 30~60mg/d 治疗 8 周，胃溃疡的愈合率超过 90%。PPI 理想的治疗剂量尚不清楚，奥美拉唑 40mg/d 溃疡愈合似较 20mg/d 更快。

硫糖铝治疗胃溃疡是有效的。硫糖铝治疗胃溃疡 4 周和 8 周溃疡的愈合率分别为 57% 和 88%。硫糖铝(2g,2 次/天)治疗胃溃疡的疗效与 H_2RA 相当，如与 H_2RA 联合应用，能进一步提高疗效。CBS 治疗胃溃疡的疗效与 H_2RA 接近。前列腺素类似物治疗胃溃疡的效果也与 H_2RA 相近，因不良反应大，很少用于临床。

第二节 肝硬化

肝硬化是由不同病因引起的肝脏慢性、进行性、弥散性病变，主要病理变化是在肝细胞广泛变性坏死基础上肝脏纤维组织增生，形成再生结节和假小叶，导致正常肝小叶和血管解剖结构的破坏。临床上出现肝功能损害和门静脉高压的相应表现，晚期可出现多种并发症。依据肝损伤病因及病史、典型的肝功能损害及门静脉高压症状、体征及实验室和辅助检查结果，失代偿期肝硬化诊断并不困难；代偿期肝硬化的诊断则需结合多种检查手段。肝硬化的治疗效果有限，提倡病因治疗为主的综合治疗。肝移植是目前失代偿期肝硬化治疗最有效方法。

一、病因与发病机制

(一)病因

1. 病毒性肝炎

慢性 HBV、HCV 或 HBV 重叠 HDV 感染均可能发展到肝硬化，其中慢性 HBV 感染是我国肝硬化的主要病因，HCV 导致的肝硬化近年来呈上升趋势。病毒性肝炎发展到肝硬化的病程长短不一，少则数月，多则数十年。据统计，慢性 HBV 感染患者肝硬化的年发病率约为 2.1%，5 年累计发生率为 8%~20%。持续病毒高载量是 HBV 患者发生肝硬化的主要危险因素；而反复或持续的免疫清除，男性，年龄>40 岁，嗜酒，合并 HCV、HDV、HIV 感染均与肝硬化发生相关。慢性 HCV 患者感染 20 年后肝硬化的发生率为 2%~30%。感染 HCV 时，年龄>40 岁、男性、嗜酒、肥胖、胰岛素抵抗、合并 HIV 或其他肝损伤因素(如非酒精性脂肪肝、肝脏高铁载量、血吸虫感染、肝毒性药物和环境污染所致的有毒物质)是慢性 HCV 感染进展至肝硬化的危险因素。甲型和戊型肝炎一般不引起肝硬化。

2. 酒精性肝病

酒精性肝病是欧美国家最常见的肝硬化原因，近年来我国的发病率也有所增加。欧美资料显示，酗酒(每天摄入乙醇量>80g)5 年以上的患者有 10% 出现肝硬化。乙醇导致肝硬化的机制与其对肝细胞的直接毒性作用及其氧化产物(乙醛)的间接毒性作用、继发的免疫损伤、微循环障碍及营养不良、代谢异常均相关。酒精也可加速 HBV 和 HCV 相关肝硬化的进展。

3. 非酒精性脂肪性肝炎(NASH)

非酒精性脂肪性肝病发展到肝硬化的必经阶段。据统计，非酒精性脂肪性肝炎患者 10~15 年内肝硬化发生率高达 15%~25%。年龄>50 岁、肥胖(内脏性肥胖)、高血压、2 型糖尿病、丙氨酸氨基转移酶(ALT)升高和天门冬氨酸氨基转移酶(AST)/ALT>1、血小板减少等是 NASH 相关肝硬化的危险因素。

4.自身免疫性疾病

自身免疫性肝炎(AIH)、原发性胆汁性胆管炎(PBC)、原发性硬化性胆管炎(PSC)等免疫性疾病可最终发展成肝硬化。此外,系统性红斑狼疮等全身自身免疫性疾病在肝脏的损害也可表现为肝硬化。

5.遗传代谢性疾病

很多遗传代谢性疾病,如肝豆状核变性(Wilson病)、血色病、半乳糖血症、$α_1$-抗胰蛋白酶缺乏症、糖原贮积症、酪氨酸血症等均可导致肝硬化。在我国以肝豆状核变性及血色病较为常见,分别为先天性铜代谢异常及铁代谢异常导致铜及含铁血黄素沉积在肝脏或其他脏器引起的疾病。

6.其他

长期服用或接触双醋酚酊、甲基多巴、四环素、异烟肼、磷、砷、四氯化碳等化学毒物或药物导致的中毒性或药物性肝炎;Budd-Chiari综合征、慢性充血性心力衰竭、慢性缩窄性心包炎以及肝窦阻塞综合征等引起的淤血性肝损伤;各种原发性和继发性因素导致的长期慢性肝内外胆管梗阻、胆汁淤积及长期营养不良等原因均可引起肝硬化。血吸虫卵沉积在汇管区可刺激结缔组织增生,引起肝脏纤维化,并出现门静脉高压等症状,既往也曾将血吸虫作为肝硬化的常见原因,称为不完全分隔性肝硬化;但由于血吸虫病一般不持续引起肝细胞损伤,不形成完整的假小叶,故目前认为该病虽然具有肝硬化相关的症状,但尚不是真正的肝硬化,将其称为血吸虫性肝病更为恰当。此外,尚有 5%～10% 的肝硬化患者由于病史不详、组织病理辨认困难、缺乏特异性诊断标准等原因无法明确病因,被称为隐源性肝硬化。

(二)发病机制与病理生理

各种病因引起的肝实质细胞炎症、变性、坏死,正常肝小叶结构被破坏是肝硬化的始动因素。慢性炎症坏死过程中肝星状细胞(HSC)激活,细胞外基质(ECM)沉积与降解失衡,导致肝纤维化是肝硬化发生发展最重要的病理生理基础。

正常肝细胞成分与非细胞成分呈高度有秩序的排列,而且细胞与细胞、细胞与基质间极其精密地联系在一起,传递细胞内外信息、调控细胞表型等,共同构建了肝脏的强大功能。肝细胞损伤后,各种细胞因子和炎症介质释放增加,转化生长因子(TGF)-β、TGF-α、胰岛素样生长因子(IGF)1/2、血小板衍生生长因子(PDGF)、表皮生长因子(EGF)、成纤维细胞生长因子(FGF)、白介素(IL)-10、IL-6、干扰素(interferon,IFN)α/β/γ 等刺激 HSC 活化,导致胶原合成增加、降解减少,引起 ECM 沉积和纤维组织增生。有研究表明,除 HSC 外,肝细胞、胆管上皮细胞等在肝损伤时可通过上皮细胞间质转型(EMT)转化为肌成纤维样细胞(MFs),也是 ECM 的来源之一。

继发于肝细胞损伤坏死的肝细胞再生和纤维增生进一步导致血管新生、血栓形成,加重肝脏血液循环障碍和肝细胞损伤,形成恶性循环并最终导致肝硬化。作为机体合成、代谢、解毒的重要脏器,肝脏对生命功能的维持具有重要意义。肝硬化时肝脏的合成和代谢功能显著下降,白蛋白和凝血因子合成、胆色素代谢、激素灭活、解毒功能下降;同时可出现门静脉高压,导致腹水、内分泌和血液系统失调等病理生理改变。

二、临床表现

多数肝硬化患者起病隐匿、病程发展缓慢，可潜伏3～10年以上，症状与慢性肝炎无明显分界线。根据临床表现可将肝硬化分为代偿期和失代偿期，但两者之间的界限常不清楚。

（一）代偿期

代偿期肝硬化症状较轻、缺乏特异性，可表现为轻度乏力、消瘦、食欲缺乏、腹胀、厌油、上腹不适、右上腹隐痛等；多呈间歇性，因过劳或伴发病而诱发，适当治疗或休息可缓解。部分患者体格检查可触及质地较硬的肝脏，边缘较钝，表面尚平滑；肝功能正常或轻度异常。少部分患者甚至可无症状，仅仅在体检或因其他疾病进行手术时偶然发现。

（二）失代偿期

该期症状明显加重，患者主要表现为门静脉高压、肝细胞功能减退所致的两大症候群，同时可有全身各系统症状，并出现多种并发症。临床上失代偿期如何判断存在不同的标准，过去曾以是否出现腹水作为判断失代偿的标志，而近年的文献多以Child-Pugh分级B级或C级作为标准。鉴于部分肝功能很差的患者也不出现腹水；而Child-Pugh评分和分级侧重于反映患者的肝功能状况，对门静脉高压评价较少；部分患者尽管仅以出血等门静脉高压表现为主，预后仍然较差，故失代偿期的判断标准应兼顾肝功能和门静脉高压状况。失代偿期肝硬化的诊断应满足以下条件之一：①Child-Pugh分级B级或C级；②出现食管胃曲张静脉破裂出血、腹水、肝性脑病、肝肾综合征、肝肺综合征等严重并发症中至少一种。

1.肝功能减退的临床表现

(1)全身症状：可出现消瘦乏力、营养不良、精神食欲缺乏、皮肤干枯粗糙，面色灰暗黝黑，部分患者伴有口角炎、多发性神经炎、不规则低热。

(2)消化道症状：表现为食欲缺乏、畏食、恶心、呕吐、腹胀、腹泻等，进食脂餐后症状更为明显。

(3)黄疸：除胆汁淤积性肝硬化外，严重黄疸常提示预后不良。

(4)出血倾向及贫血：可出现鼻出血、齿龈出血、胃肠黏膜弥漫出血、皮肤紫癜、贫血等症状。

(5)内分泌失调：肝硬化失代偿期，肝脏诸多激素和大分子物质合成和灭活异常，出现相应内分泌失调表现。以雌/雄激素比例失衡最为常见，表现为雌激素增加、雄激素减少，女性患者可出现月经失调，男性可有性欲减退、睾丸萎缩、毛发脱落及乳房发育等。此外，蜘蛛痣和毛细血管扩张、肝掌等也与雌激素增加有关。醛固酮、加压素等灭活减少可导致水钠潴留，诱发水肿并参与腹水形成。继发性肾上腺素皮质功能减退可导致皮肤，尤其是面部和其他暴露部位皮肤色素沉着。

(6)肝脏：失代偿期肝硬化时患者肝脏常缩小，呈结节状，胆汁淤积或淤血性肝硬化可表现为肝大。

2.门静脉高压的临床表现

(1)脾肿大、脾功能亢进。

(2)侧支循环建立与开放:常见的侧支循环可形成于食管下端胃底部、肝脏周围、前腹壁脐周、直肠下端肛周、腹膜后等部位,其中以食管胃静脉曲张较为常见。食管胃底曲张静脉破裂导致的出血是门静脉高压症患者的重要死亡原因之一。十二指肠、小肠和结肠静脉曲张虽然较为少见,但也可出现曲张静脉破裂出血,例如:由门静脉系的直肠上静脉和下腔静脉系的直肠中、下静脉吻合而成的痔静脉破裂可导致便血。腹壁及脐周静脉曲张可出现静脉鸣、海蛇头征。

(3)腹水:表现为腹胀、不适、消化不良、腹围增大。腹水出现前很多患者便有腹腔胀气,出现腹水后腹胀症状明显加重,大量腹水时尚可因腹内压力增大导致呼吸困难、气急和端坐呼吸。体格检查可发现腹部膨隆、脐疝,移动性浊音阳性等。部分患者还可出现肝性胸腔积液,右侧胸腔积液多见,双侧次之,单纯左侧胸腔积液较少。胸腔积液常呈漏出液,形成机制与腹水一致,多见于晚期肝硬化伴低蛋白血症和大量腹水者,可能与胸腔负压和横膈解剖异常有关。

(4)门静脉高压性胃病(PHG):是门静脉高压患者发生的胃黏膜的特殊病变,组织学上表现为胃黏膜和黏膜下层细血管、毛细血管明显扩张、扭曲而没有明显炎症改变,内镜下表现为各种类型的充血性红斑和糜烂,伴或不伴出血。

3.并发症

肝硬化并发症很多,患者常常因并发症死亡,常见并发症包括肝性脑病、消化道出血、感染、肝肾综合征、肝肺综合征、原发性肝癌、门静脉血栓形成等。

三、辅助检查

(一)常规、生化及免疫检查

反映肝脏功能的生化检查指标主要包括血清胆红素、白蛋白、前白蛋白、凝血酶原时间、胆固醇等。

1.胆红素

通常指总胆红素,包括结合胆红素和非结合胆红素,反映肝脏对胆红素的清除能力。其中,非结合胆红素又称间接胆红素,主要由肝、脾、骨髓等处的单核-吞噬细胞系统吞噬衰老和异常的红细胞分解血红蛋白产生,难溶于水,不能由肾脏排出,在血液中与血浆白蛋白结合。结合胆红素又称直接胆红素,是非结合胆红素被肝细胞摄取后,在肝细胞内质网内通过微粒体UDP-葡萄糖醛酸基转移酶的作用与葡萄糖醛酸结合产生。结合胆红素可溶于水,通常和胆汁酸盐一起,被分泌入毛细胆管,进入胆道,随胆汁排泄;当结合胆红素升高时,一部分也能从肾脏排出。结合胆红素进入肠内后,还原为粪胆元,大部分随粪便排出,小部分(约10%)可被肠黏膜吸收经门静脉再次进入肝脏,这一过程就是肠肝循环。肝细胞对于胆红素的摄取、结合、排泄过程中各个环节出现障碍均可导致胆红素升高。高胆红素血症是肝细胞受损坏死的重要指标,肝硬化患者胆红素升高通常为肝细胞性,反映肝细胞处理胆红素的能力降低;除非结合胆红素外,由于胆汁淤积,结合胆红素亦可升高。值得注意的是,由于肝脏清除胆红素的能力具有较强的储备,故胆红素不能作为评价肝硬化患者肝功能异常的敏感指标,很多肝硬化患者即便进入了失代偿期,胆红素也无明显升高;除胆汁淤积导致的肝硬化外,肝硬化患者一旦出现胆红素升高,通常提示预后不良。

2.反映肝脏合成能力的指标

白蛋白、前白蛋白、PT、胆固醇等指标主要反映肝脏合成功能。白蛋白是血浆含量最多的蛋白质,半衰期约为20天,每天约4%被降解。肝脏是白蛋白唯一的合成部位。肝硬化患者发生低白蛋白血症的原因除肝脏合成能力不足外,尚与低蛋白摄入和总容量增加导致的稀释有关。白蛋白半衰期长,某一时间点的血清白蛋白水平反映此时其合成与降解的速度及其分布容量,易受饮食、输注蛋白、感染、降解、肠道及肾脏丢失等多种因素影响。前白蛋白在肝脏合成,半衰期仅2天,受机体其他因素影响更小,较白蛋白能更好地反映短期内肝脏蛋白合成功能。PT反映血浆中凝血因子Ⅰ、Ⅱ、Ⅴ、Ⅶ、Ⅹ活性,由于上述凝血因子多在肝脏合成,因此PT延长反映肝脏贮备能力减退。由于PT检测依赖于不同的试剂,可能导致结果差异,故对结果的评价需参照正常对照。PT延长与肝硬化患者肝细胞受损程度成正相关,且注射维生素K难以纠正。一般代偿期非活动性肝硬化患者,PT不超过正常对照3秒,若超过4~6秒,提示肝实质损伤明显。除PT外,凝血酶原活动度(PTA)和国际标准化比率(INR)等在肝脏疾病中也有所应用。不过肝硬化患者普遍存在促凝和抗凝失衡,PT、PTA、INR等传统指标仅仅检测体外的凝血状况,并不能准确反映体内凝血功能,也无法反映抗凝和促凝的失衡,不能很好预测肝硬化患者的出血风险,近期有研究认为血栓弹力图能动态分析自凝血启动至纤维蛋白溶解的全过程,更敏感、准确、全面地评估肝硬化患者抗凝和促凝的状态。但也有研究认为,血栓弹力图异常不能精确地预测肝硬化患者出血、血栓形成或肝移植/死亡风险,其临床应用的价值仍需进一步探讨。肝脏是胆固醇合成和代谢的主要脏器,失代偿期肝硬化患者血清胆固醇水平可降低,胆固醇酯降低尤为明显。

3.转氨酶

主要指ALT和AST。ALT广泛存在于组织细胞内,尤以肝脏含量最高,主要存在于肝细胞的细胞质中,其肝内浓度是血清中浓度的3000倍。AST在肝脏的分布仅次于心肌,存在于肝细胞的细胞质和线粒体,而以线粒体为主,线粒体型AST活性占肝脏AST总活性的80%左右。ALT及AST均是反映肝损伤的敏感指标。一般情况下,ALT反映肝损害的灵敏度高于AST,AST/ALT比值升高常常提示酒精性肝病或肝细胞损伤加重和(或)累及线粒体。肝硬化时ALT、AST可升高。但值得注意的是,ALT及AST的特异性较差,易受骨骼肌、心脏、肾脏等其他组织器官病变影响;且ALT及AST的水平高低与肝损害的严重程度并不一定平行,不代表肝脏贮备功能,与肝硬化的程度无关。

4.γ-谷氨酰转肽酶与碱性磷酸酶

碱性磷酸酶(ALP)主要来源于肝脏和骨骼,也可来源于胎盘、肠道或肾脏。ALP有6种同工酶,其中1、2、6来源于肝脏,主要存在于肝细胞血窦侧和胆小管膜上。当肝脏受到损伤或者障碍时产生ALP增加,经淋巴道和肝窦进入血液;同时由于胆道梗阻及胆汁淤积时,胆汁排泄障碍,可导致ALP反流入血。因此,ALP是反映胆汁淤积的敏感指标。排除正常妊娠和生长期等生理因素以及骨骼疾病,血清ALP升高常提示肝胆疾病。其中,ALP明显升高(超过4倍正常值上限)提示胆汁淤积相关疾病,血清ALP活性轻度升高也可见于其他肝脏疾病,此时,需要结合 γ-谷氨酰转肽酶(GGT)、Bil 等指标综合判断。GGT 分布在多种组织中,包括肾、胰、肝、脾、心、脑及生精管等。不过,肾脏来源的 GGT 在肾损害时通过尿液排泄,故血清 GGT 升高多数来源于肝胆胰。GGT 在肝脏主要存在于肝细胞微粒体、肝细胞膜胆小管面和胆管上皮中,也是反映胆汁淤积的敏感指标。此外,药物性肝损害、酒精性肝病、非酒精性脂肪性肝病(NAFLD)、慢性阻塞性肺疾病、肾功能不全、急性心肌梗死时,GGT 也可升高。由于 GGT 在骨病时并不升高,和 ALP 联合对于判断肝胆疾病具有重要价值。ALP 和 GGT 均显著升高,强烈提示胆汁淤积。

5.其他

肝硬化还可出现胆汁酸、球蛋白升高、白/球比降低或倒置、贫血、三系减少等异常。尿常规检测可出现尿胆原升高、尿胆红素阳性,合并乙肝相关性肾炎时尿蛋白亦可能阳性。此外,其他生化及免疫检查有助于肝硬化病因的判断。如肝炎病毒标志物的检测有助于明确乙肝、丙肝所致肝硬化的诊断;抗核抗体、抗线粒体抗体及其分型、抗平滑肌抗体等自身免疫指标对于自身免疫性肝病诊断有重要价值;血清游离铜、铜蓝蛋白、血清铁、铁蛋白、转铁蛋白等的检测有助于排除肝豆状核变性、血色病等遗传代谢性疾病。甲胎蛋白检测有助于鉴别是否合并肝癌。

(二)定量肝功能试验

常用定量肝功能试验包括吲哚菁绿(ICG)清除试验、利多卡因代谢物生成试验、氨基比林呼吸试验(ABT)、安替比林清除试验、半乳糖廓清试验、色氨酸耐量试验、咖啡因清除试验等。基本原理为利用肝脏对于不同物质的摄取、代谢和排泄作用,检测不同物质摄入后的代谢和潴留,评价肝功能。由于不同定量肝功能试验基于不同的代谢途径,其优劣性难以比较。其中,ICG 清除试验在国内应用较广。ICG 是一种红外感光染料,静脉注射后,由肝脏选择性摄取,经胆汁排泄。ICG 在体内无代谢分解和生物转化,无肝肠循环,也不被肾脏等其他脏器排泄,其排泄速度取决于肝脏血流量、功能肝细胞数量及体积、胆汁排泄通畅程度,因而能较好地反映肝脏功能。ICG 注射 15 分钟后滞留率的正常参考值范围为 $7.86\% \pm 4.34\%$,肝硬化患者显著升高,失代偿期患者升高更加明显。有研究表明,代偿期肝硬化在其他肝功能指标出现异常前,ICG 清除试验可能已出现异常,因而 ICG 清除试验具有灵敏、无创、可实时动态监测的优势。目前,ICG 清除试验主要用于肝病的初筛、外科手术及介入治疗前的评估。氨基比林在体内的代谢几乎完全在肝脏完成,进入体内后由肝脏微粒体氧化酶系统去甲基释放出甲醛,再氧化为甲酸,生成 CO_2 由呼出气排出。氨基比林呼吸试验通过口服 ^{13}C 或 ^{14}C 标记的氨基比林,2 小时后测定呼出气中 ^{13}C 或 ^{14}C 量反映肝脏代谢功能。肝硬化患者呼出气 ^{13}C 或 ^{14}C 量明显降低。半乳糖廓清试验利用半乳糖经由半乳糖激酶在肝内磷酸化代谢的原理,通过静脉或口服半乳糖,测定肝脏对于半乳糖的清除反映肝脏功能。该试验有一次性静脉注射半乳糖、持续静脉注入半乳糖、口服半乳糖及呼气试验等方法。其中半乳糖呼气试验与氨基比林呼吸试验的检测方法类似,两者评价肝脏功能均具有敏感、准确、便捷的优势,但均依赖于核素,对仪器设备有一定要求。

(三)肝纤维化血清标志物

常用的肝纤维化血清标志物包括Ⅲ型前胶原氨基端肽(PⅢNP,PⅢP)、Ⅳ型胶原、透明质酸(HA)、层粘连蛋白(LN)、组织金属蛋白酶抑制剂(TIMPs)、脯氨酰羟化酶(PH)等,多为胶原成分或胶原合成及代谢过程的关键酶或中间产物。上述指标单独检测存在敏感性或特异性不高的缺陷,联合检测不同纤维化血清指标或其他血清学指标有助于判断肝纤维化程度及评估抗纤维化疗效。联合检测的血清标志物模型较多,包括 Fibroindex、APRI、FIB-4、Hepascore、FibroTest、HCV 相关肝硬化判别函数、FibroStage 等,其中以 APRI 和 FIB-4 简单易行,临床研究应用较多。APRI 的计算公式为:APRI = AST/ULN(正常值上限)÷PLT(10^9/L)×100;APRI<0.5 时,可排除肝硬化;>2.0 时,应怀疑肝硬化。FIB-4 =(年龄×AST)÷(PLT×$ALT^{1/2}$);对于乙肝患者,FIB-4>1.98 应考虑肝硬化。与其他联合检测的血清标志物模型类似,APRI 和 FIB-4 敏感度和特异度仍欠佳,且其判断肝纤维化、肝硬化的界值受肝病病因影响。

(四)肝静脉压力梯度测定

门静脉高压是肝硬化的重要表现,了解门静脉压力对于评估肝硬化患者预后至关重要。由于直接测定门静脉压力较为困难,临床上常采用肝静脉压力梯度(HVPG)间接反映门静脉压力。HVPG 是指经颈静脉插管测定肝静脉楔压与肝静脉自由压的差值,正常值范围为 3~5mmHg,HVPG>5mmHg 提示存在门静脉高压症。HVPG≥10mmHg 提示肝硬化代偿期患者发生静脉曲张、失代偿事件和肝癌风险升高,肝癌切除术后失代偿事件的风险也升高;HVPG>12mmHg 是发生静脉曲张出血的高危因素;HVPG>16mmHg 提示肝硬化门静脉高压患者的死亡风险增加;HVPG>20mmHg 提示肝硬化急性静脉曲张出血患者的止血治疗失败率和死亡风险均升高。

(五)影像学检查

常用影像学检查包括超声波、CT、MRI、放射性核素检查、上消化道钡餐等。超声、CT、MRI 等检查可显示脏器大小、包膜及形态改变,判断有无腹水、门静脉扩张。增强 CT 及 MRI 扫描对肝癌的诊断鉴别具有重要价值,MRI 弥散加权成像已成为肝硬化基础上小肝癌诊断的重要手段。

CT 和(或)MR 检查常见的肝硬化表现包括体积改变(早期增大、晚期缩小),左右叶比例失常(右叶缩小、左叶及尾状叶增大),包膜呈波浪状或锯齿状、肝裂增宽,肝脏密度不均匀,门静脉增宽,侧支循环扩张。典型的 CT 影像学表现不仅可诊断肝硬化,基于 CT 和(或)MR 测量的肝左叶体积指数(即最大上下径、最大前后径和左右径相乘的值)、实际/预期肝体积比、脾脏指数等指标与肝纤维化程度、Child-Pugh 分级、HVPG 也有一定的相关性。CT/MRI 在肝硬化血流动力学及肝脏储备功能评估方面的价值近年来引起重视。Iranmanesh 建立了基于 CT 检查简单指标的 HVPG 测量数学模型:HVPG(mmHg)=17.37-4.91×In 肝脾体积比(有肝周腹水时+3.8);多层螺旋 CT 门静脉成像能良好显示食管胃静脉曲张,有研究提示利用多层螺旋 CT 门静脉成像进行分级,无创预测曲张静脉出血风险的准确性与内镜相当。肝脏 CT 灌注成像、能谱 CT、MRI-T_1-rho 序列成像、MRI 弥散加权成像、扩张张量成像、波谱成像、磁化传递波谱成像等新型 CT/MRI 成像技术在肝纤维化和肝硬化早期诊断、肝硬化程度评估、肝脏储备功能评价方面均显示了良好的前景。然而,上述多数技术开展时间尚短,研究例数不多,技术操作具备一定难度,其临床广泛应用的价值尚待进一步确认。

肝脏瞬时弹性测定(TE)、声脉冲辐射成像(ARFI)和实时剪切波弹性成像(RT-SWE)均是建立在超声诊断基础上的非侵袭性肝纤维化检测方法。其中,TE相对成熟,它通过测定肝脏瞬时弹性图谱获取弹性测量值(LSM)反映肝实质硬度,从而定量评估肝脏纤维化程度。LSM<7.3kPa排除进展性肝纤维化,LSM>7.3kPa诊断显著肝纤维化,LSM≥9.3kPa诊断进展性肝纤维化,LSM≥14.6kPa可诊断肝硬化,LSM<9.3kPa可排除肝硬化。TE检测的优势为操作简便、重复性好,能够较准确地识别轻度肝纤维化或早期肝硬化;但TE测定值受肝脏炎症坏死、胆汁淤积、脂肪沉积及大血管改变等多种因素影响,且在肥胖、肋间隙狭小、腹水患者中检测失败率较高。ARFI通过检测剪切波波速了解肝脏硬度;RT-SWE则将传统超声与实时可视化剪切波成像结合,能够在二维图像的基础上进行弹性成像,并可在肝脏区域内进行肝脏杨氏模量值测定,反映肝脏的绝对硬度。与TE相比,ARFI和RT-SWE具有操作简便快捷,不受腹水、肋间隙、肥胖等影响,成功率较高,减少操作偏倚等优点,但目前应用尚不多,其诊断肝纤维化及肝硬化的临界值仍需进一步探讨。磁共振弹性成像(MRE)是基于MRI的定量测量组织弹性剪切力的动态弹力成像方法。最新研究表明MRE测定的肝脏剪切硬度与肝纤维化程度密切相关,并可间接反映肝静脉压力梯度,在肝纤维化无创诊断方面具有一定前景。但该法昂贵、耗时,目前临床应用仍受到限制。

除上述影像学检查外,上消化道钡餐检查有助于了解有无食管胃底静脉曲张及曲张的程度。^{99m}Tc核素扫描除显示肝各叶大小外,还可间接评定门静脉高压和门体分流情况,对肝硬化和门静脉高压的判断有辅助价值。

(六)肝活检及腹腔镜检查

肝活检是确诊肝硬化的"金标准",可进行病理、电镜、组化、酶学免疫组化、病毒学及金属酶含量分析等。并非所有肝硬化患者都需进行肝活检,当肝硬化诊断或其病因不明确时才需考虑进行。腹腔镜检查能够较直观地展现肝脏表观形态的改变,如肝脏边缘变钝,表面出现大小不等结节,脾脏增大、膈肌、圆韧带、镰状韧带和腹膜上的血管增多等。此外,腹腔镜直视下取肝组织活检可提高肝活检的准确率和安全性。

(七)内镜检查

主要用于明确有无门静脉高压性胃病、食管胃底静脉曲张、曲张的程度以及有无出血倾向。我国目前推荐对代偿期肝硬化且首次内镜检查未发现静脉曲张、肝脏功能稳定的患者,每2年复查1次上消化道内镜;肝病逐渐进展者,失代偿期肝硬化及已有轻度静脉曲张者,应每1年复查上消化道内镜。

四、诊断与鉴别诊断

(一)诊断

肝硬化的诊断依赖于肝损伤的病因及病史,肝功能损害及门静脉高压的症状、体征及实验室检查依据,可依据以下流程诊断肝硬化。

确认肝硬化的诊断后,还必须明确病因、肝功能状况及并发症。目前临床一般采用Child-Pugh或MELD评分方法评判肝功能。1954年Child首先提出利用血清胆红素、白蛋白、腹水、一般状况、营养进行肝功能分级的概念。在此基础上,Child-Turcotte 于 1964 年提出 Child-Turcotte 分级,以血清胆红素、血浆白蛋白、腹水、肝性脑病和营养为指标评估肝功能状况。然而,其中营养的评估缺乏客观指标,难以量化;白蛋白、腹水及营养状况具有一定的相关性,有重复评价之嫌;不同病因导致的肝硬化临床表现和预后差异很大,Child-Turcotte 分级并未针对不同病因予以考虑。因此,1973 年,Pugh 改良了 Child-Turcotte 分级标准,以 PT 延长代替营养状况,对肝性脑病程度予以分期,并充分考虑了 PBC 对胆红素的影响,采用综合评分方法建立了新的 Child-Turcotte-Pugh 评分及分级标准,简称 Child-Pugh 标准,在临床广泛引用。

MELD 评分系统是以肌酐、INR、TBil 结合肝硬化病因来评价慢性肝病患者肝功能储备及预后的评分系统,最初于 2000 年由 Malinchoc 等建立。其计算公式为 $R = 3.78 \times \ln[TBil(mg/dL)] + 11.2 \times \ln[INR] + 9.57 \times \ln[Cr(mg/dL)] + 6.43$(病因:肝汁性或酒精性 0,其他 1);R 值越高,其风险越大,生存率越低。MELD 能有效预测非肝移植患者肝病 3 个月、6 个月、1 年的死亡率,预测终末期肝病患者经颈静脉肝内门-体分流术(TIPS)后患者的死亡率,评估移植前患者等待供肝期间的死亡率及肝移植术后的死亡率。因此,目前美国及中国的器官分配网络均将其作为确定肝移植器官分配优先权的标准。MELD 评分 15~40 的患者是肝移植的良好适应证;<15 的患者可不考虑肝移植。由于 MELD 评分系统并不考虑肝性脑病、出血等严重并发症对预后的影响,其中使用的血清肌酐、胆红素、INR 等指标,容易受非肝病因素的影响,仍有一定不足。近年来在 MELD 评分基础上建立了动态 MELD(δMELD)、MELD-Na、iMELD 等评分系统,均在临床有一定应用。

依据门静脉高压及肝功能减退的表现,失代偿期肝硬化的临床诊断通常并不困难。代偿期肝硬化则往往症状体征不典型,容易忽略,诊断有一定难度。以下几点可能有助于早期发现代偿期肝硬化:①对病毒性肝炎、长期饮酒、长期营养不良、慢性肠道感染的患者,应每年随访,必要时进行肝活检;②对于不明原因肝大者,特别是肝脏表面不光滑者,应采用多种影像学方法及早检出肝硬化和肝癌,必要时可采用腹腔镜及肝活组织检查等明确诊断。

(二)鉴别诊断

1.与表现为肝脾肿大的疾病鉴别

(1)慢性肝炎:肝硬化代偿期主要应与慢性肝炎进行鉴别。二者临床表现相同,但后者肝质地中等,表面光滑,B 超等影像学检查有辅助鉴别诊断意义。

(2)原发性肝癌:原发性肝癌多发生在肝硬化的基础上,二者的鉴别常有困难。该病肝多明显增大,表面凹凸不平,有质地坚硬的结节形成,碱性磷酸酶升高,影像学检查发现占位性病变,尤其 CT 常示不完全强化和边缘强化。反复检测 AFP,如 AFP800~1000μg/L,首先考虑肝癌。动态监测 ALT 与 AFP 更具临床意义,若 AFP 持续升高(>8 周)而 ALT 逐渐下降,多考虑肝癌。必要时行选择性肝动脉造影或 B 超引导下肝穿刺活检。

(3)某些累及肝的血液病:如慢性溶血性贫血、特发性血小板减少性紫癜、淋巴瘤等,实验室检查及影像学检查可协助鉴别,并不困难。

2.与引起腹水疾病的鉴别

(1)结核性腹膜炎:该病患者常有结核病史,有其他器官结核病灶、结核中毒症状,腹水出现前先有腹痛，伴肠结核者常有腹泻及腹内肿块，腹壁增厚柔韧感，具有腹部深压痛，缺乏门脉高压表现，腹水为渗出性，腺苷脱氨酶（ADA）明显增高。

肝硬化腹水合并结核性腹膜炎时，因结核性腹膜炎的临床表现不典型且腹水可接近漏出液，则容易漏诊。如患者腹水以淋巴细胞为主，一般细菌培养阴性，ADA增高，特别是有结核病史或接触史，伴腹膜外结核病灶者，应注意肝硬化合并结核性腹膜炎的可能，必要时行腹腔镜检查。

(2)癌性腹水：腹内脏器癌肿均可转移至腹膜产生大量腹水，临床不时会见到肿瘤原发灶相当隐蔽而已有广泛腹膜转移的病例。该病腹水发展迅速，多为血性，腹水中纤维连接蛋白（FN）增高，乳酸脱氢酶（LDH）较血清中为高，如腹水中找到癌细胞，腹膜转移癌可确诊。原发性肝癌或肝转移癌、恶性淋巴瘤在未有腹膜转移时，腹水细胞学检查为阴性，此时主要靠B超、CT等检查寻找原发灶。对鉴别非常困难者，腹腔镜检查可明确诊断。

缩窄性心包炎：该病继发于急性心包炎，多有结核病史，有劳力性呼吸困难，可见颈静脉怒张、Kussmaul呼吸、心率快、心音弱，可闻及心包叩击音，脉搏细弱无力，奇脉，患本病时肝多明显肿大。

(3)巨大卵巢囊肿：所谓腹水实为巨大卵巢囊肿，故平卧时腹部中间隆起而非蛙腹，测量脐耻径多大于剑脐径，叩诊腹部两侧鼓音，中间浊音，移动性浊音阴性，下腹部块状物边界清楚，B超检查见圆球形液性暗区，边界整齐光滑，液平面不随体位移动，妇科检查可协助诊断。

(4)Budd-Chiari综合征：突发性肝区痛，肝呈进行性肿大，腹水增长迅速，蛋白含量高。慢性者肝区疼痛可不显著；侧胸、腹壁有明显静脉曲张，特点是血流方向异常；肝功能多无明显损害。B超与CT可发现肝尾叶肿大，MRI显示肝静脉及下腔静脉部位有狭窄，必要时可做下腔静脉造影明确诊断。

(5)巨大肾盂积水：较为少见。发病缓慢，一般状况多较好，无肝病史，腹大似有腹水，但无移动性浊音，肾盂造影可以确诊。

五、治疗

肝硬化患者一般采取综合治疗措施，消除病因是阻断病情发展的关键，在此前提下，根据肝功能代偿与否的情况，采取相应治疗措施。代偿性患者无临床表现时，无须特别治疗；出现一般非特异性症候时，宜适当休息，劳逸结合及对症治疗。失代偿性患者的治疗，旨在维护肝功能，纠正代谢紊乱，降低门静脉压，防治并发症，以及对症治疗（消退腹水）。综合治疗措施如下。

(一)病因与抗纤维化治疗

1. 病因治疗

确定肝硬化病因后，宜尽可能消除或消退病因，病毒性肝炎仍有病毒复制者，宜采用适宜的抗病毒治疗；酒精性肝炎引起者绝对戒断饮酒；药物性肝损害引起者即时停药。自身免疫性肝炎宜用糖皮质激素（泼尼松）；血色病宜进行除铁（沉积）治疗，Wilson病则采用祛铜治疗等等。

2.抗纤维化治疗

肝硬化虽不能逆转,但病变仍呈活动者,宜用抗纤维化治疗,可减少纤维的进一步沉积,这对缓解或延缓病情的发展有益,甚而可逆转肝纤维化。秋水仙碱是唯一试用于临床并有对照研究的抗纤维化药物,治疗后中位存活时间11年,在安慰组为3.5年,但长期应用有毒副作用,顺应性差,故迄今尚缺乏充分依据证明该药可长期用于肝硬化抗纤维化治疗。

目前报告较多的是用于抗慢性丙型肝炎肝纤维化的治疗:①聚乙二醇 IFN-α2b;②IFN-γ;③血管紧张素Ⅱ-1型受体拮抗剂——氯沙坦;④己酮可可碱联合维生素E等。但尚缺乏多中心双盲、随机对照研究,有待循证医学进一步验证。肝纤维化治疗研究的靶点已日渐明确,但多处于实验阶段,距离临床应用尚有一段距离。

中医药抗肝纤维化治疗,有较好疗效,无明显不良反应,故具有一定优势,有关中医药抗肝纤维化的研究,近20余年来已取得了很大进展,代表方药多为益气、活血、化瘀方药,如血府逐瘀汤、复方861合剂、桃红四物汤、丹参饮、强肝软坚汤等;单味药物如桃仁、冬虫草、虫草菌丝等。

(二)饮食/肠胃外营养及支持治疗

1.饮食/胃肠外营养

能进食的患者宜高热量、少刺激、不坚硬粗糙、易消化的饮食,每日热量1500～2000kcal(6276～8368kJ),蛋白质每日1～1.5g/kg,再配合适量的糖类与脂肪,脂肪及肉食以能耐受为度。

腹水患者适量限钠,有稀释性低血钠者适量限水,有明显肝功能衰竭者,宜限制蛋白质摄入。不能进食或进食甚少者可用要素饮食,包括必需氨基酸、葡萄糖、新型脂肪乳剂(力保脂宁)、多种维生素、无机盐和微量元素,通过鼻饲或胃肠外营养。

2.支持疗法

旨在恢复肝功能,减轻肝坏死,促进细胞再生。治疗措施包括:①促肝细胞再生:肝细胞生长素;②保护肝功能:门冬氨酸-鸟氨酸注射液和(或)甘草酸苷等;③抗氧化制剂:谷胱甘肽或乙酰半胱氨酸;④纠正凝血机制障碍:新鲜冷冻血浆;⑤纠正有效动脉血容量不足或低清蛋白血症:人血清蛋白。

(三)降低门静脉高压的治疗

一旦确诊肝硬化,应做上消化道内镜检查,如有2～3级食管静脉曲张,宜采取预防首次出血的措施,首选普萘洛尔,40～160mg/d;次选纳多洛尔,40～80mg/d;一旦用药,长期持续服用,以免门静脉高压反跳,诱发出血。

非选择性β-受体阻滞剂(NSBB)作为降低门静脉高压、一级或二级预防静脉曲张破裂出血已有30年历史,迄今仍是预防食管、胃底静脉曲张破裂出血的第一线药物。30年来虽然也有研究报道其他药物能降低门静脉高压,但其效应仍逊于NSBBs,这些药物包括血管紧张素受体拮抗剂、α-受体拮抗剂、选择性β-受体阻滞剂、硝酸酯类以及内皮素受体拮抗剂等。2/3的患者对NSBBs的治疗有良好应答反应,应答反应的定义是:肝静脉压力梯度(HVPG)<12mmHg或较治疗前HVPG基线水平降低≥20%,故有条件者应在治疗前及治疗1～2个月后作HVPG检测,无应答者则停药。NSBBs的适应证是食管静脉中、重度(2、3级)静脉曲张

门静脉高压患者；其禁忌证为哮喘及呼吸衰竭、严重房室传导阻滞、严重低血压、难治性/顽固性肝硬化腹水、肝硬化心肌病以及肝肾综合征。NSBBs 联合硝酸酯类或联合内镜食管曲张静脉套扎(EVL)能否提高疗效，仍存争议。

(四)腹水的程序治疗

限钠、利尿是腹水的常规标准治疗，即一线治疗。根据病情缓急轻重及其对限钠、利尿剂的治疗反应，循序渐进，适时调整利尿剂用药模式及剂量或单一用药或联合用药或加用扩容和(或)血管收缩药；利尿剂开始用小量，无效时阶梯式逐渐增加至最大剂量。此种用药模式可使90%的患者腹水消退。对一线治疗无效的张力性腹水或难治性腹水，可考虑二线(大量腹腔穿刺放液或经颈静脉肝内门-体分流或三线治疗(肝移植)。

(五)肝移植及自体干细胞移植

1.肝移植

(三线治疗)失代偿性患者有下列指征者应考虑肝移植：①肝细胞衰竭：血清清蛋白浓度<30g/L，凝血酶原活动度<30%，血清胆红素浓度>170μmol/L；②反复发作的食管静脉曲张出血、自发性腹膜炎及肝性脑病；③难治性腹水/肝肾综合征。

2.干细胞移植

自体干细胞移植治疗肝脏疾病已取得了很大进展。有学者观察了骨髓干细胞移植(BMSCS)和外周血干细胞(PBSCS)移植对失代偿性乙型肝炎肝硬化的临床治疗效果。结果显示：干细胞治疗后12周，两组患者清蛋白、胆碱酯酶增高，PT值缩小，与治疗前比较，差异有统计学意义。干细胞移植治疗后24周，CTP评分减少，与治疗前比较，差异有统计学意义。说明BMSCS 及 PBSCS 移植均可改善失代偿性乙型肝炎肝硬化患者的肝功能。这一治疗方法不存在供体问题，值得循证医学进一步验证与确认。

第三节 慢性胰腺炎

慢性胰腺炎(CP)是由多种原因引起胰腺实质和胰管不可逆慢性炎性病变。因炎症持续不断地发展，导致腺体发生了不可逆损害，并在临床上表现出反复发作的上腹部疼痛，进行性内、外分泌功能衰退等多种临床症状。

CP 的发病率与患病率尚缺乏大规模人群研究的数据。现有的流行病学调查表明，CP 的发病率呈逐年增长的趋势，其全球的发病率为9.62/10万，病死率为0.09/10万，男性患病约为女性的2倍。印度是全球范围内CP发病率最高的国家，达到125/10万，美国成人的发病率、患病率分别为24.7/10万、91.9/10万，日本CP的发病率、患病率分别为14/10万、52/10万。我国CP的患病率约为13/10万。

一、病因与发病机制

(一)病因

目前认为CP的病因复杂，M-ANNHEIM分类系统将CP的危险因素分为饮酒(A)、吸烟

(N)、营养(N)、遗传因素(H)、输出导管因素(E)、免疫因素(I)以及混杂、少见和变化的代谢因素(M)。TIGAR-O分类法将CP的病因归为毒物代谢性、特发性、遗传性、自身免疫性、复发性和重症急性胰腺炎相关性与梗阻性六大类,每类细分为若干小类,对应不同的易感因素。毒物代谢性因素主要包括酒精和烟草,其中酗酒是CP的主要致病因素之一,在我国约占20%,而在日本与西方国家占50%~60%,如果CP患者的平均乙醇摄入量>80g/d(男)或60g/d(女),持续2年以上,并排除其他病因,则定义为酒精性慢性胰腺炎(ACP)。吸烟被认为是CP的独立危险因素,吸烟量达到每日20支以上可增加慢性胰腺炎的风险至非吸烟人群的1.87倍。特发性慢性胰腺炎(ICP)指排除任何已知病因的CP患者,在我国较为常见,常见的致病突变为SPINK1 c.194+2T>C。基因突变是CP的重要发病因素,主要包括PRSS1、PRSS2、SPINK1、CTRC、CASR、CFTR等与胰蛋白酶途径相关的基因,在CP患者两代或以上的亲属中,存在至少2个一级亲属或至少3个二级亲属患有CP或RAP,定义为遗传性慢性胰腺炎,其属于常染色体显性遗传,以PRSS1基因突变多见,而散发性胰腺炎中SPrNk1基因和CFTR基因较为常见。自身免疫性胰腺炎(AIP)是一种由自身免疫异常引起的特殊类型的CP,常表现为黄疸、弥散性或局限性胰腺肿大、胰管不规则狭窄、血清IgG4升高,类固醇治疗效果明显,但复发率较高。复发性急性胰腺炎(RAP)是一种特殊类型的胰腺炎,指至少有两次急性胰腺炎(AP)的发作病史,且缓解期内无胰腺组织或功能的异常改变。目前认为RAP是CP发生的高危因素,约有1/3的RAP患者最终演变为CP。慢性梗阻性胰腺炎在临床中并非不常见,主要包括胰腺或胆管的肿瘤、Oddi括约肌功能障碍、环状胰腺及其他先天畸形、AP或胰腺创伤后的胰管狭窄。

(二)发病机制

目前CP的发病机制尚未完全清楚,随着研究的深入,我们认识到CP是由遗传、环境、代谢和(或)其他致病因素共同引起,关于这些因素如何导致CP的发生,目前有四大经典学说试图进行解释,包括:①毒性代谢学说:该学说认为与酒精性肝病类似,酒精能对胰腺腺泡细胞产生直接的毒性作用,改变细胞内的物质代谢,促进脂质积聚并产生脂肪变性和细胞坏死,最终引起广泛纤维化;②氧化应激学说:该学说认为混合功能氧化酶(MFO)过度活跃是胰腺疾病的根源所在,MFO在催化有害物质解毒的过程中能产生一系列活性分子,导致氧化剂与抗氧化剂的失衡,形成一种氧化应激状态,这些活性分子能通过脂质过氧化损伤胰腺细胞的细胞膜,继而出现溶酶体和酶原颗粒脆性增加并出现自溶、肥大细胞脱颗粒、血小板聚集,随之出现胰腺炎症、组织损伤和纤维化;③结石-胰管梗阻学说:该学说认为酒精能通过某种途径增加胰液的成石性,继而出现蛋白栓和胰石,结石与胰液引流不畅形成恶性循环,当梗阻发展到后期,胰腺出现萎缩和纤维化;④坏死-纤维化学说:该学说认为AP与CP密切相关,AP反复发作引起胰腺炎症和坏死,促进胰腺导管周围区域的瘢痕形成,从而促进小导管的阻塞、胰液引流不畅,继而出现胰石,胰石引起胰管梗阻导致胰腺萎缩和纤维化。

二、临床表现

CP的临床表现主要包括间断上腹痛和胰腺功能减退。发作性上腹部疼痛是其典型表现,发生率超过60%,可伴有腰背部的放射痛,疼痛发生频率和持续时间不定,常因饮酒或高脂饮食诱发。腹痛可分为间歇性腹痛和持续性腹痛两型,前者包括AP以及间断发作的疼痛,后者表现为频繁的腹痛加重和(或)长期连续的腹痛。在疾病早期,腹痛持续时间常较短,间歇期较长,随着疾病加重,发作频率升高,持续时间延长,间歇期变短,在无痛期间可表现为上腹部的持续不适或隐痛,但部分患者随着胰腺外分泌功能不断下降,腹痛症状反而减轻,甚至消失。腹痛发作时,患者可采取坐位、屈膝进行缓解,躺下时腹痛加剧,即出现特殊的胰腺体位。

胰腺外分泌功能不全(PEI)是指进餐后胰酶的分泌量难以维持正常的食物消化,当胰腺外分泌功能丧失90%以上才会出现明显的PEI,表现为消瘦、饭后腹胀、食欲减退、脂肪消化和吸收不良,甚至出现脂肪泻,每日排便次数增多,粪便有恶臭味,呈泡沫状且浮于水面上,镜检可见脂滴和肌纤维。若不及时治疗,可导致循环中脂溶性维生素水平降低,导致皮肤粗糙、夜盲症、出血倾向等。胰腺内分泌功能不全即出现糖代谢障碍,包括糖耐量异常和糖尿病,约1/3的CP患者表现为显性糖尿病,约1/3患者仅表现为糖耐量异常。

三、辅助检查

(一)影像学检查

1. X线平片

早期CP常无明显征象,中晚期CP患者可见局部或弥散性胰腺钙化,局部胰腺钙化的特异性较差,可出现在胰腺癌、实性假乳头状瘤等其他胰腺疾病,而弥散性胰腺钙化对CP来说具有特异性,但敏感性并不高,多在患病多年以后才能出现。

2. 超声检查

常作为CP的初筛检查,部分患者可见伴有声影的胰腺高回声病灶、胰腺大小改变、胰管形态异常、胰腺假性囊肿等,但敏感度和特异度较低,需与胰腺癌、炎性假瘤进行鉴别。

3. 计算机断层扫描(CT)检查

CP诊断的首选检查,典型表现是胰腺萎缩、钙化及胰管扩张,敏感性和特异性分别在80%和90%以上。胰腺萎缩可以局限性或完全性,可伴有脂肪替代,此时腺体密度明显下降(呈负值),弥散性萎缩也可见于糖尿病患者,此时难以分辨因果关系,部分CP患者也可出现胰腺体积增大,多为弥散性,提示伴有假性囊肿或炎性水肿,也可出现胰头局限性肿大,需与肿瘤、炎性假瘤进行鉴别。多数CP患者的CT显示不同程度的胰管扩张,扩张可累及全部胰腺,也可局限在某部或与狭窄交替同时存在,胰管扩张的范围与阻塞部位有关。CT是显示胰腺钙化的最优方法,平扫CT检查即可发现微小钙化灶,钙化可在胰腺实质或胰管内,需与胰腺周围淋巴结或脾动脉钙化鉴别,ACP的钙化发生率约为84%,高于其他病因者。约有1/3的CP患者合并假性囊肿,其与AP不同,CP并发的囊肿主要位于胰腺内,常多发,囊壁较厚,可伴有钙化。

4. 磁共振成像(MRI)和磁共振胆管成像(MRCP)检查

常规MRI检查对CP的诊断价值与CT类似,与CT相比,MRI扫描对胰腺钙化的显示不如CT,但对CP的胰腺形态学改变更敏感,包括胰腺萎缩、胰管扩张等,且能了解胰腺纤维化的程度,能更早期地诊断 CP。CP 合并的假性囊肿在 T_1WI 呈低信号,T_2WI 呈高信号影,MRI 对小囊肿的敏感性与特异性较 CT 高。MRCP 主要用于检查胆胰管的病变,包括胆管狭窄或扩张、主胰管(MPD)扩张,根据其扩张表现来鉴别判断 CP 和胰腺癌,MRCP 还能直接显示胰腺病灶,根据其形态特征和增强后的血流动力学特点来进行诊断。磁共振检查也可用于评估胰腺的外分泌功能,在静脉注射胰泌素后行磁共振胰管成像,观察胰液在十二指肠中的充盈情况,以此判断 PEI 的严重程度,该方法将形态学和功能学相结合,不仅能观察胰管形态,还能对 PEI 进行半定量评估,提高了 PEI 的早期诊断率,且侵入性小,无需行十二指肠管或内镜检查,便于 CP 患者治疗后的随访。

5.超声内镜(EUS)检查

主要表现为胰腺实质和胰管异常、胰腺结石、假性囊肿,其敏感性较高,对早期 CP 的诊断具有优势。EUS 显示胰腺实质内散在的点状或条状高回声,常伴有 MPD 不规则扩张,可见胰腺大结石呈粗大的弧形、圆形或椭圆形致密强回声,伴有"彗星尾征",有助于 CP 的确诊。假性囊肿多呈无回声的不规则或圆形肿物,囊壁较薄,内壁光滑,且后发伴增强效应。对于难以判别良恶性的胰腺肿块,可在 EUS 引导下行细针穿刺活检(FNA),用于肿块型 CP 与胰腺癌的鉴别诊断。

6.内镜逆行胆胰管造影(ERCP)检查

ERCP 是诊断胆胰疾病的"金标准",通过内镜下十二指肠乳头插管注入造影剂,从而逆行显示胆、胰管,但该检查属于有创操作,单纯诊断性的 ERCP 逐渐被 MRCP 所替代。1983 年提出的剑桥分级标准根据 ERCP 下的胰腺表现将 CP 分为 5 级,包括正常(MPD 和 BPD 均正常)、可疑(MPD 正常,BPD 的病变数量<3)、轻度(MPD 正常,BPD 的病变数量>3)、中度(MPD 病变,BPD 的病变数量>3)、重度(中度病变基础上合并其他特征,包括 MPD 堵塞、充盈缺损、严重不规则扩张、长径>1cm 的大囊肿)。此外,ERCP 还能对部分 CP 患者进行病因学诊断,还能在术中获得胰液或细胞标本,用于后续的细胞学检查、肿瘤标志物分析和突变基因筛查,帮助良恶性的鉴别。

7.胰管镜

操作者能直接观察胰管内的病变情况,同时能收集胰液,进行组织学活检或细胞刷片等检查,有助于 CP 的早期诊断与鉴别诊断,但费用昂贵,公在少数单位有开展。

(二)实验室检查

1.内分泌功能

可通过检测空腹血糖、随机血糖、糖化血红蛋白、口服葡萄糖耐量试验来判断有无合并糖尿病,建议 CP 患者每年至少检查 1 次血糖状况,必要时检查胰岛素和 C 肽水平。CP 合并糖尿病患者的血糖波动大,被认为是"脆性糖尿病",胰岛细胞的自身抗体均阴性,胰腺 PP 细胞分泌的胰多肽基线水平降低。

2.外分泌功能

尽管多年前即开始应用于临床,但进度缓慢,尚无统一标准,且应用不多。

(1)直接法:包括胰泌素试验和胰泌素-雨蛙素试验,通过静脉注射胰泌素或胰泌素联合雨蛙素来刺激胰腺分泌,收集十二指肠液后进行检测,是判断胰腺外分泌功能的"金标准",敏感性和特异性较高,但属于侵入性检查,成本较高,临床应用受限。

(2)间接法:包括粪便检测、血液检测、尿液检测与呼气试验,与直接检测相比,间接检测法具有操作简单、无创、成本低等优点,尽管敏感性和特异性较差,但临床应用更广泛,常用的主要是粪弹性蛋白酶检测,采用酶联免疫黏附法检测粪便中的弹性蛋白酶水平,当弹性蛋白酶<200μg/g 粪便,可诊断为轻度 PEI,若<100μg/g 粪便,则为重度 PEI,此方法在 CP 患者中诊断 PEI 的敏感性、特异性分别为 94%、93%,对中重度 PEI 的诊断敏感性接近 100%,但对于轻度 PEI 的灵敏度不高(63%)。^{13}C 呼气试验是指受试者口服 ^{13}C 标记的底物(如甘油三油酸酯、胆固醇辛酸盐等)后,通过光谱测定法或红外线分析法测定呼出气中含有特殊标记的 CO_2 含量,以此间接评估胰腺外分泌功能。

3.基因检测

该方法主要适用于起病年龄<20 岁的青少年 CP 患者、有胰腺疾病家族史以及 ICP 患者,采集患者的外周静脉血,抽提 DNA 后进行基因测序分析。

4.其他检查

在常规实验室检查中,血常规、电解质水平常正常,除非因呕吐或食物摄入严重不足。CP 患者的血清淀粉酶和脂肪酶水平可正常或轻度升高,急性发作期、合并假性囊肿时可见血清的淀粉酶水平升高,若合并胸腔或腹腔积液,胸、腹水的淀粉酶含量常显著升高。糖类抗原 19-9(CA19-9)是胰腺癌临床应用价值的肿瘤标志物,但少数 CP 患者也可升高,多为轻度,若持续升高应高度怀疑胰腺癌。此外,血钙、血脂、甲状旁腺功能、IgG4 等检查有助于判断 CP 的病因,血白蛋白、血镁、脂溶性维生素水平等有助于判断营养状况。

四、诊断与鉴别诊断

(一)诊断流程与标准

主要诊断依据包括:①影像学典型表现;②组织学典型表现。

次要诊断依据:①血淀粉酶水平异常;②反复发作的上腹痛;③PEI 表现;④胰腺内分泌功能不全表现;⑤基因检测发现与 CP 相关的致病突变;⑥大量饮酒史,平均乙醇摄入量>80g/d(男)或 60g/d(女),且持续 2 年以上。

CP 诊断流程如下:当患者出现反复胰腺炎发作或上腹痛,腹部平片或超声检查有胰腺异常,同时出现 PEI 表现时,应怀疑 CP 可能,及时进行影像学检查(CT/MRI/MRCP/EUS)和实验室检查,当出现影像学或组织学的典型表现(至少 1 项主要诊断依据)时,可确诊 CP,若出现影像学或组织学的非典型表现,同时次要诊断依据至少 2 个,则同样确诊 CP,否则为疑诊 CP。

确诊 CP 后,可根据有无出现胰腺功能不全分为代偿期和失代偿期,也可分为 5 期:亚临床期(0 期,无临床症状)、无胰腺功能不全期(1 期,仅有 AP 发作史或反复腹痛史)、部分胰腺功能不全期(2 期,内分泌或外分泌功能不全)、完全胰腺功能不全期(3 期,内分泌和外分泌功能均不全)、无痛终末期(4 期,内分泌和外分泌功能均不全,且无疼痛表现),据此选择治疗方案和预后评估。

(二)鉴别诊断

主要是肿块型 CP 与胰腺癌进行鉴别。有 10%~36% 的 CP 患者的胰头部可出现局灶性肿块,肿块的性质判断影响了其临床治疗方法,具有重要意义。在 CP 背景下,临床上鉴别肿块型 CP 与胰腺癌非常困难,两者的临床特征、影像学表现、肿瘤标志物等类似,且两者可互为因果,需联合以下检查进行综合判断:①影像学:常规影像学检查方法的鉴别诊断能力有限,故目前主要依靠组织学、细胞学和基因检测,其中 EUS 的鉴别价值较高,包括组织弹性成像技术与 EUS-FNA,但有一定的假阴性率,正电子发射体层摄影(PET)检查的鉴别诊断价值更高,但价格昂贵,难以广泛应用;②血液检测:敏感性和特异性均较低,鉴别价值不大,指标包括 CA19-9、黏蛋白 1、间质金属蛋白酶 7、癌胚抗原等其他肿瘤标志物;③分子学诊断:诊断物质包括血液、胰液、胰腺组织或细胞,常用指标包括癌基因(K-ras、Her-2 等)、抑癌基因(p53、p16 等)、染色体或染色体片段丢失(LOH 等),其中 K-ras 基因是胰腺癌突变率最高的基因,但目前临床上仍缺乏满意的分子标志物,需联合多个标志物进行分子学诊断。

五、治疗

CP 的治疗原则是去除病因,控制症状,改善胰腺功能,防治并发症,提高生活质量。目前认为 CP 的治疗是内科、外科、消化内镜、麻醉、营养等多学科的综合治疗,可考虑采用药物→体外震波碎石术→内镜介入治疗→外科手术(MEES)的阶梯治疗模式。

(一)一般治疗

患者应戒烟、绝对禁酒,调整饮食结构,避免高脂饮食和暴饮暴食,适当运动、补充脂溶性维生素与微量元素,慎用糖皮质激素、雌激素、甲基多巴等可能与发病相关药物,在发作期间给予高热量和高蛋白饮食,必要时给予肠内、外营养支持。

(二)内科治疗

1.胰腺外分泌功能不全治疗

外源性胰酶替代治疗(PERT)是 PEI 的标准治疗方法,通过进食时提供充足的胰酶制剂,以帮助营养物质的消化和吸收,减轻患者腹痛、脂肪泻等症状,改善患者的营养状况,提高生活质量,且最好在餐中服用,胰酶需要量与吸收消化不良之间并不呈线性相关,故推荐胰酶剂量依个体递增至最低有效剂量,效果不佳时可联合应用质子泵抑制剂、H_2 受体拮抗剂等抑酸药。现代化的胰酶制剂是具有肠溶包衣的超微微粒球体内的胰腺提取物,由于肠溶包衣的保护,这些酶在胃内低 pH 环境下不会被胃酸降解,但在十二指肠高 pH 环境下肠溶包衣降解,释放出胰酶帮助消化、吸收。PERT 的治疗指征是体质量下降、出现脂肪泻与每日粪脂排出>15g(每日饮食含大约 100g 脂肪),也有学者认为所有 PEI 患者均应接受胰酶替代治疗。此外,应合理进行营养支持,适当补充脂溶性维生素(主要是维生素 D),症状不缓解时可考虑提高食物中链甘油三酯的百分比,不仅能提供热能,还能促进脂溶性维生素的吸收,减少脂肪泻。

2.胰腺内分泌功能不全治疗

首先改善饮食结构和生活方式,提倡糖尿病饮食,根据糖尿病的进展程度及其他并发症的发生情况制订降糖措施,尽量选择口服降糖药,对怀疑存在胰岛素抵抗且无服药禁忌证者,首选二甲双胍进行血糖控制,其他降糖药的不良反应较多,必要时加用促胰岛素分泌药物。对于严重营养不良、症状性高血糖、口服降糖药物疗效不佳者,应选择胰岛素治疗,注射期间注意预防低血糖发作。

(三)内镜介入治疗

1. 胰管结石

根据 X 线能否透过,胰管结石可分为阳性结石和阴性结石,两者可单独出现,也可合并存在,常分布在胰头部。根据结石的位置,又可分为 MPD 结石和 BPD 结石,目前临床上主要针对 MPD 结石进行治疗,尤其是位于胰头、体部的结石,MPD 梗阻与患者的腹痛症状有关,内镜治疗是 MPD 梗阻的首选治疗方法。对于体积较小(长径≤5mm)的 MPD 结石,采用 ERCP 多能成功取出结石、完成引流。对于体积较大(长径>5mm)或内镜取石失败的 MPD 阳性结石,首选体外震波碎石术(ESWL)进行治疗,ESWL 是应用冲击波发生器产生的冲击波,将高能量高压力作用于结石,从而使结石被击碎,碎石成功后再通过 ERCP 取出结石。ESWL+ERCP 术对 MPD 结石的完全清除率、MPD 引流率分别达 70%、90% 以上,能使多数胰管结石患者避免了外科手术,对患者疼痛症状缓解与胰腺功能的保存改善有重要意义。对于青少年 CP 患者、胰腺外科术后结石复发等特殊 CP 患者,内镜介入治疗(ESWL、ERCP)同样是一种安全有效的治疗方法,能有效缓解患者的腹痛,减轻胰腺炎的发生。ESWL 的禁忌证包括胰腺恶性病变、胰腺脓肿、凝血功能障碍、腹腔动脉瘤、巨大肝囊肿、肾囊肿等。ESWL 术后不良事件可分为一过性有害事件和并发症两大类,前者包括局部皮肤瘀斑、血尿、高淀粉酶血症、一过性腹痛、肝功能损伤等,是冲击波引起的一过性损伤,无需特殊的医疗干预及延长住院时间;后者指需要临床处理的、影响治疗流程与住院时间的并发症,总发生率约为 6.7%,主要包括术后急性胰腺炎、出血、穿孔、感染、"石街"等,大多数患者经过内科保守治疗后痊愈。

2. MPD 狭窄

首选 ERCP+胰管支架植入术,以此解除狭窄、引流胰液,术中可切开胰管括约肌、扩张胰管,反复插管失败者可考虑进行副乳头插管,术后能使疼痛缓解率达 70% 以上。通常选择塑料胰管支架,通常留置 6~12 个月,可视情况定期更换支架,效果不佳时可考虑植入多根塑料支架或选择全覆膜自膨式金属支架。若反复行 ERCP 术仍失败者,可考虑进行 EUS 引导下胰管引流术,但该手术的操作难度、手术风险高,仅推荐内镜介入治疗有丰富经验的单位开展。

3. 胰腺假性囊肿

CP 并发胰腺假性囊肿(PPCs)的发生率为 10.4%~11.9%,主要是由 MPD 内的大结石继发产生,根据其与结石、MPD 的位置可分为 3 种类型。当假性囊肿持续增大、引起明显不适或出现感染、破裂、出血等并发症时,应首选内镜介入治疗,其对无并发症的胰腺假性囊肿的治疗成功率超过 70% 以上,效果与外科手术相当。对于位于胰头或体部、体积不足 6cm 的交通性假性囊肿,首选内镜下经十二指肠乳头引流,对于非交通性假性囊肿这可考虑行 EUS 引导下经胃十二肠壁引流术。

4. 胆总管狭窄

CP 并发胆总管狭窄的发生率约为 15.8%,男性患者的发生风险高于女性,近一半患者出现黄疸、胆管炎、肝功能减退等相关症状。当胆总管狭窄合并黄疸、胆管炎或持续 1 个月以上的胆汁淤积时,首选行 ERCP+胆管支架植入术,术中可植入多根塑料支架,效果优于单根塑料,通常留置 6~12 个月,可视情况定期更换支架,其长期有效率达到 90%,与全覆膜自膨式金属支架的效果接近。

(四)外科手术

CP手术的主要适应证如下。

(1)顽固性疼痛经内科治疗无效者。

(2)并发假性囊肿、胰瘘或胰管结石经内镜治疗无效或不能实施内镜治疗者。

(3)伴有可手术治疗的胆道疾病,如结石、胆管狭窄。

(4)慢性胰腺炎引起难以消退的阻塞性黄疸。

(5)不能排除胰腺癌者。手术方法有胰内引流、十二指肠乳突成形术、去神经术、胰腺远端切除术、胰十二指肠切除术、全胰切除术等。

第四章

内分泌系统疾病

第一节 甲状腺功能亢进症

甲状腺毒症是指过量的甲状腺激素导致的临床症状。甲状腺功能亢进症则仅限于甲状腺本身激素合成和分泌过度而引起的甲状腺毒症。甲状腺毒症也可以出现在甲状腺非亢进状态的疾病,如甲状腺炎和甲状腺激素过度摄入。亚临床型甲状腺功能亢进症定义为血清促甲状腺激素(TSH)低水平或不可测出,与之同时的三碘甲腺原氨酸(T_3)和游离甲状腺素(T_4)评估水平在正常参考范围。

甲状腺功能亢进症有多种病因,最常见的包括 Graves 病、毒性多结节性甲状腺肿(TMNG)和甲状腺自主高功能腺瘤(毒性腺瘤,TA)、碘甲状腺功能亢进症、垂体性甲状腺功能亢进症、绒毛膜促性腺激素(hCG)相关性甲状腺功能亢进症。

内源性和外源性的甲状腺功能亢进症都表现为血清甲状腺激素水平升高和 TSH 被抑制。Graves 病是甲状腺功能亢进症的最常见原因,占所有甲状腺功能亢进症的 85% 左右。Graves 病是促甲状腺受体抗体(TRAb)刺激 TSH 受体而引起甲状腺激素过度产生的一种自身免疫紊乱状态。国外研究报道毒性结节性甲状腺肿与年龄及地方性碘缺乏有关,该病在老年人和缺碘地区中多见。但部分外周血甲状腺激素水平升高是由于甲状腺组织炎症损伤使已合成的甲状腺激素释放至循环系统,并非甲状腺本身功能增高。国外报道,约 10% 甲状腺毒血症与无痛性甲状腺炎、亚急性甲状腺炎、产后甲状腺炎或用锂和细胞因子(如干扰素-α)治疗有关。

一、Graves 病

(一)病因

目前认为,Graves 病是自身免疫性甲状腺疾病。大约 15% 的 Graves 病患者有明显的家族遗传易感性,中国人本病发生与人白细胞相关性抗原(HLA)-B_{46}明显相关。环境因素如感染、应激和性腺激素等的变化可能是本病的诱因。

(二)发病机制

自身免疫改变是本病的重要特征。血清中有抗甲状腺过氧化物酶抗体(TPOAb),抗甲状腺球蛋白抗体和 TSH 受体抗体(TRAb 和 TSHAb),甲状腺中有淋巴细胞浸润。迄今研究提示,促甲状腺激素受体抗体是引起 Graves 病的主要的、直接的原因。Graves 病患者血中 TRAb 包括甲状腺刺激抗体(TSAb 或 TSI)及促甲状腺激素结合抑制免疫球蛋白(TBII)。甲状腺刺激抗体直接作用在甲状腺细胞膜的 TSH 受体,刺激甲状腺的生长并使其功能亢进。研究发现在未治疗的 Graves 病患者绝大多数 TSI 和 TBII 阳性,提示由不同的 B 淋巴细胞产生的这两种抗体对 Graves 病的发病有重要的作用。

(三)临床表现

主要由于血液循环中甲状腺激素过多引起,其严重程度与病史长短、激素升高的程度和患者的年龄等因素有关。高代谢综合征为典型症状。

1.高代谢综合征

易激动、烦躁失眠、心悸、乏力、怕热、多汗、体重下降、食欲亢进、大便次数增多或腹泻,女性月经稀少。心动过速、颤抖、出汗、眼睑迟滞及凝视等症状可能与机体对儿茶酚胺呈过强反应有关或是心脏儿茶酚胺受体对甲状腺激素介导作用增强所致。可伴周期性瘫痪(亚洲的青壮年男性多见)和近端肌肉进行性无力、萎缩,以肩胛骨和骨盆带肌群受累多见,多伴血清钾降低。伴重症肌无力的不足 1%,临床表现为晨轻暮重的进行性肌疲劳无力,新斯的明试验阳性。少数老年患者表现为高代谢综合征不典型,反而表现为乏力、心悸、厌食、抑郁、嗜睡、体重明显减少,称为淡漠型甲状腺功能亢进症。

2.甲状腺肿

Graves 病大多数患者有不同程度的甲状腺肿大。甲状腺肿为弥散性,质地偏软至中等(病史较久或食用含碘食物较多者可较坚韧),无压痛。甲状腺上下极可触及震颤,闻及血管杂音。少数患者甲状腺不肿大。

3.心血管系统改变

心率增快,心脏扩大,心律失常(心房颤动等),脉压增大等。

4.黏液性水肿

见于少数病例。多见于下肢,表现为胫骨前皮肤粗糙,肿胀,非凹陷型,呈橘皮状。

5.眼部表现

主要包括:①突眼度不超过 18mm。②Stelling 征:瞬目减少,双眼炯炯发亮。③上睑挛缩,眼裂增宽。④vonGracfc 征:双眼向下看时由于上眼睑不能随眼球下落,出现白色巩膜。⑤Joffroy 征:眼球向上看时,前额皮肤不能皱起。⑥Mobius 征:双眼看近物时,眼球辐辏不良。浸润性突眼也称 Graves 眼病(GO),现亦为甲状腺相关性眼病,与眶周组织的自身免疫炎症反应有关。

(四)辅助检查

1.促甲状腺激素(TSH)

甲状腺功能改变时,TSH 的波动较甲状腺激素更迅速且显著,是反映下丘脑-垂体-甲状腺轴功能的敏感指标。临床上一般检测 TSH 和 FT_4 便可初步评估甲状腺疾病。1995 年美国国家临床生物化学家协会提出 TSH 作为一线测试项目(Front-lineTest),游离甲状腺素(FT_4)作为主要的后续项目。检测技术的改进使 TSH 检验敏感度明显提高。目前检测血清 TSH 常用的方法有免疫放射法(IRMA)(灵敏度 0.1~0.2mU/L),免疫化学发光法(ICMA)

(灵敏度 0.01~0.02mU/L)。血清 TSH 可用于甲状腺功能亢进症筛查,一般甲状腺功能亢进症患者 TSH<0.1mU/L,但垂体性甲状腺功能亢进症 TSH 正常或升高。采用 ICMA 测定的敏感 TSH(sTSH)为国际公认的诊断甲状腺功能亢进症的首选指标。

2.甲状腺激素

包括游离甲状腺素(FT_4)、游离三碘甲状腺原氨酸(FT_3)、总甲状腺素(TT_4)和总三碘甲状腺原氨酸(TT_3)。甲状腺功能亢进症时,血清游离 T_4(FT_4)、游离 T_3(FT_3)、总 T_4(TT_4)和总 T_3(TT_3)水平升高。血清 FT_4 和 FT_3 水平不受甲状腺结合球蛋白(TBG)的影响,较 TT_4、TT_3 测定能更准确地反映甲状腺的功能状态。但 TT_3、TT_4 指标稳定,可重复性好,在不存在 TBG 影响情况下,临床上测定 TT_3、TT_4 同样能反映甲状腺功能。影响 TBG 的因素包括妊娠、服用雌激素、肝病、肾病、低蛋白血症、使用糖皮质激素等。有研究提示,Graves 病和毒性结节性甲状腺肿等合成激素过多的甲状腺疾病中,T_3 的合成比 T_4 相对多,总 T_3 和总 T_4 的比值(ng/μg)多>20,而无痛性或产后甲状腺炎总 T_3 和总 T_4 的比值常<20。对于存在甲状腺扫描和摄碘检查禁忌证(如怀孕和哺乳期)的患者,该比值或有助于评价甲状腺功能亢进症的病因。

3.甲状腺自身抗体

理论上,甲状腺刺激抗体(TSAb)阳性提示 Graves 病,也作为判断 Graves 病预后和抗甲状腺药物停药的指标。但是 TSAb 的测定条件较复杂,临床开展尚不普及。在甲状腺功能亢进症状态下,甲状腺受体抗体(TRAb)可作为诊断 Graves 病的替代检查。甲状腺刺激性免疫球蛋白(TSI)、第 2 代的 TSH 结合抑制性免疫球蛋白(TBII)、甲状腺过氧化物酶抗体(TPOAb)和甲状腺球蛋白抗体(TgAh)阳性是甲状腺自身免疫病因的佐证。

4.甲状腺摄^{131}I 摄取率和功能试验

甲状腺^{131}I 摄取率可用于甲状腺毒症的病因鉴别诊断,但已不作为甲状腺功能亢进症诊断的常规指标。除非最近暴露于碘,甲状腺本身功能亢进时,^{131}I 摄取率增高,摄取高峰前移。Graves 病患者通常对放射碘摄取增加,图像多呈弥散性,而毒性结节性甲状腺肿放射碘摄取为正常或偏高。单独毒性腺瘤的表现为灶性摄取增加而其周围和对侧的甲状腺组织的摄取受到抑制。毒性多结节性甲状腺肿常表现为多区域的灶性增加,存在比较广泛的自主性结节时则难以与 Graves 病相鉴别。在破坏性甲状腺毒症,如亚急性、无痛性或产后甲状腺炎或人为摄取甲状腺激素或过量的碘摄取等情况下,^{131}I 摄取率降低,甚至接近零。^{131}I 摄取率也用于^{131}I 治疗时计算放射剂量。目前 T_3 抑制试验已基本被摒弃。

5.甲状腺放射性核素静态显像

锝闪烁显像(^{99}Tc)是利用高锝酸盐在甲状腺停留而获得的甲状腺功能性显像,但无器官特异性。^{99}Tc 或^{123}I 闪烁显像均可用于甲状腺结节的甲状腺功能亢进症的病因诊断,对鉴别毒性多结节性甲状腺肿和自主高功能腺瘤的意义较大。

6.甲状腺 B 超

放射碘检查为禁忌,如怀孕、母乳喂养或新近有碘暴露,彩色多普勒提示甲状腺增大,血流增加对诊断甲状腺高功能有一定帮助,甲状腺炎症时有特征性改变,颈部淋巴结可增大。

(五)诊断

1.病史采集和体格检查

包括脉率、血压、呼吸和体重,评估甲状腺体积,是否有触痛、腺体的对称性和结节情况、肺、心脏和神经、肌肉功能、外周水肿、眼部症状、胫前黏液性水肿等情况。

2.辅助检查结果

(1)血清激素:TT_4、FT_4、TT_3、FT_3 增高,TSH 降低(一般<0.1mU/L)。T_3 型甲状腺功能亢进症时仅有 TT_3、FT_3 增高。符合上述特点可诊断临床甲状腺功能亢进症。若合并 TRAb 阳性,甲状腺弥散性肿大考虑为 Graves 病。

(2)T_3 型甲状腺毒症:是指仅血清 T_3 升高而 TT_4 和 FT_4 正常,而 TSH<0.01mU/L,通常出现在疾病早期或甲状腺自主高功能腺瘤。

(3)其他:甲状腺功能亢进症症状的严重程度与血清游离甲状腺激素水平的升高部分相关,但年龄对甲状腺症状的发生和严重程度的影响更为明显。甲状腺体积、梗阻症状、Graves 眼病等临床表现可能与甲状腺功能亢进症症状或严重程度不一致。对年龄较大的患者,宜密切关注是否合并心血管并发症,超声心动图、心电图、24h 动态心电图或心肌灌注等检查有助于评估。

(六)鉴别诊断

1.破坏性甲状腺炎

在大部分患者,亚急性和无痛性甲状腺炎的鉴别并不困难。亚急性甲状腺炎常伴有疼痛,触诊腺体质中到硬,红细胞沉降率(ESR)几乎总大于>50mm/h 甚至>100mm/h。无痛性甲状腺炎患者多有家族史或甲状腺自身免疫抗体阳性。

2.人为使用甲状腺激素

可通过询问病史了解是否摄入了过量的甲状腺激素,检查可见放射碘摄取率极低和甲状腺球蛋白降低。

(七)治疗

抗甲状腺药物(ATDs),^{131}I 治疗(放射碘)或甲状腺切除术均是治疗甲状腺功能亢进症和 Graves 病相对安全的初始选择。目前,在甲状腺功能亢进症治疗方式的选择上存在不同的地域文化差异,如在我国、英国和大部分亚洲地区,医师最常选择 ATDs 和(或)外科手术治疗;而在美国,更多医师倾向于放射碘治疗。然而,研究发现 Graves 病患者随机分配至以上任一种治疗后,其长期预后是大致相仿的。因此,宜在充分考虑后选择合适的治疗方案。

1.抗甲状腺药物(ATDs)治疗

抗甲状腺药物应用于临床已有 60 余年。治疗目标是使患者尽可能快速、安全地达到甲状腺功能正常。药物治疗并不能直接"治愈"Graves 甲状腺功能亢进症,其主要的作用是减低甲状腺激素的合成和在疾病自发缓解前维持甲状腺功能正常状态,但合适的剂量可有效地控制甲状腺功能亢进症,并可能带来有益的免疫抑制作用。

(1)适应证:患者缓解可能性较大(尤其是病情较轻的女性,甲状腺体积较小和 TRAb 阴性或低滴度);老年患者有并发症时手术风险增加或期望寿命有限;既往颈部手术或外照射治疗;无法行甲状腺大部分切除术患者;中到重度活动性 GO。

(2)禁忌证:存在长期ATD治疗禁忌,如已知既往对ATDs有严重不良反应者。

(3)抗甲状腺药物的种类和疗程:MMI和PTU是常用的抗甲状腺药物,卡比马唑是MMI的前体。卡比马唑在体内快速转换为MMI(10mg的卡比马唑转换成6mg的MMI),MMI和卡比马唑的作用方式是相同的。

MMI和卡比马唑每天1次给药则可,在开始予MMI治疗时,建议先予较高的剂量(10~20mg/d)以使甲状腺功能恢复正常水平,接着再把剂量滴定至维持剂量(通常5~10mg/d),儿童、青少年MMI给药的经典剂量是每天0.2~0.5mg/kg。PTU的作用时间较短,根据甲状腺功能亢进症的严重程度,常需每天2~3次给药,起始剂量每次50~150mg,每天3次。维持量为50mg,每天1~2次。

MMI顿服的依从性优于PTU的多次给药方案(83% vs.53%)。Graves病的ATD治疗中首先考虑甲巯咪唑。在妊娠前3个月、甲状腺危象、对甲巯咪唑治疗反应小且拒绝行放射碘或手术治疗的患者应考虑使用丙硫氧嘧啶。

有学者提出,"阻断和替代治疗",即在抗甲状腺药物维持量治疗的基础上加用左甲状腺素。但近期研究提示"阻断和替代法"可能增加与抗甲状腺药物剂量相关的并发症的发生率,建议尽量避免使用。

使用ATDs的患者整个疗程需12~18个月。起始治疗期每4周需监测血清游离T_4和T_3水平,根据结果调整剂量。在治疗后数月内血清TSH都有可能处于抑制水平,故TSH并不是监测治疗效果的良好指标,但当甲状腺功能亢进症症状缓解后同时监测游离T_4和TSH是必需的。减量期每4~8周监测甲状腺功能,在甲状腺功能完全正常后的维持量期,可每2~3个月评估T_3、T_4和TSH。在停用抗甲状腺药物前,建议复查TRAb水平,结果如正常提示缓解的概率更高。

(4)治疗前准备:部分Graves病患者由于自身免疫损害易发生血白细胞减少,肝酶升高也较常见,因此,建议在抗甲状腺药物治疗前检查白细胞分类计数,胆红素和转氨酶,如中性粒细胞计数$<0.5×10^9/L$或肝转氨酶升高大于正常高限的5倍是采用抗甲状腺药物治疗的禁忌证。

(5)不良反应:抗甲状腺药物常见的不良反应有过敏皮疹、肝脏损伤、黄疸、关节痛、腹痛、恶心、疲乏、白细胞减少、发热和咽炎等。

服用PTU或MMI都有出现白细胞减少,甚至粒细胞缺乏的可能,但循证依据显示PTU和低剂量MMI出现的概率相对较少些。建议服用抗甲状腺药物的患者定期监测白细胞计数,有助于早期发现粒细胞缺乏症。当出现发热和咽炎时应检查白细胞分类计数,如出现粒细胞缺乏应立刻终止用药。有学者认为,MMI或PTU的不良反应风险存在交叉,其中一种药物如发生粒细胞缺乏症,不建议更换为另一种药物。

研究指出,PTU引起肝脏损伤的发生率高于MMI。致命性暴发性肝坏死是严重的不良反应,如不能早期发现,会导致肝衰竭甚至死亡,报道中以PTU引起为主。在PTU使用过程中如出现皮肤瘙痒、黄疸、恶心或疲乏、腹痛或腹胀、食欲减退、大便颜色变浅、尿色加深、关节痛等临床表现时,应检查肝功能,以便及时处理。如转氨酶水平达到正常上限2~3倍(无论是在治疗初期、偶然发现或临床检查),且在1周内复查无改善者,不宜继续使用PTU。MMI肝毒性常见表现为胆汁淤积症,肝细胞损伤较少见,所以有学者提出,如 PTU 诱导的肝毒性不严重,可考虑改用 MMI 以控制甲状腺毒症。

据报道,MMI 和 PTU 可引起关节病和狼疮样综合征。PTU 偶尔会引起抗中性粒细胞胞质抗体(ANCA)相关性的小血管炎,这种发生风险是随着用药时间延长而增加的。轻微的过敏反应,如局限的小皮疹在使用 MMI 或 PTU 的患者中发生率为 5%。联用抗组胺药物可改善症状,如症状持续则需考虑停药,改用其他的治疗方式。

停用 ATDs 治疗 1 年后,血清 TSH、FT_4 和 T_3 水平正常的患者可认为疾病缓解。欧洲一项长期研究显示药物治疗 5~6 年后缓解率仍可达到 50%~60%。影响缓解率的因素有男性、吸烟者(尤其男性)和甲状腺肿较大(≥80g),TRAb 持续高水平,彩色多普勒提示甲状腺血流丰富。如 Graves 病患者在口服抗甲状腺药物疗程结束后再次出现甲状腺功能亢进症,建议采用放射碘或甲状腺切除术治疗,若仍复发,则倾向于再次使用药物治疗,但维持量期应延长。

2. β 受体阻滞药治疗

可减缓心率、降低收缩压、缓解肌无力和震颤,改善易怒、情绪不稳和运动耐量等甲状腺功能亢进症状。常用制剂有普萘洛尔、阿替洛尔、美托洛尔。非完全特异选择 $β_1$ 受体的 β 受体阻滞药禁用于合并有支气管哮喘的患者。不能耐受 β 受体阻滞药患者可以选用口服钙离子通道阻滞药控制心率。在 β 受体阻滞药治疗的基础上,特殊的心血管治疗应用于针对并发的心肌缺血、充血性心力衰竭或房性心律失常进行处理,在心房纤颤患者有必要行抗凝治疗。

3. 放射性碘治疗

迄今,^{131}I 治疗应用于甲状腺功能亢进症已有 60 余年,临床证实有良好的疗效,主要不良反应为远期甲状腺功能减退症。建议在有监护条件的医院开展。

(1)适应证:老年患者,外科手术风险较高患者,既往曾手术治疗或颈部外照射治疗,无法行甲状腺大部分切除术患者或有 ATD 使用禁忌的患者。

(2)禁忌证:妊娠和哺乳期妇女,合并或怀疑甲状腺癌,不能遵循放射安全指引的患者,计划在 4~6 个月内怀孕的女性患者。根据全身、低水平射线暴露的肿瘤风险与年龄有关,因此 Graves 病儿童或青少年建议慎重选择。

(3)术前准备:放射碘治疗前 7 天以上应避免过量的碘摄入,包括不能服用含有碘的多种维生素。低碘饮食有助于提高甲状腺对放射碘的摄取。术前控制心血管并发症,改善肝肾功能和代谢异常可减少碘治疗的不良反应。研究提示并发甲状腺功能亢进症性心脏病的患者应用放射碘治疗作为单一方案治疗并不使心脏症状加重,但需加强心脏功能的监护。生育年龄的妇女在放射碘治疗前 48h 内应进行妊娠试验。

如甲状腺功能亢进症症状严重或游离甲状腺激素的水平高于正常值 2~3 倍,碘治疗时并发症的风险可能增加,建议可以采用抗甲状腺药物和 β 受体阻滞药进行预治疗。预治疗的患者须在放射碘治疗前 3~5 天停用抗甲状腺药物,且在术后 3~7 天才能再次起用,并在其后 4~6 周内随着甲状腺功能恢复正常而逐渐减量至停用。

(4)剂量和选择:^{131}I 治疗甲状腺功能亢进症是非常有效的治疗手段。GJraves 病患者的 ^{131}I 治疗通常单次进行,也可以根据病情分次进行。

固定 ^{131}I 剂量的方案,虽然实施简便,但治疗后甲状腺功能减退症发生率高。证据表明,

$10mC_i$（370MBq）剂量在 1 年内使 69% 的患者出现甲状腺功能低下（表示治愈），$15mC_i$（450MBq）剂量 6 个月的甲状腺功能低下发生为 75%。

^{131}I 治疗计算剂量需明确以下 3 点：放射碘的摄取能力、甲状腺体积和每克甲状腺接收到的射线暴露剂量（$\mu C_i\ or\ Bq$）（如活性（μC_i）＝腺体重量（g）×150μC_i/g×[1/24h 摄取剂量%]），通常摄碘能力是按 24h 计算，腺体大小可通过触诊或超声检查明确。推荐的 ^{131}I 剂量可能会存在较大的差异（即介于 50～200μC_i/g）。

(5) 注意事项：实施应遵循国家和地方的涉及放射碘治疗的放射安全守则。放射碘治疗应由有资格的医师提供和操作，同时接受碘治疗的患者应了解放射安全防范的基本内容，如果患者不能遵循该安全防范应选择其他治疗方式。

(6) 不良反应：①原发性甲状腺功能减退症。发生率与 ^{131}I 治疗剂量有密切关系，当剂量大于 150μC_i/g，发生甲状腺功能低下症的概率非常大。②放射性甲状腺炎。碘治疗后 1 周，有部分患者（<10%）会有轻度的甲状腺触痛，使用对乙酰氨基酚或非甾体类抗炎药可缓解。③甲状腺危象。多见于放射碘治疗前甲状腺激素水平明显升高的患者，口服抗甲状腺药物预治疗可以减少其发生。④性腺生殖系统。部分男性患者在 ^{131}I 治疗后会出现睾酮与黄体生成素（LH）比值的轻度下降，虽然研究发现这种改变是亚临床和可逆的，但是建议 ^{131}I 治疗 3～4 个月后才考虑生育。女性患者应在 ^{131}I 治疗后 4～6 个月明确了甲状腺功能正常且平稳才开始受孕。当甲状腺功能恢复正常后，患者（不分性别）生育能力和其后代的先天异常与正常人群无明显差异。

(7) 随访：放射性碘治疗后的患者应终身随访。随访的内容包括甲状腺功能检查、临床症状和体格检查等。大多数患者在接受放射碘治疗后 4～8 周内甲状腺功能的检查和临床症状可恢复正常。如治疗后 1～2 个月内仍为甲状腺功能亢进症，应随后每 4～6 周持续监测甲状腺功能。TSH 水平会持续受抑制至碘治疗后 1 个月甚至甲状腺功能亢进症复发，出现持续的 TSH 水平抑制和总 T_3 和游离 T_4 正常情况暂不需重复治疗，但需密切监测以明确是否甲状腺功能亢进症复发或发展至甲状腺功能减退症。甲状腺功能减退症最常见发生于治疗后 2～6 个月内，也有治疗后 4 周便出现。甲状腺功能低下症患者采用甲状腺激素（L-T_4）替代治疗。Graves 病患者 ^{131}I 治疗后 6 个月持续甲状腺功能亢进症，可以考虑重复放射性碘治疗。多次 ^{131}I 治疗后甲状腺功能亢进症仍难以控制的患者，可考虑手术治疗。

4. 手术治疗

(1) 适应证：①有压迫症状或甲状腺肿大明显（≥80g）。②放射碘相对低摄取。③证实或怀疑有为甲状腺恶性肿瘤（如细胞学检查怀疑或不能定性）。④大的无功能或低功能结节。⑤合并甲状旁腺功能亢进需要手术治疗的。⑥女性患者 4～6 个月内计划怀孕的（如在选择放射碘治疗后 4～6 个月内甲状腺激素无法恢复正常）。⑦中到重度活动性 GO。

(2) Graves 病甲状腺结节：Graves 病患者的甲状腺癌发生率并不多见，约为 2% 或更低。但对直径＞1～1.5cm 的甲状腺结节应进行评估，如果放射碘扫描下为无功能或低功能结节，恶性的可能性相对较高，建议行甲状腺细针穿刺行细胞学检查，如细胞学检查不确定（可疑）或诊断为恶性，建议在 ATDs 治疗甲状腺功能恢复后应行外科手术治疗。甲状腺超声有助于甲状腺结节性质的评估。

(3)相对禁忌证：合并心肺疾病、晚期肿瘤、严重虚弱的患者、妊娠。Graves病合并妊娠患者在需要快速控制甲状腺功能亢进症和抗甲状腺药物不能使用的情况下可以手术治疗，但需考虑麻醉和早产的风险。

(4)术前准备：尽可能使用抗甲状腺药物使甲状腺功能正常后再行甲状腺切除术，术时停用抗甲状腺药物。在术前应予碘化钾、饱和碘化钾溶液(SSKI)或无机碘预处理以减少甲状腺血流、血管分布和术中出血。应于术前10天开始使用碘化钾，碘化钾有Lugol溶液(每滴含8mg碘)，给药方法每次5～7滴(0.25～0.35mL)，每天3次；或者SSKI(每滴50mg碘)，给药方法每天1～2滴(0.05～0.1mL)，每天3次，可混入水或果汁服用。患者甲状腺功能未达正常，但又对抗甲状腺药物过敏或遇需紧急行甲状腺切除术，需在术前充分使用β受体阻滞药和碘化钾治疗，使用糖皮质激素有利于紧急手术的快速准备。

(5)手术并发症：①甲状腺危象。常见原因包括手术应激、麻醉或甲状腺操作诱发，采用ATDs预治疗可能有一定的预防作用。②甲状旁腺损伤或甲状旁腺功能减退。次全切除术或全切除术后最常见的并发症，表现为短暂或永久的甲状旁腺损伤所致的低钙血症。建议行血清钙和甲状旁腺激素测定，给予口服钙和1,25-二羟维生素D治疗。在全甲状腺切除术后即出现iPTH降低(<10～15ng/L)，预示可能会发生症状性低钙血症且需补充钙剂和1,25-二羟维生素D。甲状腺手术的并发症还有暂时或永久性喉返神经或喉上神经损伤、术后出血和麻醉相关并发症。

(6)术后管理：甲状腺切除术后宜长期随访甲状腺功能，每年监测1次或根据临床表现进行监测。建议在术后6～8周监测血清TSH水平，根据甲状腺功能滴定甲状腺激素的补充量。

二、亚临床型甲状腺功能亢进症

(一)主要特点

亚临床型甲状腺功能亢进症是一种特殊类型的甲状腺功能亢进症，血游离三碘甲腺原氨酸(FT_3)、游离甲状腺素(FT_4)正常，促甲状腺素(TSH)低于正常，可以看作是程度轻微的甲状腺功能亢进症。在某些亚临床型甲状腺功能亢进症患者可出现心血管系统病变和骨密度降低，亦可能出现轻微甲状腺功能亢进症状或认知改变。亚临床型甲状腺功能亢进症对死亡率的影响仍存在争议，但每年不治疗的SH进展为显性甲状腺功能亢进症的风险为0.5%～1%。亚临床型甲状腺功能亢进症在普通人群发病率约为1%。

(二)病因

在老年人，多结节性甲状腺肿可能是SH最常见的病因，其他的内源性病因包括GD、孤立性自主功能性结节和多种甲状腺炎。某些健康的老年人可能会出现血清TSH、游离T_4和T_3的水平在正常低值，排除了甲状腺或垂体疾病，考虑是由垂体—甲状腺轴的"调定点"发生改变所致。其他能引起TSH降低而游离T_4和T_3的水平正常的常见情况有糖皮质激素治疗、中枢性甲状腺功能减退症和甲状腺炎(急性或亚急性)的恢复期。

(三)治疗时机

一旦发现亚临床型甲状腺功能亢进症，建议在3个月或6个月内重复测定血清TSH。亚临床型甲状腺功能亢进症患者中血液中甲状腺受体抗体（TRAb）和甲状腺过氧化物酶抗体（TPO）等滴度升高，考虑与甲状腺自身免疫疾病相关，如 Graves 病。若 B 超和放射性核素扫描等影像学检查发现甲状腺结节，结合抗体滴度水平不高，则考虑结节性甲状腺肿引起的可能性较大。

部分由 Graves 病引起的亚临床型甲状腺功能亢进症可自行缓解，对仅持续低 TSH 的患者可密切随访，不必立即启动干预治疗。

对亚临床型甲状腺功能亢进症采用干预治疗的主要目的是预防终点事件。国外指南提出以下亚临床型甲状腺功能亢进症患者可以考虑治疗：若 TSH 持续<0.1mU/L，年龄≥65 岁患者、未行雌激素或双膦酸盐化合物治疗的绝经女性患者、存在心脏危险因素、心脏病或骨质疏松症或有甲状腺功能亢进症状的患者。治疗前应排除甲状腺炎。治疗通常可以采用小剂量的抗甲状腺药物，β受体阻滞药可以用于控制症状，改善亚临床型甲状腺功能亢进症患者的心血管相关死亡率，尤其与心房纤颤相关性的心血管事件。结节性甲状腺肿所致亚临床型甲状腺功能亢进症且合并压迫症状或考虑为恶性时，是外科手术的适应证。

三、淡漠型甲状腺功能亢进症

（一）主要特点

淡漠型甲状腺功能亢进症，又称为隐蔽型甲状腺功能亢进症，为甲状腺功能亢进症的特殊类型。患者无甲状腺功能亢进症的典型症状，表现为消瘦、精神萎靡、抑郁，缺乏其他高代谢综合征及神经应激性增高症状。临床上较为罕见，以老年女性居多，易漏诊或误诊，使病情严重而易发生甲状腺功能亢进症危象。

（二）病因

至今未阐明，有提示与典型的 Graves 病相似，其中自身免疫功能紊乱是关键因素。也有研究提示与组织对儿茶酚胺的感受性降低有关。

（三）临床表现

起病隐袭，中年以上多见，老年居多，其中老年女性患者为主。高代谢综合征表现不典型，无怕热多汗。时而表现为畏寒，皮肤干燥，弹性差，暗淡无光；时而伴有色素沉着；时而表现为明显消瘦，皮下脂肪较少，肌肉萎缩；时而表现为恶病质状态；缺乏交感神经兴奋症状，表现为表情淡漠，苍老，对周围事物漠不关心，懒言少动，精神思维活动迟钝，反应迟缓，有些患者表现为抑郁症。常见一侧或两侧眼睑下垂，无肢体震颤，腱反射减弱。可发生甲状腺功能亢进症性肌病、骨质疏松，以及自发生骨折等。心血管及消化系统症状表现突出，胸闷、心悸常见，常伴房颤、心脏扩大或有充血性心力衰竭。消化系统表现为食欲缺乏、恶心，顽固性呕吐者多见，亦有表现为便秘、便秘与腹泻交替或腹泻。多无突眼。甲状腺一般不大，不易扪及，亦可触及一个或多个结节。

（四）辅助检查

血清甲状腺激素（TT_3、TT_4、FT_3、FT_4）水平升高，有些表现为 T_3 型甲状腺功能亢进症或 T_4 水平升高，而 T_3 正常。甲状腺扫描呈热结节，摄碘率常升高，也可以在正常范围。有甲状腺结节者需进一步明确结节性质,排除甲状腺肿瘤。

(五)诊断

有典型甲状腺功能亢进症症状,为减少漏诊和误诊比率,建议遇到上述临床表现的患者应疑诊本病,进一步检测甲状腺功能,明确诊断。

(六)治疗

基本原则与 Graves 病相同。建议加强营养支持治疗,可给予高热量、高蛋白、高维生素饮食,纠正机体耗竭状态。多数学者主张采用抗甲状腺药物治疗,但用药量宜偏小,密切观察肝功能等,避免药物不良反应,给药疗程同一般甲状腺功能亢进症。也可以采用放射性碘治疗,但病情较重、并发症较多的患者放射性碘治疗前可先予以抗甲状腺药物治疗。除非有明显的甲状腺结节或疑诊肿瘤者,一般不宜采用手术治疗。

第二节 糖尿病

一组由多病因引起以慢性高血糖为特征的代谢性疾病,是由于胰岛素分泌和(或)作用缺陷所引起。长期糖类,以及脂肪、蛋白质代谢紊乱可引起多系统损害,导致眼、肾、神经、心脏、血管等组织器官慢性进行性病变、功能减退及衰竭;病情严重或应激时可发生急性严重代谢紊乱,如糖尿病酮症酸中毒(DKA)、高渗高血糖综合征。

糖尿病不是单一病因引起的疾病,而是由包括遗传和环境因素在内的复合病因引起的临床综合征。但目前其病因与发病机制仍未完全阐明。糖尿病的发病与胰岛素缺乏(绝对或伴有胰岛素抵抗的相对缺乏)有关。胰岛素不足引起的一系列效应在糖尿病相关代谢紊乱中扮演主要角色,而高血糖在糖尿病并发症的发生发展中起重要作用。我国传统医学对糖尿病已有认识,糖尿病属"消渴"症的范畴,早在公元前2世纪,《黄帝内经》已有论述。

糖尿病是常见病、多发病。是严重威胁人类健康的世界性公共卫生问题。目前在世界范围内,糖尿病患病率、发病率和糖尿病患者数量急剧上升,据国际糖尿病联盟(IDF)统计:2011年全世界糖尿病患者数已达3.66亿,较2010年的2.85亿增加近30%。近30年来,随着我国经济的高速发展、生活方式西方化和人口老龄化,肥胖率上升,我国糖尿病患病率也呈快速增长趋势:现成年人糖尿病患病率达9.7%,而糖尿病前期的比例更高达15.5%,相当于每4个成年人中就有1个高血糖状态者,我国可能已成为世界上糖尿病患者数最多的国家。更为严重的是我国约有60%的糖尿病患者未被诊断,而已接受治疗者,糖尿病控制状况也很不理想。我国2003年、2004年、2006年大中城市门诊的调查显示,仅有1/4的糖尿病患者糖化血红蛋白达标。另外,儿童和青少年 T_2DM 的患病率显著增加,目前已成为超重儿童的关键健康问题。为此,我国卫生部早于1995年制定了国家《糖尿病防治纲要》以指导我国糖尿病的防治工作。中华医学会糖尿病学分会在2003年开始编写《中国 T_2DM 防治指南》以规范我国糖尿病的防治,并分别于2007年、2010年和2013年进行了更新。

糖尿病患者中 T_2DM 最多见,占90%~95%。T_1DM 在亚洲较少见,但在某些国家和地区则发病率较高;目前我国还缺乏有代表性的 T_1DM 患病率和发病率的研究,估计我国 T_1DM 占糖尿病的比例<5%。

一、病因与发病机制

病因与发病机制极为复杂,至今未完全阐明。不同类型其病因不尽相同,即使在同一类型中也存在着异质性。总的来说,遗传因素及环境因素共同参与其发病。胰岛素由胰岛 β 细胞合成和分泌,经血液循环到达体内各组织器官的靶细胞,与特异受体结合并引发细胞内物质代谢效应,这过程中任何一个环节发生异常均可导致糖尿病。

在糖尿病的自然进程中,不论其病因如何,都会经历几个阶段:患者已存在糖尿病相关的病理生理改变(如自身免疫抗体阳性、胰岛素抵抗、胰岛 β 细胞功能缺陷)相当长时间,但糖耐量仍正常。随病情进展首先出现糖调节受损(IGR),包括空腹血糖受损(IFG)和糖耐量异常(IGT),两者可分别或同时存在,近有主张将 HbA1c 在 5.7%~6.5% 也称为糖尿病前期;IGR 代表了正常葡萄糖稳态和糖尿病高血糖之间的中间代谢状态,是最重要的 T_2DM 高危人群,其中 IGT 预测发展为糖尿病有更高的敏感性,每年有 1.5%~10.0% 的 IGT 患者进展为 T_2DM;并且在大多数情况下,IGR 是糖尿病自然病程中的一部分,最后进展至糖尿病。进展至糖尿病后,部分患者可通过饮食调节、运动、减肥等使血糖得到控制,多数患者则需在此基础上使用口服降糖药使血糖达理想控制,但不需要用胰岛素治疗;随着病情进展,β 细胞分泌胰岛素功能进行性下降,患者需应用胰岛素帮助控制高血糖,但不依赖外源胰岛素维持生命;随胰岛细胞破坏进一步加重,至胰岛 β 细胞衰竭时,则需要依赖外源胰岛素维持生命。

(一)T_1DM

绝大多数是自身免疫性疾病,遗传因素和环境因素共同参与其发病。某些外界因素(如病毒感染、化学毒物和饮食等)作用于有遗传易感性的个体,激活 T 淋巴细胞介导的一系列自身免疫反应,引起选择性胰岛 β 细胞破坏和功能衰竭,体内胰岛素分泌不足进行性加重,最终导致糖尿病。近年证实 T_1DM 也存在胰岛素抵抗,后者在 T_1DM 的发病和(或)加速病情恶化中也起一定作用。

1.遗传因素

在同卵双生子中 T_1DM 同病率达 30%~40%,提示遗传因素在 T_1DM 发病中起重要作用。T_1DM 遗传易感性涉及多个基因,包括 HLA 基因和非 HLA 基因,现尚未被完全识别。已知位于 6 号染色体短臂的 HLA 基因为主效基因,其他为次效基因。HLA-Ⅰ、HLA-Ⅱ 类分子参与了 $CD4^+$ T 淋巴细胞及 $CD8^+$ 杀伤 T 淋巴细胞的免疫耐受,从而参与了 T_1DM 的发病。特定的 HLA 基因和单倍体与 T_1DM 发病有关:DR3_DQ2/DR4_DQ8 为高危基因,DR4_DQ8(DRB1 * 04_DQA1 * 0301_B1 * 0302)和 DR3_DQ2(DRB1 * 03_DQA1 * 0501_B1 * 0201)为高危单倍体,DR15_DQ6(DRB1 * 15_DQA1 * 0102-B1 * 0602)和 DR14_DQ5(DRB1 * 14_DQA1 * 0101_B1 * 0503)为保护性单倍体。其他基因可能也参与了 T_1DM 的易感性:INS 5′ VNTR(胰岛素基因的非编码启动区,染色体 11p)可能影响胰岛素基因的表达,继而影响胸腺对胰岛素反应 T 淋巴细胞的选择;CTLA4(细胞毒性淋巴细胞抗原 A 基因,染色体 2q)在 T 淋巴细胞作用和调控中起作用;PTPN22(非受体型蛋白酪氨酸磷酸酶 N22 基因,染色体 1p)也是 T 淋巴细胞作用的调控因子等。近年还发现许多与免疫耐受或调节有关的基因多态性与

T_1DM 的易感性有关。

总而言之，T_1DM 存在着遗传异质性，遗传背景不同的亚型其病因及临床表现不尽相同。

2.病毒感染

据报道与 T_1DM 发病有关的病毒包括风疹病毒、腮腺炎病毒、柯萨奇病毒、脑心肌炎病毒和巨细胞病毒等。病毒感染可直接损伤 β 细胞，迅速、大量破坏 β 细胞或使细胞发生微细变化、数量逐渐减少。病毒感染还可损伤 β 细胞而暴露其抗原成分，打破自身免疫耐受，进而启动自身免疫反应，现认为这是病毒感染导致 β 细胞损伤的主要机制。最近，基于 T_1DM 动物模型的研究发现胃肠道中微生物失衡也可能与该病的发生有关。

3.化学毒物和饮食因素

链脲佐菌素和四氧嘧啶糖尿病动物模型，以及灭鼠药吡甲硝苯脲所造成的人类糖尿病属于非免疫介导性 β 细胞破坏（急性损伤）或免疫介导性 β 细胞破坏（小剂量、慢性损伤）。而过早接触牛奶或谷类蛋白，引起 T_1DM 发病机会增大，可能与肠道免疫失衡有关。

4.自身免疫

许多证据支持 T_1DM 为自身免疫性疾病：①遗传易感性与 HLA 区域密切相关，而 HLA 区域与免疫调节，以及自身免疫性疾病的发生有密切关系；②常伴发其他自身免疫性疾病，如桥本甲状腺炎、Addison 病等；③早期病理改变为胰岛炎，表现为淋巴细胞浸润；④已发现近 90% 新诊断的 T_1DM 患者血清中存在针对 B 细胞的单株抗体；⑤动物研究表明，免疫抑制治疗可预防小剂量链脲佐菌素所致动物糖尿病；⑥同卵双生子中有糖尿病的一方从无糖尿病一方接受胰腺移植后迅速发生胰岛炎和 β 细胞破坏。

(1)体液免疫：已发现 90% 新诊断的 T_1DM 患者血清中存在针对 B 细胞的单株抗体，比较重要的有多株胰岛细胞抗体(ICA)、胰岛素抗体(IAA)、谷氨酸脱羧酶抗体(GADA)、蛋白质酪氨酸磷酸酶样蛋白抗体(IA-2A 及 IA-2BA)、锌转运体 8 抗体(ZnT8A)等。胰岛细胞自身抗体检测可预测 T_1DM 的发病及确定高危人群，并可协助糖尿病分型及指导治疗。

(2)细胞免疫：目前认为细胞免疫异常在 T_1DM 发病中起更重要作用。细胞免疫失调表现为致病性和保护性 T 淋巴细胞比例失衡及其所分泌细胞因子或其他介质相互作用紊乱，其间关系错综复杂，一般认为发病经历 3 个阶段：①免疫系统被激活；②免疫细胞释放各种细胞因子；③胰岛 β 细胞受到激活的 T 淋巴细胞影响或在各种细胞因子或其他介质单独或协同作用下，直接或间接的高度特异性的自身免疫性攻击，导致胰岛炎。T_1DMβ 细胞破坏可因坏死或凋亡所致，其中凋亡更为重要。

5.自然史

T_1DM 的发生、发展经历以下阶段：①个体具有遗传易感性，临床无任何异常。②某些触发事件如病毒感染引起少量 β 细胞破坏并启动长期、慢性的自身免疫过程；此过程呈持续性或间歇性，期间伴随 β 细胞的再生。③出现免疫异常，可检测出各种胰岛细胞抗体。④β 细胞数目开始减少，仍能维持糖耐量正常。⑤β 细胞持续损伤达到一定程度时（通常只残存 10%~20%β 细胞），胰岛素分泌不足，出现糖耐量降低或临床糖尿病，需用外源胰岛素治疗控制高血糖。⑥β 细胞几乎完全消失，需依赖外源胰岛素维持生命。

(二)T_2DM

也是由遗传因素及环境因素共同作用而形成的多基因遗传性复杂病,是一组异质性疾病。目前对 T_2DM 的病因与发病机制仍然认识不足。

1.遗传因素与环境因素

同卵双生子中 T_2DM 的同病率接近100%,但起病和病情进程则受环境因素的影响而变异甚大。其遗传特点为:①参与发病的基因很多,分别影响糖代谢有关过程中的某个中间环节,而对血糖值无直接影响;②每个基因参与发病的程度不等,大多数为次效基因,可能有个别为主效基因;③每个基因只是赋予个体某种程度的易感性,并不足以致病,也不一定是致病所必需;④多基因异常的总效应形成遗传易感性。现有资料显示:遗传因素主要影响β细胞功能。

环境因素包括年龄增长、现代生活方式、营养过剩、体力活动不足、子宫内环境,以及应激、化学毒物等。在遗传因素和上述环境因素共同作用下所引起的肥胖,特别是中心性肥胖,与胰岛素抵抗和 T_2DM 的发生密切相关。

2.胰岛素抵抗和β细胞功能缺陷

β细胞功能缺陷导致不同程度的胰岛素缺乏和组织(特别是骨骼肌和肝脏)的胰岛素抵抗是 T_2DM 发病的两个主要环节。不同患者其胰岛素抵抗和胰岛素分泌缺陷在发病中的重要性不同,同一患者在疾病进程中两者的相对重要性也可能发生变化。在存在胰岛素抵抗的情况下,如果β细胞能代偿性增加胰岛素分泌,则可维持血糖正常;当β细胞功能无法代偿胰岛素抵抗时,就会发生 T_2DM。

(1)胰岛素抵抗:胰岛素降低血糖的主要机制包括抑制肝脏葡萄糖产生、刺激内脏组织(如肝脏)对葡萄糖的摄取,以及促进外周组织(骨骼肌、脂肪)对葡萄糖的利用。胰岛素抵抗指胰岛素作用的靶器官(主要是肝脏、肌肉和脂肪组织)对胰岛素作用的敏感性降低。

胰岛素抵抗是 T_2DM 的特性,现认为可能是多数 T_2DM 发病的始发因素,且产生胰岛素抵抗的遗传背景也会影响β细胞对胰岛素抵抗的代偿能力。但胰岛素抵抗的发生机制至今尚未阐明。目前主要有脂质超载和炎症两种论点:脂肪细胞增大致血液循环中 FFA 及其代谢产物水平增高,以及在非脂肪细胞(主要是肌细胞、肝细胞、胰β细胞)内沉积,从而抑制胰岛素信号传导;增大的脂肪细胞吸引巨噬细胞,分泌炎症性信号分子(如 TNF-α、抵抗素、IL-6 等),通过 Jun 氨基端激酶(JNK)阻断骨骼肌内的胰岛素信号传导;两者相互交叉,互有补充。

(2)β细胞功能缺陷:在 T_2DM 的发病中起关键作用,β细胞对胰岛素抵抗的失代偿是导致 T_2DM 发病的最后共同机制。近年更有学者提出β细胞胰岛素分泌缺陷可能是部分 T_2DM 发病的始动因素,高胰岛素血症是继发于高血糖。现已证明从糖耐量正常到 IGT 到 T_2DM 的进程中,β细胞功能呈进行性下降,T_2DM 诊断时其β细胞数量已丧失了50%。

T_2DM β细胞功能缺陷主要表现为:①胰岛素分泌量的缺陷:T_2DM 早期空腹胰岛素水平正常或升高,葡萄糖刺激后胰岛素分泌代偿性增多(但相对于血糖水平而言胰岛素分泌仍是不足的);随着疾病的进展和空腹血糖浓度增高,基础胰岛素分泌不再增加,甚至逐渐降低,而葡萄糖刺激后胰岛素分泌缺陷更明显。患者一般先出现对葡萄糖刺激反应缺陷,对非葡萄糖的刺激(如氨基酸、胰高血糖素、化学药物等)尚有反应;至疾病后期胰岛β细胞衰竭时,则对葡萄糖和非葡萄糖的刺激反应均丧失。②胰岛素分泌模式异常:静脉注射葡萄糖后(IVGTT 或高糖钳夹试验)第 1 时相胰岛素分泌减弱或消失;口服葡萄糖耐量试验(OGTT)中早时相胰岛素分泌延迟、减弱或消失;疾病早期第 2 时相(或晚时相)胰岛素分泌呈代偿性升高及峰值后移,当病情进一步发展则第 2 时相(或晚时相)胰岛素分泌也渐减;且对葡萄糖和非葡萄糖刺激反应均减退。胰岛素脉冲式分泌缺陷:正常胰岛素呈脉冲式分泌,涵盖基础和餐时状态;T_2DM 胰岛素分泌谱紊乱,正常间隔脉冲消失,出现高频脉冲及昼夜节律紊乱;在糖尿病的发生、发展过程中,胰岛素脉冲式分泌异常可能比糖刺激的第 1 时相胰岛素分泌异常更早出现。③胰岛素分泌质的缺陷:胰岛素原与胰岛素的比例增加,胰岛素原的生物活性约为胰岛素的 15%。

目前对造成胰岛 β 细胞缺陷的病因和易感因素、导致 β 细胞损害的启动因素和加重机制仍不明确,涉及多因素,且可能主要是由基因决定的。在糖尿病发病过程中,线粒体功能异常、三羧酸循环碳的提供和消耗异常、蛋白激酶丙二酰辅酶 A、TG/FFA 循环、β 细胞合成和分泌胰岛素的生物学过程的障碍、子宫内或生命早期的内分泌激素改变和营养不良等引起的 β 细胞数量减少都可能是 β 细胞缺陷的先天因素;而糖脂毒性、氧化应激、内质网应激等则可能是 β 细胞缺陷的始动因素;而糖脂毒性、氧化应激和内质网应激、胰岛炎症、终末糖基化产物形成、胰岛脂肪和(或)淀粉样物质沉积、β 细胞低分化和(或)过度凋亡等使 β 细胞的结构和功能进一步恶化。

3.胰岛 α 细胞功能异常和胰高血糖素样多肽-1(GLP-1)分泌缺陷

近年研究发现,与正常糖耐量者比较,T_2DM 患者血 GLP-1 浓度降低,尤其是进餐后。但目前尚不清楚这种现象是高血糖的诱发原因或是继发于高血糖。

GLP-1 由肠道 L 细胞分泌,主要生物作用包括刺激 B 细胞葡萄糖介导的胰岛素合成和分泌、抑制胰高血糖素分泌。其他生物学效应包括延缓胃内容物排空,抑制食欲及摄食,促进 β 细胞增殖和减少凋亡,改善血管内皮功能和保护心脏功能等。GLP-1 在体内迅速被二肽基肽酶-4(DPP-4)降解而失去生物活性,其血浆半衰期不足 2 分钟。

已知胰岛中 α 细胞分泌胰高血糖素在保持血糖稳态中起重要作用。正常情况下,进餐后血糖升高刺激早时相胰岛素分泌和 GLP-1 分泌,进而抑制 α 细胞分泌胰高血糖素,从而使肝糖输出减少,防止出现餐后高血糖。研究发现,T_2DM 患者由于 β 细胞数量明显减少,α/β 细胞比例显著增加;另外 T_2DM 患者普遍存在 α 细胞功能紊乱,主要表现为 α 细胞对葡萄糖敏感性下降(也即需要更高的血糖浓度才能实现对胰高血糖素分泌的抑制作用),T_2DM 患者负荷后 GLP-1 的释放曲线低于正常个体,从而导致胰高血糖素水平升高,肝糖输出增加。提高内源性 GLP-1 水平或补充外源性 GLP-1 后,可观察到 GLP-1 以葡萄糖依赖方式促进 T_2DM 的胰岛素分泌和抑制胰高血糖素分泌,并可恢复 α 细胞对葡萄糖的敏感性。

胰岛 α 细胞功能异常和 GLP-1 分泌缺陷可能在 T_2DM 发病中也起重要作用。

4.自然史

T_2DM 早期存在胰岛素抵抗而 β 细胞可代偿性增加胰岛素分泌时,血糖可维持正常;当 β 细胞无法分泌足够的胰岛素以代偿胰岛素抵抗时,则会进展为 IGR 和糖尿病。IGR 和糖尿病早期不需胰岛素治疗的阶段较长,部分患者可通过生活方式干预使血糖得到控制,多数患者则需在此基础上使用口服降糖药使血糖达理想控制;随 β 细胞分泌胰岛素功能进行性下降,患者需应用胰岛素控制高血糖,但不依赖外源性胰岛素维持生命;但随着病情进展,相当一部分患者需用胰岛素控制血糖或维持生命。

二、临床表现

(一)代谢紊乱综合征

血糖升高后因渗透性利尿引起多尿,继而口渴多饮;外周组织对葡萄糖利用障碍,脂肪分解增多,蛋白质代谢负平衡,渐见乏力、消瘦,儿童生长发育受阻;患者常有易饥、多食。故糖尿病的临床表现常被描述为"三多一少",即多尿、多饮、多食和体重减轻。可有皮肤瘙痒,尤其外阴瘙痒。血糖升高较快时可使眼房水、晶体渗透压改变而引起屈光改变致视物模糊。许多患者无任何症状,仅于健康检查或因各种疾病就诊化验时发现高血糖。

(二)T_1DM

1. 免疫介导性 T_1DM(1A 型)

诊断时临床表现变化很大,可以是轻度非特异性症状、典型"三多一少"症状或昏迷。多数青少年患者起病较急,症状较明显;如未及时诊断治疗,当胰岛素严重缺乏时,可出现糖尿病酮症酸中毒(详见下文"DKA")。多数 T_1DM 患者起病初期都需要胰岛素治疗,使代谢恢复正常,但此后可能有持续数周至数月的时间需要的胰岛素剂量很小,即所谓"蜜月期",这是由于 β 细胞功能得到部分恢复。某些成年患者,起病缓慢,早期临床表现不明显,经历一段或长或短的不需胰岛素治疗的阶段,称为"成年人隐匿性自身免疫性糖尿病"(LADA)。尽管起病急缓不一,一般较快进展到糖尿病需依赖外源胰岛素控制血糖或维持生命。这类患者很少肥胖,但肥胖不排除本病可能性。多数 1A 型患者血浆基础胰岛素水平低于正常,葡萄糖刺激后胰岛素分泌曲线低平。胰岛 β 细胞自身抗体检查可阳性。

2. 特发性 T_1DM(1b 型)

通常急性起病,β 细胞功能明显减退甚至衰竭,临床上表现为糖尿病酮症酸中毒,但病程中 β 细胞功能可以好转以至于一段时期无须继续胰岛素治疗。β 细胞自身抗体检查阴性。病因未明,其临床表型的差异反映出病因与发病机制的异质性。诊断时需排除单基因突变糖尿病。

(三)T_2DM

流行病学调查显示,T_2DM 占糖尿病 90% 以上。本病为一组异质性疾病,包含许多不同病因者。可发生在任何年龄,但多见于成年人,常在 40 岁以后起病;多数起病隐匿,症状相对较轻,半数以上无任何症状;不少患者因慢性并发症、伴发病或仅于健康检查时发现。很少自发性发生 DKA,但在应激、严重感染、中断治疗等诱因下也可发生 DKA。T_2DM 常有家族史。临床上与肥胖症、血脂异常、脂肪肝、高血压、冠心病等疾病常同时或先后发生,并常伴有高胰岛素血症,目前认为这些均与胰岛素抵抗有关,称为代谢综合征。由于诊断时所处的病程阶段不同,其 β 细胞功能表现差异较大,有的早期患者进食后胰岛素分泌高峰延迟,餐后 3~5 小时血浆胰岛素水平不适当地升高,引起反应性低血糖,可成为这些患者的首发临床表现。

(四)特殊类型糖尿病

(1)青年人中的成年发病型糖尿病(MODY)是一组高度异质性的单基因遗传病。主要临床特征:①有三代或以上家族发病史,且符合常染色体显性遗传规律;②发病年龄<25岁;③无酮症倾向,至少5年内不需用胰岛素治疗。

(2)线粒体基因突变糖尿病:临床特征为:①母系遗传;②发病早,β细胞功能逐渐减退,自身抗体阴性;③身体多消瘦;④常伴神经性聋或其他神经、肌肉表现。

(3)糖皮质激素所致糖尿病:部分患者应用糖皮质激素后可诱发或加重糖尿病,常常与剂量和使用时间相关。多数患者停用后糖代谢可恢复正常。不管以往有否糖尿病,使用糖皮质激素时均应监测血糖,及时调整降糖方案,首选胰岛素控制高血糖。

(五)妊娠糖尿病

通常是在妊娠中、末期出现,此时与妊娠相关的胰岛素拮抗激素的分泌亦达高峰。GDM一般只有轻度无症状性血糖增高,但由于血糖轻度增高对胎儿发育亦可能有不利影响,因此妊娠期间应重视筛查:对GDM高风险的妇女(GDM个人史、肥胖、尿糖阳性或有糖尿病家族史者),最好在怀孕前就做筛查,一旦怀孕应尽快进行筛查,其他孕妇建议在妊娠24~28周也做糖尿病筛查。对GDM和"糖尿病合并妊娠"均需积极有效处理,以降低围生期疾病相关的患病率和病死率。GDM妇女分娩后血糖一般可恢复正常,但未来发生T_2DM的风险显著增加;此外,由于某些GDM患者孕前可能已经存在未被诊断的各种类型的糖尿病,故GDM患者应在产后6~12周使用非妊娠OGTT标准筛查糖尿病,并长期追踪观察。

三、诊断与鉴别诊断

(一)诊断

根据病史、体检与实验室检查,可诊断为2型糖尿病合并酮症酸中毒,糖尿病周围神经病变,糖尿病视网膜病变可能,糖尿病肾病与尿潴留待除外,尿路感染。

(1)糖尿病的诊断依据是口干、多饮10余年,曾伴体重明显下降,多次空腹血糖≥7.0mmol/L,达到1999年WHO糖尿病诊断标准。患者中年以后起病,体型偏胖,曾用磺脲类降糖药有效,无自发酮症病史,故首先考虑2型糖尿病,可以查胰岛细胞相关抗体以排除不典型的1型糖尿病。

(2)糖尿病酮症酸中毒的诊断依据是入院前2天恶心、呕吐,查体见烦躁、皮肤干燥脱水,血糖≥16.7mmol/L,血酮体明显升高,血pH降低(7.1),但意识尚清。以尿路感染作为诱因。血钾、钠、氯偏高系酮症期间脱水、血液浓缩所致。

(3)糖尿病周围神经病变的诊断依据是手指、足趾末端麻木5年,确诊有赖于神经-肌电图检查。

(4)引起视力减退的原因很多,如白内障、远视眼、青光眼、糖尿病视网膜病变等,可行眼底镜检查、眼底照相、眼底荧光造影检查明确。

(5)尿常规虽显示尿蛋白(+++),但患者处在严重尿路感染阶段,尚难做出糖尿病肾病的诊断,待感染控制后可重新评价。患者血尿素氮与肌酐水平虽增高但不能诊断为慢性肾功能不全,因患者处于脱水阶段,不能排除肾前因素,可等脱水纠正后重新评价。

(6)尿路感染伴尿潴留患者最初表现为尿路刺激征,尿中发现大量白细胞,抗感染治疗有效。10余年中,血糖控制不佳是造成尿路感染反复发作的基础。本次入院前尿路刺激症状加重,伴发热,入院前24小时尿闭。入院查体见尿潴留体征,及时导尿2000mL。尿潴留的主要病因:①糖尿病病程长,长期血糖控制不佳合并自主神经病变,导致排尿障碍;②反复尿路感染,膀胱慢性炎症,使膀胱壁增厚,同样影响排尿功能。尿路感染最常见的病原菌是革兰阴性杆菌,本患者尿色混浊,有豆渣样沉淀物应考虑合并真菌感染。

(二)鉴别诊断

1.甲状腺功能亢进症

甲亢患者可以表现为乏力、体重减轻,个别患者甚至有口渴、多饮等症状,容易误诊。可以查甲状腺激素水平与相关抗体,必要时进行甲状腺吸碘率检查明确。

2.糖尿病伴饥饿性酮症

糖尿病患者饥饿时间过长同样可引起饥饿性酮症,但饥饿时常常因为进食少而表现为血糖正常或偏低水平。本患者病情加重2周伴发热、恶心、呕吐2天,进餐少,有饥饿性酮症的基础,但血糖升高达20.9mmol/L伴血酮体升高,可除外饥饿性酮症。

3.胃肠、肝胆胰疾病与其他代谢性疾病引起的恶心、呕吐

如胃肠道疾病引起的呕吐,胰腺炎、慢性肝病、肝炎引起的呕吐,尿毒症性呕吐与中枢性呕吐等应进行鉴别。

4.慢性肾功能不全(少尿期)

患者长期血糖控制不佳是糖尿病肾病发生的基础,再加上既往反复尿路感染不能除外慢性肾盂肾炎导致肾功能损害。因此,本例患者至少有这两个因素导致肾脏本身病变引起慢性肾功能不全的可能。诊断时应先补液纠正血容量不足,并排除肾后因素后观察血肌酐水平的动态变化才能做出最后诊断。患者入院前虽然24小时未排尿,但入院时导尿2000mL说明并非真正的少尿。

四、治疗

由于糖尿病的病因与发病机制尚未完全阐明,目前仍缺乏病因治疗。

(一)目标

1.近期目标

通过控制高血糖和相关代谢紊乱以消除糖尿病症状和防止出现急性严重代谢紊乱。

2.远期目标

通过良好的代谢控制达到预防和(或)延缓糖尿病慢性并发症的发生和发展,维持良好健康和学习、劳动能力,保障儿童生长发育,提高患者的生活质量,降低病死率和延长寿命。

(二)管理模式

近年循证医学的发展促进了糖尿病治疗观念的进步,糖尿病的控制已从传统意义上的治疗转变为系统管理,最好的管理模式是以患者为中心的团队式管理,团队主要成员包括全科和专科医师、糖尿病教员、营养师、运动康复师、患者及其家属等,并建立定期随访和评估系统。

近年临床研究证实,使新诊断的糖尿病患者达到良好血糖控制可延缓糖尿病微血管病变的发生、发展；早期有效控制血糖可能对大血管有较长期的保护作用(代谢记忆效应)；全面控制 T_2DM 的危险因素可明显降低大血管和微血管病变的发生风险和死亡风险。早期良好控制血糖尚可保护 β 细胞功能，以及改善胰岛素敏感性。故糖尿病管理须遵循早期和长期、积极而理性、综合治疗和全面达标、治疗措施个体化等原则。IDF 提出糖尿病综合管理 5 个要点(有"五驾马车"之称)：糖尿病教育、医学营养治疗、运动治疗、血糖监测和药物治疗。

已有证据显示，将 HbA1c 降至 7% 左右或以下可显著减少糖尿病微血管并发症；如在诊断糖尿病后早期降低 HbA1c，可以减少慢性大血管病变风险。应对血糖控制的风险与获益、可行性和社会因素等进行综合评估，为患者制定合理的个体化 HbA1c 控制目标。对于大多数非妊娠成年人，HbA1c 的合理控制目标为<7%。ADA 和 EASD 立场声明建议，对于某些患者(如病程短、预期寿命长、无明显的心血管病等)，在无明显的低血糖或其他不良反应的前提下，可考虑更严格的 HbA1c 目标(如 HbA1c 6.0%~6.5%)。而对于有严重低血糖病史，预期寿命有限，有显著的微血管或大血管并发症或有严重的并发症，糖尿病病程长，并且尽管进行了糖尿病自我管理教育、合适的血糖监测、接受有效剂量的多种降糖药物包括胰岛素治疗仍然很难达标的患者，应采用较为宽松的 HbA1c 目标(如 HbA1c 7.5%~8% 或甚至更高些)。即糖尿病患者血糖控制目标应该遵循个体化的原则，对血糖控制的风险与获益、成本与效益、可行性和社会因素等多方面进行科学评估，为患者制定较为合理的个体化 HbA1c 控制目标。

(三) 健康教育

是重要的基础管理措施之一。每位糖尿病患者一旦诊断即应规范接受糖尿病教育，目标是使患者充分认识糖尿病并掌握糖尿病的自我管理能力。健康教育被公认是决定糖尿病管理成败的关键。良好的健康教育可充分调动患者的主观能动性，积极配合治疗，有利于疾病控制达标，防止各种并发症的发生和发展，降低医疗费用和负担，使患者和国家均受益。健康教育包括糖尿病防治专业人员的培训，医务人员的继续医学教育，患者及其家属和公众的卫生保健教育。应对患者和家属耐心宣教，使其认识到糖尿病是终身疾病，治疗需持之以恒，充分认识自身的行为和自我管理能力是糖尿病能否成功控制的关键。同时促进患者治疗性生活方式改变，定期辅导并应将其纳入治疗方案，让患者了解糖尿病的基础知识和治疗控制要求，学会自我血糖监测，掌握医学营养治疗的具体措施和体育锻炼的具体要求，使用降血糖药物的注意事项，学会胰岛素注射技术，从而在医务人员指导下长期坚持合理治疗并达标，坚持随访，按需要调整治疗方案。同时，糖尿病健康教育应涉及社会心理问题，因为良好情感状态与糖尿病治疗效果密切相关。劝诫患者戒烟和烈性酒，讲究个人卫生，预防各种感染。

(四) 医学营养治疗(MNT)

是糖尿病基础管理措施，是综合管理的重要组成部分。对医学营养治疗的依从性是决定患者能否达到理想代谢控制的关键影响因素。其主要目标是纠正代谢紊乱，达到良好的代谢控制，减少 CVD 的危险因素，提供最佳营养以改善患者健康状况，减缓 β 细胞功能障碍的进展。总的原则是确定合理的总能量摄入，合理、均衡地分配各种营养物质，恢复并维持理想体重。

1.计算总热量

首先按患者性别、年龄和身高查表或用简易公式计算理想体重[理想体重(kg)＝身高

(cm)－105],然后根据理想体重和工作性质,参照原来生活习惯等,计算每天所需总热量。成年人休息状态下每天每千克理想体重给予热量104.6～125.5kJ,轻体力劳动者125.5～146.4kJ,中度体力劳动者146.4～167.4kJ,重体力劳动者167.4kJ以上。儿童、孕妇、乳母、营养不良及伴有消耗性疾病者应酌情增加,肥胖者酌减,使体重逐渐恢复至理想体重的±5%。

2.营养物质含量

膳食中糖类所提供的能量应占饮食总热量的50%～60%。不同种类糖类引起血糖增高的速度和程度有很大不同,可用食物生成指数(GI)来衡量。GI指进食恒量的食物(含50g糖类)后,2～3小时的血糖曲线下面积相比空腹时的增幅除以进食50g葡萄糖后的相应增幅。GI≤55%为低GI食物,55%～70%为中GI食物,GI≥70%为高GI食物。低GI食物有利于血糖控制和控制体重。应限制含糖饮料摄入,可适量摄入糖醇和非营养性甜味剂。肾功能正常的糖尿病个体,推荐蛋白质的摄入量占供能比的10%～15%,成年人每天每千克理想体重0.8～1.2g;孕妇、乳母、营养不良或伴消耗性疾病者增至1.5～2.0g;伴有糖尿病肾病而肾功能正常者应限制至0.8g,血尿素氮已升高者应限制在0.6g以下;蛋白质应至少有1/3来自动物蛋白质,以保证必需氨基酸的供给。膳食中由脂肪提供的能量不超过总热量的30%,其中饱和脂肪酸不应超过总热量的7%;食物中胆固醇摄入量应<300mg/d。

3.各种富含食用纤维的食品

可延缓食物吸收,降低餐后血糖高峰,有利于改善糖、脂代谢紊乱,并促进胃肠蠕动,防止便秘。推荐的膳食纤维每天摄入量至少达14g/kcal(1cal＝4.187J)。提倡食用绿叶蔬菜、豆类、块根类、粗谷物、含糖成分低的水果等。

4.补充治疗

没有明确的证据显示糖尿病患者群维生素或矿物质的补充是有益的(如果没有缺乏)。不建议常规补充抗氧化剂如维生素E、维生素C和胡萝卜素,因为缺乏有效性和长期安全性的证据。目前的证据不支持糖尿病患者补充ω-3多不饱和脂肪酸(EPA和DHA)预防或治疗心血管事件的建议。没有足够的证据支持糖尿病患者常规应用微量元素如铬、镁和维生素D以改善血糖控制。没有足够的证据支持应用肉桂或其他中草药/补充剂治疗糖尿病。

5.酒精

成年糖尿病患者如果想饮酒,每天饮酒量应适度(成年女性每天≤1份,成年男性≤2份)。饮酒或许使糖尿病患者迟发低血糖的风险增加,尤其是应用胰岛素或促胰岛素分泌药的患者。教育并保证让患者知晓如何识别和治疗迟发低血糖。

6.钠

在普通人群减少钠摄入<2300mg/d的建议对糖尿病患者也是合适的。对糖尿病合并高血压的患者,进一步减少钠摄入应该个体化。

7.合理分配

确定每天饮食总热量和糖类、蛋白质、脂肪的组成后,按每克糖类、蛋白质产热16.7kJ,每克脂肪产热37.7kJ,将热量换算为食品后制订食谱,并根据生活习惯、病情和配合药物治疗需要进行安排。可按每天三餐分配为1/5、2/5、2/5或1/3、1/3、1/3。

8.随访

以上仅是原则估算,在治疗过程中随访调整十分重要。如肥胖患者在治疗措施适当的前提下,体重不下降,应进一步减少饮食总热量;体型消瘦的患者,在治疗中体重有所恢复,其饮食方案也应适当调整,避免体重继续增加。

(五)运动治疗

体育运动在糖尿病患者的管理中占重要地位,尤其对肥胖的 T_2DM 患者,运动可增加胰岛素敏感性,有助于控制血糖和体重。根据年龄、性别、体力、病情、有无并发症,以及既往运动情况等不同条件,在医师指导下开展有规律的合适运动,循序渐进,并长期坚持。建议糖尿病患者每周至少进行150分钟的中等强度的有氧体力活动(50%~70%最大心率),每周运动时间应该分布在3天以上,运动间隔时间一般不超过2天。若无禁忌证,应该鼓励 T_2DM 患者每周至少进行2次阻力性肌肉运动。如果患者觉得达到所推荐的运动量和时间有困难,应鼓励他们尽可能进行适当的体育运动。运动前、中、后要监测血糖。运动量大或激烈运动时应建议患者调整食物及药物,以免发生低血糖。T_1DM 患者为避免血糖波动过大,体育锻炼宜在餐后进行,运动量不宜过大,持续时间不宜过长。血糖>14~16mmol/L,明显的低血糖症或者血糖波动较大、有糖尿病急性并发症和心、眼、脑、肾等严重慢性并发症者暂不适宜运动。

(六)病情监测

包括血糖监测、其他CVD危险因素和并发症的监测。

1.血糖监测

基本指标包括空腹血糖、餐后血糖和HbA1c。HbA1c是评价长期血糖控制的金指标,也是指导临床调整治疗方案的重要依据之一,推荐糖尿病患者开始治疗时每3个月检测1次HbA1c,血糖达标后每年也至少监测2次。也可用糖化血清蛋白来评价近2~3周的血糖控制情况。建议患者应用便携式血糖计进行自我监测血糖(SMBG),以了解血糖的控制水平和波动情况,指导调整治疗方案。自我血糖监测适用于所有糖尿病患者,尤其对妊娠和胰岛素治疗的患者更应加强自我血糖监测。SMBG的方案、频率和时间安排应根据患者的病情、治疗目标和治疗方案决定。在患者开展SMBG前,应对其进行SMBG的技术培训并定期随访。对于某些成年1型糖尿病患者(年龄>25岁),持续血糖监测(CGM)结合胰岛素强化治疗方案有助于降低HbA1c水平。对有无症状低血糖和(或)频发低血糖的患者CGM也可以作为SMBG的一种补充。

2.测量血压

每次就诊时均应测量血压,每年至少1次全面了解血脂、心、肾、神经、眼底等情况,尽早给予相应处理。

(七)口服降糖药物治疗

口服降糖药主要有磺脲类、格列奈类、双胍类、噻唑烷二酮类、α-糖苷酶抑制药和二肽基肽酶-4抑制药(DPP-4抑制药)。注射制剂有胰岛素及胰岛素类似物和胰高血糖素样多肽-1受体激动药(GLP-1受体激动药)。在饮食和运动不能使血糖控制达标时应及时应用降糖药物治疗。T_2DM 是进展性的疾病,为使血糖控制达标,在临床上多数患者需药物治疗,且常常需要多种口服降糖药物的联合治疗。

1.磺脲类(SUs)

属于促胰岛素分泌药。SUs 的主要作用为刺激胰岛 B 细胞分泌胰岛素,其作用部位是胰岛 β 细胞膜上的 ATP 敏感的钾离子通道(K_{ATP})。K_{ATP} 是钾离子进出细胞的调节通道,对葡萄糖,以及 SUs 刺激胰岛素分泌非常重要。当血糖水平升高时,葡萄糖被胰岛 β 细胞摄取和代谢,产生 ATP,ATP/ADP 值升高,关闭 K_{ATP},细胞内钾离子外流减少,细胞膜去极化,激活电压依赖性钙离子通道,钙离子内流及细胞内钙离子浓度增高,刺激含有胰岛素的颗粒外移和胰岛素释放,使血糖下降。K_{ATP} 由内向整流型钾离子通道(Kir)和磺脲类受体(SUR)组成,含有 4 个 Kir 亚单位和 4 个 SUR 亚单位。Kir 形成钾离子通道,SUR 则调节 Kir 开放或关闭。SUs 与 SUR 结合,也可关闭 K_{ATP},通过上述相同过程,启动胰岛素分泌而降低血糖,其作用不依赖于血糖浓度。SUs 降血糖作用的前提条件是机体尚保存相当数量(30% 以上)有功能的胰岛 β 细胞。临床试验显示,磺脲类药物可以使 HbA1c 降低 1%~2%,是目前国内外许多糖尿病指南中推荐控制 T_2DM 高血糖的主要用药。

(1)适应证:SUs 作为单药治疗主要选择应用于新诊断的 T_2DM 非肥胖患者、用饮食和运动治疗血糖控制不理想时。随着疾病进展,SUs 需与其他作用机制不同的口服降糖药或胰岛素联合应用。当 T_2DM 晚期 B 细胞功能衰竭时,SUs 及其他胰岛素促分泌药均不再有效,而需采用外源性胰岛素替代治疗。

(2)禁忌证或不适应证:T_1DM,有严重并发症或 β 细胞功能很差的 T_2DM,儿童糖尿病,孕妇、哺乳期妇女,大手术围术期,全胰腺切除术后,对 SUs 过敏或有严重不良反应者等。

(3)不良反应:①低血糖反应:最常见而重要,常发生于老年患者(60 岁以上)、肝肾功能不全或营养不良者,药物剂量过大、体力活动过度、进食不规则、进食减少、饮含乙醇饮料等为常见诱因。糖尿病患者随病程延长和自主神经系统损伤,对低血糖的对抗调节能力越来越差,低血糖症状也越来越不明显、不易被察觉。严重低血糖可诱发心绞痛、心肌梗死或脑血管意外;反复或持续低血糖可导致神经系统不可逆损伤甚至昏迷死亡,应予避免。作用强及作用时间长的药物(如格列本脲)较容易引起低血糖,而且持续时间长,停药后仍可反复发作,急诊处理时应予足够重视。②体重增加:可能与刺激胰岛素分泌增多有关。③皮肤过敏反应:如皮疹、皮肤瘙痒等。④消化系统:如上腹不适、食欲减退等,偶见肝功能损害、胆汁淤滞性黄疸。⑤心血管系统:SUs 关闭 β 细胞膜上 K_{ATP} 而刺激胰岛素分泌。但 K_{ATP} 至少有 3 种类型:SUR1/Kir6.2 主要分布在胰岛 β 细胞和大脑神经元,SUR2A/Kir6.2 主要在心肌、骨骼肌,SUR2B/Kir6.2 主要在血管平滑肌。心肌细胞和血管平滑肌细胞上的 K_{ATP} 主要调节心肌收缩、氧耗量、血管阻力和血流量;在生理情况下基本上是关闭的,缺血时则开放,使血管阻力下降、血流量增加,可减轻对心肌组织的损伤(称为缺血预适应)。SUs 关闭心肌/血管平滑肌细胞膜上的 K_{ATP},可妨碍缺血时的正常反应,可能对缺血的心肌有害。不同 SUs 对不同类型 K_{ATP} 的亲和力不同、选择性结合的特异性不同,有研究发现某些 SUs 可减弱心肌缺血的预处理能力,可能会对心血管系统带来不利影响。但目前尚无临床资料证实该类药物可能会增加 T_2DM 患者心血管疾病的发病率和病死率。

(4)临床应用:各种 SUs 虽存在作用强度的差别,但相同片数的各种 SUs 临床效能大致相似,各种 SUs 最大剂量时降糖作用也大致一样。建议从小剂量开始,早餐前半小时 1 次服用,根据血糖逐渐增加剂量,剂量较大时改为早、晚餐前两次服药,直到血糖达到良好控制。格列吡嗪控释片和格列齐特缓释片,也可每天服药1次。一般来说,格列本脲作用强、价廉,目前应用仍较广泛,但容易引起低血糖,老年人及肝、肾、心、脑功能不好者慎用;格列吡嗪、格列齐特和格列喹酮作用温和,较适用于老年人;轻度肾功能减退时几种药物均仍可使用,中度肾功能减退时宜使用格列喹酮,重度肾功能减退时格列喹酮也不宜使用。应强调不宜同时使用两种SUs,也不宜与其他胰岛素促分泌药(如格列奈类)合用。

2.格列奈类

非磺脲类促胰岛素分泌药。也作用在胰岛β细胞膜上的K_{ATP},但结合位点与SUs不同,是一类快速作用的胰岛素促分泌药,主要通过刺激胰岛素的早时相分泌而降低餐后血糖,具有吸收快、起效快和作用时间短的特点,主要用于控制餐后高血糖,也有一定降低空腹血糖作用。于餐前或进餐时口服。可降低HbA1c 0.3%~1.5%。

(1)适应证:同SUs,较适合于T_2DM早期餐后高血糖阶段或以餐后高血糖为主的老年患者。可单独或与二甲双胍、噻唑烷二酮类等联合使用(SUs除外)。

(2)禁忌证或不适应证:与SUs相同。

(3)不良反应:常见低血糖和体重增加,但低血糖的风险和程度较SUs轻。

(4)临床应用:①瑞格列奈:为苯甲酸衍生物,常用剂量为每次0.5~4mg,每天3次;②那格列奈:为D-苯丙氨酸衍生物,常用剂量为每次60~120mg,每天3次;③米格列奈,常用剂量为每次10~20mg,每天3次。

3.双胍类

是目前被广泛应用的药物。主要药理作用是通过抑制肝葡萄糖输出,改善外周组织对胰岛素的敏感性,增加对葡萄糖的摄取和利用而降低血糖。二甲双胍通过激活磷酸腺苷激活的蛋白激酶(AMPK)信号系统而发挥多方面的代谢调节作用。二甲双胍可以使HbA1c下降1%~2%。二甲双胍不增加体重,并可改善血脂谱,增加纤溶系统活性,降低血小板聚集性,使动脉壁平滑肌细胞和成纤维细胞生长受抑制等,被认为可能有助于延缓或改善糖尿病血管并发症。我国及许多国家和国际学术组织的糖尿病指南中均推荐二甲双胍作为T_2DM患者控制高血糖的一线用药和联合用药中的基础用药。

(1)适应证:①作为T_2DM治疗一线用药,可单用或联合其他药物;②T_1DM:与胰岛素联合应有可能减少胰岛素用量和血糖波动。

(2)禁忌证或不适应证:①肾功能不全(血肌酐水平男性>132.6μmol/L,女性>123.8μmol/L或肾小球滤过率<60mL/min)、肝功能不全、缺氧及高热患者禁忌,慢性胃肠病、慢性营养不良不宜使用;②T_1DM不宜单独使用本药;③T_2DM合并急性严重代谢紊乱、严重感染、缺氧、外伤、大手术、孕妇和哺乳期妇女等;④对药物过敏或有严重不良反应者;⑤酗酒者。

(3)不良反应:①进餐时服药,从小剂量开始,逐渐增加剂量,可减少消化道不良反应;②皮肤过敏反应;③乳酸性酸中毒:为最严重的不良反应,但罕见,但也须注意严格按照推荐用药;④单独用药极少引起低血糖,但与胰岛素或促胰岛素分泌药联合使用时可增加低血糖发生危险。

(4)临床应用:年老患者慎用,药量酌减,并监测肾功能。行静脉注射碘造影剂检查术前后暂停服用至少48小时。现有两种制剂:①二甲双胍:500~1500mg/d,分2~3次口服,最大剂量一般不超过2g/d;②苯乙双胍:50~150mg/d,分2~3次服用,此药现已少用,有些国家禁用。

4.噻唑烷二酮类(TZDs,格列酮类)

主要通过激活过氧化物酶体增殖物激活受体γ(PPARγ)起作用,增加靶组织对胰岛素作用的敏感性而降低血糖;还有改善血脂谱、提高纤溶系统活性、改善血管内皮细胞功能、使C-反应蛋白下降等作用,对心血管系统有保护作用。TZDs促进脂肪重新分布,从内脏组织转移至皮下组织,可能与其提高胰岛素敏感性的作用有关。也可改善β细胞功能。TZDs可以使HbA1c下降1.0%~1.5%。

(1)适应证:可单独或与其他降糖药物合用治疗T_2DM,尤其肥胖、胰岛素免疫明显者。

(2)禁忌证或不适应证:不宜用于T_1DM、孕妇、哺乳期妇女和儿童。有心力衰竭[纽约心脏学会(NYHA)心功能分级Ⅱ级以上]、活动性肝病或转氨酶升高超过正常上限2.5倍,以及严重骨质疏松和骨折病史的患者应禁用。现有或既往有膀胱癌病史的患者或存在不明原因的肉眼血尿的患者禁用吡格列酮。

(3)不良反应:单独使用时不导致低血糖,但与胰岛素或促胰岛素分泌药联合使用时可增加低血糖发生的风险。体重增加和水肿是TZDs的常见不良反应,在与胰岛素合用时更加明显。TZDs还与骨折和心力衰竭风险增加相关。

(4)临床应用:①罗格列酮:4~8mg/d,每天1次或分2次口服;②吡格列酮:15~30mg/d,每天1次口服。

近年罗格列酮的安全性问题存在争议(使心血管事件增加),现其使用在我国受到较严格的限制。对于未使用过罗格列酮及其复方制剂的糖尿病患者,只能在无法使用其他降糖药或使用其他降糖药无法达到血糖控制目标的情况下,才考虑使用罗格列酮及其复方制剂。对于已经使用罗格列酮及其复方制剂者,应评估其心血管疾病风险,在权衡用药利弊后决定是否继续用药。

5.α-葡萄糖苷酶抑制药(AGI)

食物中淀粉、糊精和双糖(如蔗糖)的吸收需要小肠黏膜刷状缘的α-葡萄糖苷酶,AGI抑制这一类酶从而延迟糖类吸收,降低餐后高血糖。AGI可使HbA1c降低0.5%~0.8%,不增加体重。

(1)适应证:适用于以糖类为主要食物成分或空腹血糖正常(或不太高)而餐后血糖明显升高者。可单独用药或与其他降糖药物合用。T_1DM患者在胰岛素治疗基础上加用AGI有助于降低餐后高血糖。

(2)禁忌证或不适应证:肠道吸收甚微,通常无全身毒性反应,但肝、肾功能不全者仍应慎用。不宜用于有胃肠功能紊乱者、孕妇、哺乳期妇女和儿童。T_1DM不宜单独使用。

(3)不良反应:常见为胃肠道反应,如腹胀、排气增多或腹泻。从小剂量开始,逐渐加量是减少不良反应的有效方法。单用本药不引起低血糖,但如与SUs或胰岛素合用,仍可发生低血糖,且一旦发生,应直接给予葡萄糖口服或静脉注射,进食双糖或淀粉类食物无效。

(4)临床应用:①阿卡波糖:主要抑制α-淀粉酶,每次50~100mg,每天3次;②伏格列波糖:主要抑制麦芽糖酶和蔗糖酶,每次0.2mg,每天3次;③米格列醇:每次50~100mg,每天3次。AGI应在进食第一口食物后立即服用。

(八)胰岛素治疗

胰岛素是控制高血糖的重要有效手段。T_1DM 患者需终身依赖胰岛素替代治疗而维持生命,且通过使用胰岛素控制高血糖而减少或延缓糖尿病急慢性并发症的发生。T_2DM 早期不需要胰岛素来维持生命,但当口服降糖药失效或不适用口服药时,仍需要使用胰岛素控制高血糖来预防和延缓糖尿病并发症的发生和发展;而某些病程较长、胰岛β细胞衰竭的 T_2DM 患者也需依赖胰岛素替代治疗而维持生命。

1.适应证

①T_1DM;②各种严重的糖尿病急性或慢性并发症;③手术、妊娠和分娩;④新发病且与 T_1DM 鉴别困难的消瘦糖尿病患者;⑤新诊断的 T_2DM 伴有明显高血糖或在糖尿病病程中无明显诱因出现体重显著下降者;⑥T_2DM β细胞功能明显减退者;⑦某些特殊类型糖尿病。

2.胰岛素和胰岛素类似物的分类

根据来源和化学结构的不同,可分为动物胰岛素、人胰岛素和胰岛素类似物。按作用起效快慢和维持时间,胰岛素(包括人和动物)又可分为短效、中效、长效和预混胰岛素;胰岛素类似物分为速效、长效和预混胰岛素类似物。

(1)短效胰岛素:皮下注射后发生作用快,但持续时间短,可经静脉注射用于抢救 DKA;短效胰岛素和速效胰岛素类似物皮下注射主要控制一餐饭后高血糖。中效胰岛素主要有低精蛋白胰岛素(NPH,中性精蛋白胰岛素),主要用于提供基础胰岛素,可控制两餐饭后高血糖。长效制剂有精蛋白锌胰岛素注射液(PZI,鱼精蛋白锌胰岛素)和长效胰岛素类似物,长效胰岛素无明显作用高峰,主要提供基础胰岛素。

胰岛素类似物是通过应用 DNA 重组技术合成并对其氨基酸序列进行修饰,能与胰岛素受体结合,功能及作用与人胰岛素相似,目前已有多种不同氨基酸序列及作用特性的胰岛素类似物,可提供符合临床需要的速效、长效和预混制剂。胰岛素类似物控制血糖的能力与人胰岛素相似,但在模拟生理性胰岛素分泌和减少低血糖发生风险方面优于人胰岛素。

(2)速效胰岛素类似物:①赖脯胰岛素:将胰岛素 B 链 28 位的脯氨酸与 29 位的赖氨酸次序互换;②门冬胰岛素:胰岛素 B 链 28 位的脯氨酸被天冬氨酸取代。上述改变使胰岛素分子自我聚合能力减弱,能保持单聚体或二聚体状态,皮下注射后吸收加快,通常 15 分钟起效,30~60 分钟达高峰,持续 2~5 小时,更符合进餐时的生理需求。速效胰岛素类似物可于进餐前注射。

(3)长效胰岛素类似物:①甘精胰岛素:胰岛素 A 链 21 位的天冬氨酸换成甘氨酸,并在 B 链 C 末端加两分子精氨酸,使等电点偏向酸性,在生理 pH 体液中溶解度降低,皮下注射后局部形成沉淀,缓慢分解吸收;②地特胰岛素:在胰岛素 B 链 29 位赖氨酸上接一个游离脂肪酸侧链,切去第 30 位苏氨酸,经修饰后可与血浆清蛋白结合而延长其作用。其提供的基础胰岛素水平较稳定,血糖控制较好,低血糖发生减少。

3.胰岛素使用注意事项

胰岛素制剂类型、注射技术、注射部位、患者反应性差异、胰岛素抗体形成等均可影响胰岛素的起效时间、作用强度和持续时间。腹壁注射吸收最快,其次分别为上臂、大腿和臀部。胰岛素不能冰冻保存,应避免温度过高、过低(不宜>30℃或<2℃)及剧烈晃动。我国常用制剂有每毫升含40U和100U两种规格,使用时应注意注射器与胰岛素浓度匹配。某些患者需要混合使用短(速)效、中效胰岛素,现有各种比例的预混制剂,常用的是含30%(或50%)短效或速效和70%(或50%)中效的制剂,使用方便,且现已有证据表明预混胰岛素类似物每天3次注射可作为较简便的强化治疗方案;但由于其比例固定,仅适用于血糖波动性小且容易控制的患者,不适用于血糖波动大需要频繁调整用量的患者。胰岛素"笔"型注射器使用预先装满胰岛素(或胰岛素类似物)的笔芯,使用方便且便于携带。另外,与口服药治疗相比,胰岛素治疗涉及更多的环节,故需要医务人员和患者间更密切的合作。准备开始胰岛素治疗的患者都应接受教育,包括如何合理选用胰岛素注射装置和掌握正确的胰岛素注射技术;开始治疗后还需加强对患者的跟踪和指导,鼓励和指导患者进行自我血糖监测有利于控制高血糖和预防低血糖的发生。

4.胰岛素使用原则和方法

胰岛素治疗应在综合治疗基础上进行,应力求模拟生理性胰岛素分泌模式。生理性胰岛素分泌有两种模式:持续性基础分泌保持空腹状态下葡萄糖的产生和利用相平衡;进餐后胰岛素分泌迅速增加使进餐后血糖水平维持在一定范围内,预防餐后高血糖发生。使用剂量一般从小剂量开始,根据血糖水平逐渐调整至合适剂量。

(1)T_1DM:一经诊断就应开始胰岛素治疗并需终身替代治疗。由于患者胰岛残余B细胞数量和功能有差异,胰岛素治疗方案要注意个体化。

多数患者需应用强化胰岛素治疗方案,尤其β细胞功能已衰竭或妊娠时。采用多次皮下注射胰岛素或持续皮下输注胰岛素(CSII,俗称胰岛素泵)方案。多次皮下注射胰岛素初始剂量为0.5~1.0U/(kg·d);其中提供的基础胰岛素需全天胰岛素剂量的40%~50%,剩余部分分别用于每餐前。例如每餐前20~30分钟皮下注射短效胰岛素(或餐前即时注射速效胰岛素类似物)使胰岛素水平迅速增高,以控制餐后高血糖。提供基础胰岛素水平的方法:①睡前注射中效胰岛素可保持夜间胰岛素基础水平,并减少夜间发生低血糖的危险性;胰岛β细胞功能特别差,血糖波动大者可另于早晨给予小剂量中效胰岛素以维持日间的基础水平。②每天注射1次长效胰岛素或长效胰岛素类似物使体内胰岛素水平达到稳态而无明显峰值。

某些LADA患者的早期,尚存一定程度的胰岛β细胞功能,这时可采用较简单的治疗方案,如选择用预混制剂早餐、晚餐前皮下注射。但患者胰岛β细胞功能缺陷进展一般较快,应密切监测血糖,以及时调整胰岛素使用方案。部分T_1DM患者在胰岛素治疗后进入"蜜月期",此时可短期使用预混胰岛素每天2~3次注射。预混胰岛素不宜用于T_1DM的长期血糖控制。持续皮下胰岛素输注是一种更为完善的强化胰岛素治疗方法,放置短效胰岛素或速效胰岛素类似物的容器通过导管分别与针头和泵连接,针头置于腹部皮下组织,用可调程序的微型电子计算机控制胰岛素输注,模拟生理性胰岛素的持续基础分泌和进餐时的脉冲式释放。CSII提供了更接近生理性胰岛素分泌模式。与多次皮下注射胰岛素的强化胰岛素治疗方法相比,CSII治疗低血糖发生风险减少。在胰岛素泵中只能使用短效胰岛素或速效胰岛素类似物。定期更换导管和注射部位以避免感染及针头堵塞。严格的无菌技术、密切的自我监测血糖和正确与及时的程序调整是保持良好血糖控制的必备条件。

(2)T_2DM在如下情况应考虑起始胰岛素治疗:①经生活方式干预和较大剂量多种口服降糖药联合治疗,血糖仍未达控制目标;②在糖尿病病程中,出现无明显诱因的体重显著下降时;③对症状显著、血糖明显升高的新诊断T_2DM,诊断时即可考虑胰岛素治疗,可以联用或不联用其他药物。可根据患者的具体情况,选择基础胰岛素(通常白天继续服用口服降糖药,睡前注射中效胰岛素或长效胰岛素类似物)或预混胰岛素,根据患者的血糖水平,选择每天1~2次的注射方案;当使用每天2次注射方案时,应停用胰岛素促泌剂。胰岛素替代治疗的适应证主要包括$T_2DM\beta$细胞功能明显减退、口服降糖药治疗反应差伴体重减轻或持续性高血糖、难以分型的消瘦糖尿病等。治疗方案可为每天注射2次预混胰岛素或预混胰岛素类似物;也可以采用餐时+基础的多次皮下注射胰岛素、每天3次预混胰岛素类似物或CSII等胰岛素替代治疗方案。

总而言之,可先为患者制订试用方案,逐渐调整,至达到良好血糖控制。

5.胰岛素治疗后效果不佳的可能原因

采用替代胰岛素治疗方案后,有时早晨空腹血糖仍然较高,可能的原因为:①夜间胰岛素应用不足;②"黎明现象":即夜间血糖控制良好,也无低血糖发生,仅于黎明短时间内出现高血糖,可能由于清晨皮质醇、生长激素等分泌增多所致;③Somogyi效应:即在夜间曾有低血糖,在睡眠中未被察觉,但导致体内胰岛素拮抗激素分泌增加,继而发生低血糖后的反跳性高血糖。夜间多次(于0:00、2:00、4:00、6:00、8:00)测定血糖,有助于鉴别早晨高血糖的原因。采用强化胰岛素治疗时,低血糖症发生率增加,应注意避免,及早识别和处理。2岁以下幼儿、老年患者、已有严重并发症者均不宜采用强化胰岛素治疗。

6.人工胰

由血糖感受器、微型电子计算机和胰岛素泵组成。葡萄糖感受器能敏感地感知血糖浓度的动态变化,将信息传给电子计算机,指令胰岛素泵输出胰岛素,模拟生理性胰岛β细胞分泌胰岛素的模式。目前尚未广泛应用。

7.急性过渡期胰岛素治疗

糖尿病患者在急性应激时,容易促使代谢紊乱迅速恶化。此时不论哪一种类型糖尿病,也不论原用哪一类药物,均应使用胰岛素治疗以度过急性期,待应激消除后再调整糖尿病治疗方案。急性期血糖控制良好与预后有密切关系,但应注意避免发生低血糖,对老年、合并急性心肌梗死或脑卒中的患者尤其要小心,目前建议危重患者的血糖维持在7.8~10.0mmol/L较合适。糖尿病患者如需施行择期大手术,应至少在手术前3天即开始使用或改用胰岛素治疗,宜选用短效胰岛素或联合应用短效和中效制剂,术后恢复期再调整糖尿病治疗方案。上述情况下,如需静脉滴注葡萄糖液,可每2~4g葡萄糖加入1U短效胰岛素。

8.胰岛素抗药性和不良反应

各种胰岛素制剂因本身来源、结构、成分特点及含有一定量的杂质,故有抗原性和致敏性。牛胰岛素的抗原性最强,其次为猪胰岛素,人胰岛素最弱,现认为胰岛素类似物的抗原性与人胰岛素类似。人体多次接受胰岛素注射约1个月后，血中可出现抗胰岛素抗体。临床上只有极少数患者表现为胰岛素抗药性，即在无酮症酸中毒也无拮抗胰岛素因素存在的情况下，每天胰岛素需要量超过100U或200U，机制不明，极少发生。此时如皮下注射胰岛素不能降低血糖，可试用静脉注射20U并观察0.5~1小时后血糖是否下降，如仍无效，应迅速加大胰岛素剂量，给予静脉滴注，有时每天剂量可达1000U以上，并考虑联合应用糖皮质激素（如泼尼松每天40~80mg）及口服降糖药治疗。由于胰岛素可从已形成的复合物中分离而使循环中游离胰岛素骤增，引起严重低血糖，故应严密监护，及早发现和处理。胰岛素抗药性经适当治疗后可消失。

胰岛素的主要不良反应是低血糖，与剂量过大和（或）饮食失调有关。胰岛素治疗初期可因钠潴留而发生轻度水肿，可自行缓解；部分患者出现视物模糊，为晶状体屈光改变，常于数周内自然恢复。

胰岛素过敏反应通常表现为注射部位瘙痒，继而出现荨麻疹样皮疹，全身性荨麻疹少见，可伴恶心、呕吐、腹泻等胃肠症状，罕见严重过敏反应（如血清病、过敏性休克）。处理措施包括更换胰岛素制剂，使用抗组胺药和糖皮质激素以及脱敏疗法等。严重者需停止或暂时中断胰岛素治疗。脂肪营养不良为注射部位皮下脂肪萎缩或增生，停止在该部位注射后可缓慢自然恢复，应经常更换注射部位以防止其发生。随着胰岛素制剂的改进，目前过敏反应和脂肪营养不良已甚少发生。

（九）GLP-1受体激动药和DPP-4抑制药

GLP-1由肠道L细胞分泌，其主要活性形式为GLP-1(7-36)酰胺，与GLP-1受体结合，可使患者血糖降低，主要作用机制：①刺激胰岛β细胞葡萄糖介导的胰岛素分泌；②抑制胰高血糖素分泌，减少肝葡萄糖输出；③延缓胃内容物排空；④改善外周组织对胰岛素的敏感性；⑤抑制食欲及摄食；⑥促进胰岛β细胞增殖，减少凋亡，增加胰岛β细胞数量。此外，GLP-1还有胰腺外作用，如发现其对体重、血压、血脂、水电解质调节平衡均具有有益影响，并可能有改善血管内皮功能和保护心肌的作用。GLP-1在体内迅速被二肽基肽酶4(DPP-4)降解而失去生物活性，其血浆半衰期不足2分钟。GLP-1在正常的胰岛素分泌反应中起关键作用，餐后70%的胰岛素分泌与其相关。已证实：T_2DM患者血GLP-1水平明显低于正常糖耐量者。现已开发出两类基于肠促胰岛素的降糖药物应用于临床。

1.GLP-1受体激动药

通过激动GLP-1受体而发挥降糖作用。因可免疫DPP-4降解，故能明显提高血浆GLP-1水平。GLP-1以葡萄糖浓度依赖的方式刺激胰岛素分泌，单独使用不增加低血糖发生的风险。有显著的降低体重作用。GLP-1受体激动药可以单独使用或与其他口服降糖药联合使用。但均需皮下注射。目前国内上市的制剂：艾塞那肽和利拉鲁肽。艾塞那肽约可降低HbA1c 1%，利拉鲁肽可使HbA1c降低1.0%~1.5%。

(1)适应证：可单独或与其他降糖药物合用治疗T_2DM，尤其肥胖、胰岛素免疫明显者。

(2)禁忌证或不适应：证有胰腺炎病史者禁用。不用于T_1DM或DKA的治疗。艾塞那肽禁用于GFR<30mL/min患者，利拉鲁肽不用于既往有甲状腺髓样癌史或家族史患者。

(3)不良反应：常见胃肠道不良反应（如恶心、呕吐等），多为轻度到中度，主要见于初始治疗时,多随治疗时间延长逐渐减轻。此类药物的长期安全性有待进一步观察。

(4)临床应用:①艾塞那肽起始剂量为 5μg,每天 2 次,于早餐和晚餐前 60 分钟内给药。治疗 1 个月后,可根据临床反应将剂量增加至 10μg,每天 2 次。②利拉鲁肽的起始剂量为每天 0.6mg。至少 1 周后,剂量应增加至每天 1.2mg,部分患者可能需要增加至每天 1.8mg。每天注射 1 次,可在任意时间注射,推荐每天同一时间使用,无须根据进餐时间给药。

2.DPP-4 抑制药

抑制 DPP-4 活性可减少 GLP-1 的失活,提高内源性 GLP-1 水平。约可降低 HbA1c 0.5%~1.0%。单独使用不增加低血糖发生的风险,也不增加体重。

(1)适应证:单药使用或与二甲双胍联合应用治疗 T_2DM。

(2)禁忌证或不适应证:禁用于孕妇、儿童和对 DPP-4 抑制药有超敏反应的患者。不推荐用于重度肝肾功能不全、T_1DM 或 DKA 患者的治疗。

(3)不良反应:可能出现头痛、超敏反应、肝酶升高、上呼吸道感染、胰腺炎等不良反应,多可耐受。长期安全性未知。

(4)临床应用:目前我国已上市的 DPP-4 抑制剂类药物包括西格列汀、沙格列汀、维格列汀、利格列汀、阿格列汀。不同的 DPP-4 抑制药虽然有不同的化学结构,可是其降糖疗效上基本相似。西格列汀 100mg,每天 1 次;沙格列汀 5mg,每天 1 次;维格列汀 50mg,每天 1~2 次。在肾功能不全的患者中使用时,应注意按照药物说明书减少药物剂量。

(十)T_2DM 高血糖的管理策略和治疗流程

应依据患者病情特点结合其经济、文化、对治疗的依从性、医疗条件等多种因素,制定个体化的治疗方案,且强调跟踪随访,根据病情变化调整治疗方案,力求达到安全平稳降糖、长期达标。

生活方式干预是 T_2DM 的基础治疗措施,应该贯穿于糖尿病治疗的始终。如果单纯生活方式干预血糖不能达标,应开始药物治疗。首选二甲双胍,且如果没有禁忌证,其应一直保留在治疗方案中;不适合二甲双胍治疗者可选择其他种类药物。如单独使用二甲双胍治疗血糖未达标,可加用其他种类的降糖药物。基线 HbA1c 很高的患者(如≥9.0%),也可直接开始两种口服降糖药联合或胰岛素治疗。两种口服药联合治疗而血糖仍不达标者,可加用胰岛素治疗(每天 1 次基础胰岛素或每天 1~2 次预混胰岛素)或采用 3 种口服药联合治疗。如血糖仍不达标,则应将治疗方案调整为多次胰岛素治疗或 CSII。

在选择治疗药物时也可根据患者血糖特点,如空腹血糖高时可选用双胍类、磺脲类和中长效胰岛素;餐后血糖升高为主时可选用格列奈类和(或)α-糖苷酶抑制药、短效及超短效胰岛素(超短效胰岛素更优);DPP-4 抑制药及 GLP-1 受体激动药降低餐后血糖同时可降低空腹血糖,并且低血糖风险小。

第五章

血液系统疾病

第一节 缺铁性贫血

缺铁有一个发展过程，体内发生贮铁耗尽（ID），缺铁性红细胞生成（IDE），最终缺铁性贫血（IDA）。缺铁性贫血是指各种原因的缺铁导致红细胞生成减少引起的低色素性贫血，其特点是骨髓、肝、脾等器官组织中缺乏可染铁，血清铁浓度、运铁蛋白饱和度和血清铁蛋白降低，典型的表现为小细胞低色素型贫血。缺铁性贫血是一种不同病因引起的综合征，可以伴发许多疾病。

缺铁性贫血是临床上最常见的一种贫血。随着经济发展和营养卫生状况的改善，铁缺乏症的患病率逐年下降，但至今仍是一个全球性人群普遍存在的健康问题，发展中国家尤为突出。据估计全球约有5亿～10亿人患铁缺乏症，近半数为缺铁性贫血。通过大规模流行病学调查，提示发展中国家不同年龄组铁缺乏症的患病率明显高于发达国家。妊娠妇女、月经期妇女、婴幼儿和儿童是高危人群，其中以2岁以下婴幼儿和妊娠妇女的患病率最高。据前上海医科大学各附属医院人群调查资料，上海地区铁缺乏症的患病率：6个月至2岁的婴幼儿达75.0%～82.5%，育龄妇女为43.32%，妊娠3个月以上妇女为66.27%，10～17岁青少年为13.17%；以上人群缺铁性贫血的患病率分别为33.8%～45.7%，11.39%，19.28%及9.84%。铁缺乏症的危险因素主要和下列因素密切相关：婴幼儿喂养不当，儿童与青少年偏食和鼻出血，妇女月经量过多，多次妊娠，哺乳，宫内置节育环，营养不良，摄入蛋白质不够，反复献血以及某些病理因素如胃大部切除、慢性失血、慢性腹泻、萎缩性胃炎和钩虫感染等。

一、病因和发病机制

（一）病因

缺铁性贫血发生原因和发病机制多种多样。主要由于长期铁代谢负平衡得不到额外补充造成。

1. 营养因素

饮食中缺乏足够量铁或食物结构不合理导致铁吸收和利用减低，发生营养性铁缺乏症。中国医学科学院卫生研究所制订的正常供给标准，成年女性为12～15mg/d，青少年为12～25mg/d。铁吸收主要在十二指肠和空肠上段，吸收形式有两种：①血红素铁来自血红蛋白、肌红蛋白及动物食物的其他血红素蛋白,经胃酸和蛋白酶消化,游离出血红素,直接被肠黏膜细胞所摄取,在细胞内经血红素加氧酶分解为原卟啉和铁而被吸收;②非血红素铁来自铁盐、铁蛋白、含铁血黄素及植物性食物中高铁化合物等,非血红素铁的吸收取决于铁原子的价数、可溶性及食物中螯合剂的存在。食物中铁必须成为可溶性二价铁才易被吸收,胃酸可增加非血红素铁的溶解度,维生素C作为还原剂和螯合剂可促进铁吸收。植物食物中的磷酸盐、植酸盐,茶叶中的鞣酸及咖啡中的一些多酚类化合物等,与铁形成难以溶解的盐类而抑制非血红素铁的吸收。动物性食物铁吸收率20%。植物性食物吸收率多数小于5%,人乳铁吸收率50%,牛乳仅10%。因此,饮食因素和铁缺乏症发生有密切关系。因营养因素发生铁缺乏症高危人群是婴幼儿和孕妇,由于铁需要量增加,不注意营养极易引起铁缺乏症。月经期妇女对铁的需要量比成年男性大,一次正常月经的失血量平均40~60mL,相当于失铁20~30mg。因此,需要量比男性多1mg/d,为2mg/d。

2.慢性失血和铁丢失过多

慢性失血是缺铁性贫血最常见的病因之一,长期小量出血比一次大出血更易发生缺铁性贫血。正常情况下,每天从食物中吸收和排出的铁各约1mg,每天失血3~4mg,即相当于失铁1.5~2mg,可引起铁负平衡,一定时期后,即可发生缺铁性贫血。女性月经过多,如宫内放置节育环、子宫肌瘤及月经失调等多见。成年男性胃肠道出血是缺铁性贫血最常见病因,以痔疮最常见,仅次于月经量过多。其次是胃十二指肠溃疡出血,其中25%出血患者以往没有消化道溃疡的症状。食管裂孔疝可伴消化道出血,约15%患者发生缺铁性贫血。消化道憩室或憩室炎引起出血发生率大约分别为5%~8%和15%~25%,小肠出血多为息肉。缺铁性贫血常是胃肠道肿瘤首发表现,盲肠癌、升结肠癌、胃癌及壶腹癌均可以缺铁性贫血为首发表现。农村钩虫感染是引起慢性消化道失血的重要原因。其他原因有咯血和肺泡出血,如肺含铁血黄素沉着症、肺出血肾炎综合征、肺结核、支气管扩张和肺癌等;血红蛋白尿,冷抗体型自身免疫性溶血、人工心脏瓣膜、行军性血红蛋白尿等,反复血液透析、多次献血等。

3.铁吸收障碍

肠道对铁吸收障碍而发生缺铁性贫血者,最多见于胃切除患者。胃酸分泌不足且食物快速进入空肠,绕过铁的主要吸收部位,使铁吸收减少。多种原因造成胃肠道功能紊乱,慢性肠炎、Crohn病等可因铁吸收障碍而发生缺铁性贫血。转运障碍(无转铁蛋白血症、肝病)也是引起缺铁性贫血的病因。

(二)发病机制

1.缺铁对铁代谢的影响

当体内贮铁减少到不足以补偿功能状态铁时,铁蛋白、含铁血黄素、血清铁和转铁蛋白饱和度减低、总铁结合力和未结合铁的转铁蛋白升高、组织缺铁、红细胞内缺铁。转铁蛋白受体表达于红系造血细胞膜表面,当红细胞内铁缺乏时,转铁蛋白受体脱落进入血液,血清可溶性转铁蛋白受体(sTfR)升高。

2.红细胞内缺铁对造血系统的影响

大量原卟啉不能与铁结合成为血红素,以游离原卟啉(FEP)的形式积累在红细胞内或与锌原子结合成为锌原卟啉(ZPP),血红蛋白生成减少,红细胞胞质少、体积小,即小细胞低色素性贫血；重者粒细胞、血小板生成受影响。

3.组织缺铁对组织细胞代谢的影响

细胞中含铁酶和铁依赖酶活性降低，包括细胞色素c、细胞色素c氧化酶、过氧化氢酶、过氧化物酶以及含铁血黄素蛋白类；细胞色素c还原酶、NADH；脱氢酶、黄嘌呤氧化酶、琥珀酸脱氢酶等。影响患者的精神、行为、体力、免疫功能及患儿的生长发育和智力；缺铁可引起黏膜组织病变和外胚叶组织营养障碍。

二、临床表现

缺铁性贫血的症状可因引起缺铁和贫血的原发病、贫血本身以及组织中含铁酶和铁依赖酶活性降低引起细胞功能紊乱所致。

（一）贫血表现

早期缺铁性贫血常无症状或非特异性症状如乏力、易倦、头昏、头痛、耳鸣、心悸、气促、纳差等，可伴有苍白、心率增快。这些症状不一定和贫血程度相平行。

（二）组织缺铁表现

影响小儿生长发育；幼儿可伴神经功能和心理行为障碍，易激惹、注意力不集中；耐力降低；影响小儿细胞免疫功能，表现为T淋巴细胞数目减少，中性粒细胞杀菌功能受影响，髓过氧化酶活性降低，吞噬功能有缺陷；抗寒能力降低，甲状腺激素代谢异常。严重缺铁性贫血可致黏膜组织变化，出现口炎、舌炎、舌乳头萎缩。外胚叶组织营养缺乏表现为皮肤干燥、角化、萎缩、无光泽；毛发无光泽、易断、易脱；指甲条纹隆起，严重时指甲扁平，甚至呈"反甲"。一些患者有嗜异食癖，如泥土、煤炭、生米、冰块等。胃活组织检查发现75%缺铁性贫血患者有浅表性胃炎及不同程度的萎缩性胃炎，伴胃酸缺乏。吞咽困难或吞咽时有梗塞感（称Plummer-Vinson征），这是缺铁的特殊症状之一。缺铁性贫血也可导致月经紊乱。但月经过多可以是缺铁原因，也可以是缺铁的后果。约10%患者轻度脾肿大。在缺铁时间较长的婴儿中，颅骨和手骨的板障可以增厚。

（三）缺铁原发病表现

消化性溃疡、肿瘤或痔疮导致的黑便、血便或腹部不适，肠道寄生虫感染导致的腹痛或大便性状改变，妇女月经过多，肿瘤性疾病的消瘦，血管内溶血的血红蛋白尿等。

三、辅助检查

（一）血象

轻度贫血，红细胞为正细胞正色素性，血片中红细胞形态基本正常。严重时呈小细胞低色素性贫血。平均红细胞体积（MCV）低于80fl，平均红细胞血红蛋白量（MCH）小于27pg，平均红细胞血红蛋白浓度（MCHC）小于32%。血片中红细胞大小不一，体积小者多见，有少量尾状和椭圆形红细胞，偶见靶形红细胞。红细胞中心淡染区扩大，重者胞质呈环状。网织红细胞计数大多正常或减低，少数轻度增高至2%~3%者。红细胞渗透脆性大致正常，重者脆性轻度减低。

白细胞计数一般正常,少数中性粒细胞减少。近期有大量出血,中性粒细胞可增多。钩虫病患者嗜酸性粒细胞增多。

血小板计数常增高,多见于成人因慢性失血而发生贫血。贫血较重的婴儿、儿童患者中,血小板减少较为多见。

(二)骨髓象

骨髓穿刺涂片和切片显示骨髓呈轻度和中度幼红细胞增生,严重缺铁性贫血,幼红细胞体积偏小,核染色质致密,胞质较少,边缘不整齐,即血红蛋白形成不良。幼红细胞核固缩似晚幼红细胞,胞质仍紫蓝色,显示胞质发育迟于胞核,呈"核老浆幼"现象。分类以中幼红细胞比例增多。粒系细胞和巨核细胞数量、形态大多正常。骨髓涂片亚铁氰化钾染色,骨髓小粒中无深蓝色含铁血黄素颗粒,幼红细胞内铁小粒减少、淡染或消失,铁粒幼细胞<15%。骨髓可染铁是反映贮存铁的金标准。骨髓活检标本铁染色可提高骨髓可染铁检查的准确性,但不能很好地观察幼红细胞内铁的情况。

(三)血清铁、总铁结合力、血清铁饱和度和血清铁蛋白

未经治疗者血清铁浓度常明显降低,多低于 8.95μmol/L,总铁结合力增高,大于 64.44μmol/L,血清铁饱和度降低小于 15%。血清铁蛋白低于 12μg/L。血清铁检测不稳定,1 天内不同时间测定,变异很大,不宜单独作为诊断缺铁的指标。总铁结合力较稳定,血清铁饱和度测定<15%可作为缺铁性红细胞生成的指标之一,但不宜用于缺铁的早期诊断。采用直接法测定血清运铁蛋白浓度更好。因血清铁蛋白与体内储存铁相关性极好,可作为储存铁缺乏的指标用于早期诊断。

(四)红细胞游离原卟啉和血液锌原卟啉

红细胞游离原卟啉是幼红细胞和网织红细胞合成血红蛋白过程中形成的非血红素原卟啉而残留在新生的红细胞内,绝大多数非血红素原卟啉是和锌离子络合成锌原卟啉,采用提取法和血液荧光计直接测定,诊断单纯性缺铁的标准:FEP>0.9μmol/L(全血)或 ZPP>0.96μmol/L(全血)。可作为缺铁性红细胞生成的指标。由于 FEP 与 ZPP 值受到许多因素的影响,如慢性病贫血、铁粒幼细胞贫血、珠蛋白生成障碍性贫血和严重溶血性贫血等,因此反映缺铁的准确度不如上述铁参数。

四、诊断与鉴别诊断

诊断目标有两个方面:一是否缺铁性贫血,二病因诊断。还需注意复合性贫血即合并慢性感染、恶性肿瘤、风湿病或肝病的缺铁性贫血。

(一)诊断

1.缺铁性贫血的诊断标准

(1)小细胞低色素性贫血:贫血为小细胞低色素性:男性 Hb<120g/L,女性 Hb<110g/L,孕妇 Hb<100g/L;MCV<80fl,MCH<27pg,MCHC<32%;红细胞形态有明显低色素表现。

(2)有明确的缺铁病因和临床表现。

(3)血清铁<8.95μmol/L(<50μg/dL),总铁结和力>64.44μmol/L(360μg/dL)。

(4)血清铁饱和度<15%。

(5)骨髓铁染色显示骨髓小粒可染铁消失,铁粒幼红细胞<15%。

(6)红细胞游离原卟啉>0.9μmol/L(>50μg/dL)(全血)或血液锌卟啉(zPP)>0.96μmol/L(60μg/dL)(全血)或FEP/Hb>4.5μg/gHb。

(7)血清铁蛋白(SF)<12μg/L。

(8)血清可溶性运铁蛋白(sTfR)浓度>26.5nmol/L(2.25mg/L)。

(9)铁剂治疗有效。

符合第1条和2条~9条中任何两条以上者可诊断为缺铁性贫血。

2.贮存铁缺乏的诊断标准

符合以下任何一条即可诊断。

(1)血清铁蛋白<14μg/L。

(2)骨髓铁染色显示骨髓小粒可染铁消失。

3.缺铁性红细胞生成的诊断标准

符合贮存铁缺乏的诊断标准,同时有以下任何一条符合者即可诊断。

(1)血清铁饱和度<15%。

(2)红细胞游离原卟啉>0.9μmol/L(>50μg/dL)(全血)或血液锌卟啉(zPP)>0.96μm/L(60μg/dL)(全血)或FEP/Hb>4.5μg/gHb。

(3)骨髓铁染色显示骨髓小粒可染铁消失,铁粒幼红细胞<15%。

4.存在合并症

有合并症的情况下(感染、炎症、肿瘤等)需要测定红细胞内碱性铁蛋白,小于6.5ag/细胞,能诊断缺铁或骨髓铁染色显示骨髓小粒可染铁消失作为标准。

5.铁剂治疗性试验

连续口服铁剂网织红细胞计数上升,一般第5至10天,网织红细胞升高至4%~10%。如患者有铁剂吸收障碍,就无法判断结果。宜采用注射铁剂治疗试验做出诊断。

(二)鉴别诊断

1.铁粒幼细胞性贫血

遗传或不明原因导致的红细胞铁利用障碍性贫血。无缺铁表现,血清铁蛋白浓度增高,骨髓小粒含铁血黄素颗粒增多,铁粒幼细胞增多,出现环形铁粒幼细胞。血清铁和转铁蛋白饱和度增高,总铁结合力不低。

2.地中海贫血

有家族史,慢性溶血表现。血片中可见多量靶形红细胞,珠蛋白肽链合成数量异常,如HbF和HbA增高,出现血红蛋白H包涵体等。血清铁蛋白、骨髓可染铁、血清铁和转铁蛋白饱和度不低且常增高。

3.慢性病性贫血

慢性炎症、感染或肿瘤等引起的铁代谢异常性贫血。血清铁蛋白和骨髓铁增多。血清铁、血清转铁蛋白饱和度、总铁结合力减低。

4.转铁蛋白缺乏症

常染色体隐性遗传所致或严重肝病、肿瘤继发。血清铁、总铁结合力、血清铁蛋白及骨髓含铁血黄素均明显降低。先天性者幼儿时发病,伴发育不良和多脏器功能受累。获得性者有原发病的表现。

确定缺铁性贫血还需病因诊断,原发病有时对患者危害比贫血更为严重,如胃肠道恶性肿瘤伴慢性出血所引起缺铁性贫血。成年男性和绝经期女子中,缺铁性贫血最多见的原因是胃肠道慢性出血,由于每次出血量少而且间歇性,临床上容易忽视。多次检验便潜血极为重要,必要时做胃肠道内镜及 X 射线检查。

五、治疗

(一)病因治疗

缺铁性贫血的治疗原则是补充足够的铁直至恢复正常铁储存量以及去除引起缺铁的病因。病因治疗相当重要,缺铁性贫血只是一种综合征,应尽可能地除去缺铁的病因,如婴幼儿、青少年和妊娠妇女营养不足引起的 IDA,应改善饮食;月经过多引起的 IDA 应调理月经或去除子宫肌瘤;寄生虫感染者应驱虫治疗;恶性肿瘤者应手术或放、化疗;消化性溃疡等引起者应抑酸治疗等。单纯的铁剂补充可能使血象暂时恢复,但不能使贫血得到彻底的治疗。

(二)补充铁剂

1.口服铁剂

是治疗 IDA 的首选方法。口服铁剂包括硫酸亚铁(每片 0.3g,含元素铁 60mg)、富马酸亚铁(每片 0.2g,含元素铁 66mg)、葡萄糖酸亚铁(每片 0.3g,含元素铁 34.5mg)、10%枸橼酸铁铵(每毫升含元素铁 20mg)、右旋糖酐铁(每片含铁 25mg)、多糖铁复合物(力蜚能,每一胶囊含铁 150mg)和琥珀酸亚铁(每片 0.1g)等。无机铁剂(以硫酸亚铁为代表)胃肠道反应大,有机铁剂胃肠道反应小。口服铁剂不良反应有恶心、上腹痛、便秘和腹泻。为减少胃肠反应,可改变剂型和投药时间,如改为硫酸亚铁控释片或餐后服用,但控释片和餐后服用在一定程度上会影响铁剂的吸收。成年人治疗剂量以每天 180~200mg 元素铁为宜,预防剂量每天 10~20mg。口服铁剂有效者网织红细胞在治疗后 3~4 天即开始上升,第 10 天达高峰,随后血红蛋白上升,一般需要治疗 2 个月左右,血红蛋白恢复正常。贫血纠正后至少需要继续治疗 6 个月以补足储存铁。血清铁蛋白可用以监测储存铁恢复情况,其标准建议为:SF 恢复到 $50\mu g/L$,FEP$<0.9\mu mol/L$。如治疗 3 周无治疗反应,应检查诊断是否准确,是否按医嘱服药,有无活动性出血,有否铁吸收障碍,有否干扰铁吸收和利用的因素存在。

2.注射铁剂

若口服铁剂不能耐受或胃肠道正常解剖部位发生改变而影响铁的吸收,可用铁剂肌内注射。右旋糖酐铁是最常用的注射铁剂,应深部肌内注射,首次给药 25mg,观察 1 小时无过敏反应可给足量治疗,每天 50~100mg,直至达到总需量。注射用铁的总需量按千克计算:(需达到的血红蛋白浓度-患者的血红蛋白浓度)×0.33×患者体重(kg)。注射用铁可有局部疼痛、注射部位邻近淋巴结肿大等不良反应,少数患者有全身反应,如头痛、头晕、面部潮红、关节肌肉痛、恶心、口中金属味等,严重者可发生虚脱或休克。伴有肝、肾损害的患者不能用铁注射剂。科莫非(右旋糖酐铁)尚可静脉注射,适用于不能耐受肌内注射或需要短期内纠正缺铁者,按总剂量分次或1次,给药前要做过敏试验,静脉注射铁剂不良反应多,宜慎重。

第二节 再生障碍性贫血

再生障碍性贫血(AA)简称再障,是一组由某种或复合因素引致骨髓造血功能衰竭,红骨髓总容量减少,代以脂肪髓,以全血细胞减少为主要表现的一组综合征。

(1)据国内21个省(市)、自治区的调查,年发病率为0.74/10万人口,明显低于白血病的发病率。

(2)慢性再障发病率为0.60/10万人口,急性再障为0.14/10万人口。

(3)各年龄组均可发病,但以青壮年多见。

(4)男性发病率略高于女性。

一、病因与发病机制

(一)病因

可由物理、化学、生物等多种原因引致。相当一部分病例未能查出明确原因,称之为原发或特发性再障。那些有病因可查者,则称为继发性再障。

1. 药物

药物是最常见的发病因素。药物性再障有以下两种类型。①与药物剂量有关,系药物毒性作用,达到一定剂量就会引起骨髓抑制,一般是可逆的,如各种抗肿瘤药物。此外,苯妥英钠、吩噻嗪、硫尿嘧啶及氯霉素等也可以引起与剂量有关的骨髓抑制。②与剂量无明显关系,仅个别患者发生造血障碍,多系药物的过敏反应,常导致持续性再障。这类药物常见的有氯霉素、有机砷、米帕林、三甲双酮、保泰松、金制剂、氨基比林、磺胺、卡比马唑、甲巯咪唑、氯磺丙脲等。

药物性再障最常见是由氯霉素引起的。据国内调查,半年内有服用氯霉素者发生再障的风险为对照组的33倍,并有剂量-反应关系。氯霉素可发生上述两种类型的药物性再障。凡干细胞有遗传性缺陷者,对氯霉素的敏感性增加。在美国、日本等国家,20世纪70年代即限制氯霉素的使用。

2. 化学毒物

苯及其衍生物和再障的关系也很密切。苯干扰细胞的增殖成熟,可导致骨髓衰竭,形成再障,亦可导致白血病。一些药物抑制造血,可能与其结构中含有苯环有关。一些农药,如杀虫剂六氯化苯、双氯双酚五烷等,也有报道与再障有关。苯中毒再障可呈慢性型,也可呈急性严重型,以后者居多。

3. 电离辐射

X线、γ线或中子可穿过或进入细胞直接损害造血干细胞和骨髓微环境。长期超允许量放射线照射可致再障。

4.病毒感染

病毒性肝炎和再障的关系已较肯定,称为病毒性肝炎相关性再障,是病毒性肝炎最严重的并发症之一,发生率不到1.0%,占再障患者的3.2%。肝炎病毒对造血干细胞可能有直接抑制作用,还可致染色体畸变,并可通过病毒介导的自身免疫异常。病毒感染亦可破坏骨髓微环境。

5.免疫因素

再障可继发于胸腺瘤、SLE和类风湿关节炎等,患者血清中可找到抑制造血干细胞的抗体。部分原因不明的再障也可能存在免疫因素。

6.阵发性睡眠性血红蛋白尿(PNH)

PNH与再障关系相当密切,20%～30% PNH可伴有再障,15%再障可发生显性PNH,两者都是造血干细胞疾病。明确地从再障转为PNH,而再障表现已不明显;或明确地从PNH转为再障,而PNH表现已不明显;或PNH伴再障及再障伴PNH,都可称为再障-PNH综合征。

7.遗传因素

再障不是遗传性疾病。但临床资料显示具有某些HLA-Ⅱ型抗原的患者对免疫抑制治疗的反应较好,某些再障患者对氯霉素及某些病毒具有易感性,均说明再障的发病可能与遗传因素有关。

8.其他因素

偶有报道再障在妊娠期发病,分娩或人工流产后缓解,第二次妊娠时再发,可能是孕期内分泌改变,引发再障。此外,再障尚可继发于慢性肾衰竭、严重的甲状腺或腺垂体功能减退症等。

(二)发病机制

1.造血干细胞缺陷

造血干细胞量或质的异常是重要的发病机制之一。再障患者表现为全血细胞减少,网织红细胞亦减少,骨髓增生低下,细胞培养示多能造血祖细胞(CFU-GEMM)、红系、粒单系及巨核系祖细胞(BFU-E、CFU-E、CFU-GM、CFU-Meg)在绝大多数病例,均较正常明显为低。当治疗后患者获得完全缓解后,这些造血祖细胞也很少完全恢复。同种异基因骨髓移植成功,使再障患者造血重建,且证实其造血祖细胞来源于供者。再障患者血清中一些造血生长因子,如促红素(EPO)、粒单系集落刺激因子(GM-CSF)等浓度很高,在体外可使正常骨髓红系、粒单系乃至多能造血祖细胞增殖,而患者的造血细胞对造血因子反应不良。

2.造血微环境的缺陷

造血微环境的概念包括造血组织中支持造血的结构成分,也包括造血的调节因素。造血细胞在基质细胞形成的网状支架中增殖和分化。基质细胞群包括成纤维细胞、网状细胞及巨噬细胞等,基质细胞在体外培养可形成CFU-F。造血干细胞被基质细胞包绕后才能增殖。少数再障患者骨髓体外培养不能形成CFU-F,而CFU-GM却正常,说明这些患者的发病机制为微环境缺陷。造血的调节因素包括许多体液因子和细胞之间的相互调节作用。部分再障患者存在造血干细胞体液和细胞调节机制的异常,包括抑制性 T 细胞增多而辅助性 T 细胞减少,自然杀伤细胞活力减低,造血负调控因子如 γ 干扰素、肿瘤坏死因子、白介素-2 等的增多,cAMP 的含量减低等,都可能介入再障造血干细胞的增殖和分化紊乱。

3.免疫机制的异常

免疫与造血关系密切。二者来自共同的干细胞;造血细胞增殖分化需要 T 细胞、单核-巨噬细胞等参与;多种造血因子既作用于免疫细胞,也参与调节造血。Pantel 提出免疫与造血系统具有密切相关的调节网络,其作用呈双向性,即互为效应细胞或靶细胞。

继发于 SLE 和类风湿关节炎的再障,血清中存在对造血干细胞的自身抗体。部分原发性再障患者的 T 淋巴细胞可抑制正常造血祖细胞的生长,去除 T 淋巴细胞可使粒系和红系集落生长恢复正常。部分患者骨髓移植虽未成功,但由于应用了大量免疫抑制药,自身造血功能却获得恢复。以上均说明部分再障的发病机制存在抑制 T 淋巴细胞的作用。

二、临床表现

(一)重型再障(SAA)

起病急,贫血进展迅速,多伴随严重出血和感染。常表现为多部位出血,如皮肤、黏膜、消化道、眼底以及颅内出血等。感染不易控制,高热以及中毒症状多是肺炎、全身严重感染的表现。

(二)非重型再障(NSAA)

起病较缓慢,进行性乏力或血小板减少引起皮肤出血点、紫癜、鼻出血、月经过多或因白细胞减少引起感冒、呼吸道感染。进行性加重的贫血是其主要特征。

(三)体检

皮肤黏膜苍白,皮肤、黏膜、结膜和眼底可见淤点或淤斑。浅表淋巴结和肝、脾一般无肿大。疾病晚期、多次输血或严重感染、肝炎后再障患者可偶有脾脏肿大。

三、辅助检查

(一)全血细胞计数、网织红细胞计数、血涂片以及胎儿血红蛋白

外周血象通常为全血细胞减少,非重型再障早期可呈两系减少,中性粒细胞绝对值计数降低。校正的网织红细胞计数明显减低<1%;网织红细胞绝对值<$15×10^9$/L。进行血涂片检测有助于发现中性粒细胞发育不良、异常的血小板、幼稚细胞以及其他异常的细胞,如毛细胞(见于毛细胞性白血病),单核细胞缺乏可能提示毛细胞性白血病。对于儿童患者,在输血前应进行胎儿血红蛋白检测,以和儿童 MDS 鉴别。

(二)骨髓检查

骨髓象增生减低或重度减低,粒、红两系均严重减少,淋巴细胞、浆细胞、组织嗜碱细胞、网状细胞等非造血细胞增多。巨核细胞缺乏是诊断再障重要的依据。

(三)肝功能及病毒检测

肝炎后再障患者通常发生于急性肝炎感染 2~3 个月后,患者多为年青男性。需检测血液

中甲、乙、丙肝炎抗体以及EB病毒。如果考虑移植，还需要进行巨细胞病毒以及其他的病毒血清学检测。微小病毒B19引起纯红细胞再障。HIV病毒引起全血细胞减少。因此推荐在再障确诊前，需排除全血细胞减少的原因。

（四）维生素 B_{12} 和叶酸水平

检测血维生素 B_{12} 和叶酸水平以排除巨幼细胞性贫血。如果维生素 B_{12} 或叶酸缺乏，需先进行纠正，之后才可进行再障诊断。

（五）自身抗体检测

系统性红斑狼疮同时伴随全血细胞减少，可能原因是：①自身免疫抗体引起的；②伴随骨髓纤维化；③低增生骨髓。因此，需要对所有再障患者进行抗核抗体及抗dsDNA检测。

（六）PNH克隆

目前，已经不再采用Ham's test和糖水溶解试验的检测方法诊断PNH，而是用流式细胞术测定GPI锚定蛋白CD55，CD59水平。在近期输血的患者中，Ham's test多为阴性而流式细胞术则可以得到阳性结果。然而小PNH克隆在再障中的临床意义目前尚不肯定，这些克隆可能持续存在、消失或增加。尿含铁血黄素检测将可以排除血管内溶血。PNH相关性溶血程度应通过网织红细胞计数、血清胆红素、转氨酶和乳酸脱氢酶定量来判断。

（七）细胞遗传学检查

再障患者因为骨髓的低增生性，难以获得足够的中期分裂相细胞，进行骨髓的细胞遗传学检查具有一定难度。FISH技术的开展对检测再障患者的染色体具有重要的意义。不仅是MDS患者可能出现异常克隆，12%的再障患者也可能伴随着细胞的克隆异常。这些异常多发生在7号染色体。

（八）其他

在诊断再障时，检测外周血白细胞端粒DNA长度来判断预后，检测TERC和TERT相关突变基因，协助选择治疗方案。如携带上述突变基因者对免疫抑制剂治疗均无明显疗效，突变携带者对雄激素治疗有效，G305A突变携带者对达那唑治疗有效，携带G450A多态性基因对IST疗效好。选择合适的干细胞移植供者时，必须考虑供者的端粒突变。

四、诊断和鉴别诊断

（一）诊断

1. 一般标准

(1)全血细胞减少，网织红细胞绝对值减少。

(2)一般无肝脾肿大。

(3)骨髓至少一个部位增生减低或重度减低(如增生活跃，须有巨核细胞明显减少)，骨髓小粒非造血细胞增多，骨髓活检提示造血组织减少，脂肪组织增加。

(4)除外引起全血细胞减少的其他疾病。

(5)抗贫血药物治疗无效。

2. 重型再障的诊断标准

(1)临床表现：发病急，贫血进行性加剧，常伴随严重感染、内脏出血。

(2)血象:除血红蛋白下降较快外,须具备下列三项中的两项:①网织红细胞<1%,绝对值<15×10^9/L。②白细胞明显减少,中性粒细胞绝对值<0.5×10^9/L。③血小板<20×10^9/L。

(3)骨髓象:①多部位增生减低,三系造血细胞明显减少,非造血细胞增多。如增生活跃,有淋巴细胞增多。②骨髓小粒中非造血细胞及脂肪细胞增多。

3.非重型再障的诊断标准

(1)临床表现:发病缓慢,以贫血表现为主,感染、出血均较轻。

(2)血象:血红蛋白下降速度较慢,网织红细胞、白细胞、中性粒细胞及血小板高于重型再障。

(3)骨髓象:①三系或两系减少,至少一个部位增生不良,如增生良好,红系中常有晚幼红细胞比例升高,巨核细胞明显减少。②骨髓小粒中非造血细胞及脂肪细胞增加。

4.诊断流程

(1)明确临床特征。

(2)排除骨髓低增生所导致的可能造成全血细胞减少的诱因。

(3)排除遗传性再障。

(4)明确潜在的再障诱因。

(5)明确或排除伴随的遗传学异常或PNH克隆。

(二)鉴别诊断

1.贫血

严重的铁缺乏、维生素B$_{12}$和叶酸不足,亦可引起全血细胞减少。若存在铁、维生素B$_{12}$和叶酸缺乏,须纠正之后再评价造血功能。

2.溶血性疾病

最主要的是阵发性睡眠性血红蛋白尿症(PNH),典型PNH有血红蛋白尿发作,易鉴别。不典型者无血红蛋白尿发作,全血细胞减少,骨髓可增生减低,易误诊为再障。但该病主要特点是:动态随访,终能发现PNH造血克隆。对于受累红细胞<10%的PNH,溶血检查常为阴性,不能检测出PNH克隆的存在。通过流式细胞术检测造血细胞GP1锚链蛋白(CD55、CD59)的表达水平是诊断PNH的敏感方法。目前认为PNH克隆是从粒细胞逐渐发展到红细胞,首先受累的是造血祖细胞;当外周血细胞尚无GPI锚链蛋白分子缺陷时,骨髓细胞可能已有GPI锚链蛋白分子缺陷,因此检测骨髓细胞比外周血细胞更有意义。部分再障患者也会出现少量PNH克隆,其表达水平可以保持不变、减少、消失或是增加。若这些患者有实验室或临床证据表明存在溶血,应诊断为PNH。尿含铁血黄素试验阳性提示存在长期血管内溶血,有利于PNH的诊断。网织红细胞计数、间接胆红素水平、转氨酶和乳酸脱氢酶定量对于评价PNH的溶血也有一定作用。

Evans综合征和免疫相关性全血细胞减少症。前者可测及外周成熟血细胞自身抗体(coombs试验阳性),后者可测及骨髓未成熟血细胞膜上自身抗体。这两类血细胞减少患者Th2细胞比例增高、CD5$^+$的B淋巴细胞比例增高、血清IL-4水平增高,对肾上腺糖皮质激素和(或)大剂量静脉免疫球蛋白治疗反应好。

3.免疫系统疾病

B细胞功能亢进的疾病,如系统性红斑狼疮、免疫相关性血细胞减少症,可以产生抗造血细胞的自身抗体,引发造血功能衰竭。系统性红斑狼疮还可引起骨髓纤维化,疑为系统性红斑狼疮等结缔组织病应检查抗核抗体及抗dsDNA抗体等。

4.低增生性MDS

低增生性MDS很难与再障相鉴别。但低增生性MDS周围血单核细胞往往增多,并可见幼稚细胞;骨髓两系或三系细胞呈病态造血,部分患者骨髓活检显示网硬蛋白增生及不成熟前体细胞异常定位(ALIP)现象。另外,通过有核红细胞糖原染色、小巨核酶标、白血病集落形成单位(CFU-L)及染色体核型细胞遗传学检查等亦有助于两者间的鉴别。因骨髓增生低下,细胞数少,难以获得足够的中期分裂相细胞,采用FISH方法可提高检出率。在儿童再障中出现遗传学异常,尤其是+7常提示为MDS。在疾病的过程中可能会出现异常细胞遗传学克隆。目前推荐的FISH套餐是5q31、CEP7、7q31、CEP8、20q、CEPY和p53。2008年WHO关于MDS诊断分型标准中认为,单有-Y,+8或20q-的难治性血细胞减少者,若无明确病态造血,不能依遗传学异常而诊断为MDS,应动态观察。对此的解释是,这些患者常常对免疫抑制治疗有较好效果。

5.低增生性ALL

低增生性ALL发病率占儿童ALL的1%~2%。有些患儿可能在骨髓衰竭后3~9个月进展为ALL,中性粒细胞减少较血小板减少更为严重。白细胞减少的低增生性ALL可呈慢性过程,早期肝、脾、淋巴结未肿大,外周血全血细胞减少,骨髓增生减低。仔细观察血象及多部位骨髓象,可发现原始淋巴细胞明显增多,骨髓活检和免疫分型及TCR、IgH检测有助于与再障的鉴别诊断。

6.低增生性AML

特别是白细胞减少的白血病和低增生性白血病,早期肝、脾、淋巴结不肿大,外周全血细胞减少,易与再障混淆。仔细观察血象及多部位骨髓,可发现原始粒或原始(幼)单核细胞明显增多。部分急性早幼粒细胞白血病、伴t(8;21)易位的NALL(M2)可有全血细胞减少,骨髓分类多可鉴别之。

7.毛细胞性白血病

毛细胞性白血病表现为全血细胞减少,伴有持续性的单核细胞减少。骨髓穿刺术可能出现"干抽"现象。骨髓活检可以见到毛细胞浸润以及网硬蛋白增加。免疫表型显示$CD20^+$,$CD11c^+$,$CD25^+$,$FMC7^+$,$CD103^+$,$CD5^-$,$CD10^-$和$CD23^-$肿瘤细胞。30%~40%患者可能出现脾肿大,毛细胞白血病者经切脾和干扰素治疗能有较好效果。

8.肿瘤骨髓转移

晚期肿瘤(尤其胃癌、肺癌、卵巢癌)发生骨髓转移浸润,可导致造血功能降低,血象表现为全血细胞减少。骨髓穿刺和活检检查可见到转移的肿瘤细胞。部分患者可显示原发病的症状与体征,通过免疫分型、基因重排将有助于鉴别诊断。

9.脾功能亢进症

脾功能亢进症所致的血细胞过度消耗,如肝硬化、结缔组织病、恶性淋巴瘤等均可呈全血细胞减少,易与再障混淆。这类疾病脾脏均明显肿大,骨髓检查显示骨髓造血细胞增生活跃,并可发现相应的异常细胞。

10.骨髓纤维化

慢性病例常有脾肿大,表现为全血细胞减少和骨髓增生减低,骨髓常干抽。骨髓活检见到网硬蛋白增加和纤维细胞。骨髓纤维化因出现髓外造血,血涂片可以见到不成熟造血细胞。无脾肿大的骨髓纤维化继发于恶性肿瘤的可能性大。

11.先天性再障

范科尼贫血(FA)常称为先天性再障,是一种遗传性干细胞质异常性疾病。表现为一系/两系或全血细胞减少,可伴发育异常(皮肤色素沉着、骨骼畸形、器官发育不全等),高风险发展为 MDS、AL 及其他各类肿瘤性疾病;实验室检查可发现"范可尼基因"、外周血细胞染色体受丝裂霉素 C 或 DBA 试剂作用后极易断裂。因有较大年龄的范科尼贫血病例报道,其筛查的上限年龄尚难确定。先天性角化不良可以通过典型临床特征和基因突变加以鉴别。

12.感染

肝炎后再障的肝炎病原学检查多为阴性。病毒感染,如 EBV、CMV 很少引起造血功能衰竭,但慢性活动性 EBV 感染致淋巴细胞增殖性疾病者,会发生造血功能衰竭。微小病毒 B19 可导致纯红细胞再障。分枝杆菌,尤其是非典型分枝杆菌感染会出现全血细胞减少和骨髓增生低下。骨髓检查还可发现肉芽肿、纤维化、骨髓坏死等。嗜酸性坏死常见于非典型结核杆菌感染。疑为结核者,应送骨髓液行分枝杆菌培养。

五、治疗

(一)治疗原则

(1)病因治疗:去除可能导致骨髓损害的一切物质,停用抑制骨髓造血的药物。

(2)对症治疗:纠正贫血、控制出血、积极预防和控制感染。

(3)针对发病机制的治疗:免疫抑制剂治疗如抗淋巴/胸腺细胞球蛋白、环孢菌素。

(4)促造血治疗:雄激素。

(5)造血干细胞移植。

(6)辅助治疗:造血生长因子。

(二)治疗计划

1.支持疗法

由于全血细胞减少,再障尤其是重型再障常常出现严重的贫血、出血和感染,因此恰当的支持疗法非常重要。

(1)感染的预防与处理:所有患者应积极做好个人卫生和护理工作,对粒细胞缺乏者要加强室内消毒,加强口腔、鼻咽部、皮肤和肛门护理,用口炎康或朵贝液漱口能明显减少口腔感染机会。进行保护性隔离,有条件者住无菌层流净化床或层流室,防止交叉感染。重型再障因处于粒缺状态易发生感染,常见部位为呼吸道、消化道、皮肤黏膜和泌尿道。仍以革兰阴性细菌多见,绿脓杆菌、肺炎克雷伯杆菌、大肠埃希杆菌、阴沟杆菌、不动杆菌是主要的革兰阴性病原菌,表皮葡萄球菌、金黄色葡萄球菌和粪链球菌是常见的革兰阳性球菌。部分患者感染扩散可发展为脓毒血症、败血症或合并二重感染,如侵袭性真菌感染。亦有相当一部分患者找不到病原菌和原发部位。一旦合并感染,应进行全面详细的检查,反复进行血、尿、大便等培养,以尽快明确感染部位和病原菌。在致病菌培养结果未明前可按经验选用高效抗生素,以后再根据病原学及药物敏感试验结果调整药物。粒细胞缺乏时抗生素的应用原则是早期、足量、联合用药。积极治疗5～7天仍有发热者,要考虑合并真菌感染的可能性,可加用抗真菌药物。必要时静脉输注IVIG 0.2～0.4g/(kg·d),连用3～5天。G-CSF或GM-CSF,皮下注射,5μg/(kg·d)。

(2)出血的处理:成分输血是主要支持手段。因为颅脑出血死亡率极高,故当血小板值小于20×10^9/L或血小板值虽$\geqslant 20\times10^9$/L但合并严重出血倾向时,可考虑进行同血型浓缩血小板输注。

(3)纠正贫血:血红蛋白低于60g/L及患者对贫血耐受较差时,可输血。一般输注浓缩红细胞。

计划骨髓移植的患者应常规输注照射处理或过滤器清除了白细胞的血制品,降低异基骨髓移植排斥反应的风险。

2.针对发病机制的治疗

(1)免疫抑制治疗

①抗胸腺细胞球蛋白和抗淋巴细胞球蛋白(ATG/ALG):适用于无合适供髓者的重型再障。其作用机制一方面可能通过细胞毒性免疫抑制作用,去除抑制性T淋巴细胞抑制骨髓造血的作用;另一方面可能通过免疫刺激,促进造血生长因子如白细胞介素-3和粒-巨噬细胞集落刺激因子(GM-CSF)的合成释放,促进造血干细胞增殖,此外,ATG/ALG亦可直接刺激造血干细胞生成或增加干细胞造血生长因子的敏感性。该类制剂有马、兔、猪等不同来源,不同来源的制剂临床用量不同,如马ALG一般为10～15mg/(kg·d),兔ATG为3～5mg/(kg·d),猪ALG(ATG)为15～20mg/(kg·d),用小剂量进行过敏试验(将1mg ATG溶于100mL生理盐水,于1小时内静脉输注),无明显不良反应后缓慢静脉滴注,持续12～18小时,5天为一疗程。在用ATG/ALG前1小时,肌内注射苯海拉明20mg及地塞米松5mg静脉推注,输注ATG/ALG的同时静脉滴注地塞米松10mg,第6～14天改为泼尼松1mg/(kg·d),之后逐渐减量,然后5天内减量停药。多与环孢素A、雄激素、造血生长因子合用,第14天开始联合口服环孢菌素。ATG/ALG的近期不良反应有过敏反应、发热、寒战、血小板下降、血压变化、注射部位静脉炎以及血清病等,后者多在治疗后7～10天发生,发生率约为60%,常见症状有皮疹、发热、胃肠道症状、关节痛、蛋白尿等,严重时可危及生命。联合应用抗组胺药物、肾上腺糖皮质激素和血小板输注,可以减少这些不良反应的发生。起效时间一般在用药后6～9个月,个别可早或晚,晚者可达36个月才起效,起效规律一般是脱离输注血制品、血象缓慢逐渐上升,联合方案的有效率可高达60%～80%左右,5年存活率为75%。

有10%～35%患者病情复发,ATG治疗第一个疗程后3个月如果无效或复发,可进行第二疗程的治疗,再次应用ATG/ALG仍有半数患者有效,此时应更换制剂以免发生严重的过敏反应,也应先给予过敏试验。如第二个疗程仍无效又不能进行骨髓移植或者在前一ATG疗程后复发,可考虑给予第三个疗程ATG治疗。

②环孢菌素 A(CSA)：是治疗再障的有效药物，其作用机制可能通过调整再障失衡的 T 淋巴细胞亚群比例，抑制 T 细胞表达白细胞介素-2 受体，并抑制其生成白细胞介素-2 和 γ 干扰素，从而促进造血干、祖细胞生长。治疗剂量多为 3~5mg/(kg·d)或调整剂量使血中 CSA 浓度为 200~400μg/L，该药疗程要长，起效缓慢，出现疗效时间至少需要 2 个月，甚至更长时间。待血象稳定后，然后逐渐减量至小剂量巩固治疗，疗程约 2~4 年。部分患者对 CSA 有依赖性，停药复发者继续使用仍然有效。单独应用 CSA 治疗再障有效率达 50%~60%。CSA 的常见不良反应有齿龈增生、肝肾功能损害、多毛、肌肉震颤、低镁血症、高血压等，这些症状体征可随 CSA 的减量或停用而减轻或消失。

③大剂量免疫球蛋白：较适用于下列情况：a.肝炎相关性再障伴肝肾功能有损害者；b.SAA合并感染者；c.SAA 伴血小板严重减少，出血重，输血小板无效者。用法：0.4g/(kg·d) 5 天或 1.0g/(kg·d) 2 天，均为静脉输注，间隔 1 个月后可重复给药。其作用可能为暂时性封闭单核-巨噬系统，封闭淋巴细胞上 IgG Fc 受体的抗体，并作用于带有抑制性 T 细胞功能的 Fc 受体而发挥疗效。

④肾上腺糖皮质激素：该类药物治疗再障无效，而且增加细菌和真菌感染机会。不主张用于治疗再障，仅为减轻抗胸腺细胞球蛋白和抗淋巴细胞球蛋白引起的血清病。

⑤其他免疫抑制剂：霉酚酸酯(MMF)可抑制 T、B 淋巴细胞增生，但该药用于治疗难治性再障尚无经验，也无本药治疗大宗病例的报道。只能作为试验性治疗措施使用。Tacrolimus (FK605)和 Sirolimus 为 MMF 类似物。重组人抗 IL-2 受体抗体、抗 OKT3、联合使用几种单抗，可能对少数人有效。到目前为止使用单抗治疗 AA 经验尚不成熟。

⑥强化免疫抑制法：联合应用不同作用机制的免疫抑制剂可能产生协同效应，有助于提高疗效，同时减少各种药物剂量从而减少不良反应的发生。目前最为常见的强化免疫抑制疗法是联合应用 CSA 和 ATG/ALG，使治疗重型再障取得较好疗效。在强化免疫抑制治疗中要注意防治由于免疫过度抑制，机会感染率大为增加的问题。

(2)促造血治疗

雄激素：适用于慢性再障。常用的雄激素类药物有四类：①17α-烷化雄激素类，如司坦唑醇(康力龙)、羟甲烯龙、去氢甲睾酮(大力补)；②睾丸素酯类，如丙酸睾酮、庚酸睾丸素、十一酸睾酮(安雄)、混合睾酮酯(含丙酸睾丸素、戊酸睾丸素和十一烷酸睾酮，又称巧理宝)；③非 17α-烷基雄激素类，如苯丙酸诺龙、葵酸诺龙等；④中间活性代谢产物，如本胆烷醇酮、达那唑等。雄激素在体内主要通过其代谢中间产物如 5α-双氢睾丸酮、5β-双氢睾丸酮等发挥生物效应。目前认为雄激素治疗再障的可能机制是：a.刺激肾脏产生 EPO 促进红系造血；b.直接刺激造血干细胞的增殖、分化。

雄激素常用剂量为：司坦唑醇 6~12mg/d，分 3 次口服，安雄 120mg/d，分 3 次口服，达那唑 400~600mg/d，分 2~3 次口服。治疗后 1 个月左右网织红细胞开始上升，接着血红蛋白升高；2~3 个月后白细胞开始上升，但血小板难以升高，需时较长。国内报告用雄激素治疗慢性再障有效率为 34.5%~81%，缓解率为 19%~54%。由于药物作用机制的特点，雄激素必须在有一定数目造血干细胞基础上才能发挥作用，因此急性、重型再障常无效，另外，雄激素的疗效与疗程明显相关，持续用药时间至少要 6 个月以上。治疗缓解的患者仍需维持治疗，切忌突然停药，减量过快也可导致复发，部分复发患者对雄激素仍然有效。雄激素治疗过程中，若一种雄激素无效,换另一种或两种雄激素治疗可能取得良效。雄激素与 ATG/ALG 或 CSA 联合应用,可以起到增效作用,生存率进一步提高。雄激素类药物的不良反应主要是肝功能损害及男性化作用,肝功能损害以司坦唑醇等 17α-烷化雄激素类药物为多见,男性化作用以丙酸睾酮等睾丸素酯类药物较为多见,其他不良反应有皮肤痤疮、体毛增多、色素沉着、下肢轻度水肿等,这些不良反应随着药物减量或停用可逐渐减弱和消失。

3.造血干细胞移植

包括同胞、非亲缘 HLA 相合供者造血干细胞移植。

(1)HLA 相合同胞供者造血干细胞移植 40 岁以下,重型或极重型再障,有相合同胞供者的患者应首选移植。

预处理方案和GVHD预防方案:预处理方案,用法为静脉输注 CTX 50mg/(kg·d),−5、−4、−3、−2 天和 ATG 1.5 支/(10kg·d),−5、−4、−3 天,后者在静脉滴注 CTX 12 小时后开始应用。GVHD预防方案:环孢菌素 2~5mg/(kg·d),移植前第 1 天开始至移植后 12 个月,移植后第 9 个月开始逐渐减量,预防迟发性移植失败。短疗程甲氨蝶呤,移植后第 1 天 15mg/m²,移植后第 3、6、11 天剂量 10mg/m²。干细胞来源可以动员后的外周血干细胞或骨髓干细胞,最好是骨髓干细胞。国外报道有效率达到 60%~80%。

(2)非亲缘 HLA 相合造血干细胞移植:适用于 40 岁以下,重型或极重型再障,无相合同胞供者、成人至少两个疗程 ATG/环孢菌素治疗后无效的患者。欧洲血液与骨髓移植协助组推荐的方案为:①CTX 300mg/m²,4 次;②氟达拉宾 30mg/m²,4 次;③ATG 1.5 支/10kg 体重,4 次;④环孢菌素移植前第 6 天至移植前第 2 天,剂量 1mg/(kg·d),移植前第 1 天开始至移植后第 20 天,剂量 2mg/(kg·d),此后改为 8mg/(kg·d)口服;⑤甲氨蝶呤移植后第 1 天 15mg/m²,移植后第 3、第 6 天剂量 10mg/m²。非亲缘 HLA 相合移植长期存活率低于同胞供者,而移植排斥反应、GVHD 和严重感染发生率较高,应慎重选择。

4.造血生长因子

短疗程应用粒细胞集落刺激因子(G-CSF)和 GM-CSF 治疗再障对提高中性粒细胞数目、减少感染可能有短暂效果,与 ATG/ALG 合并使用可以降低因感染所致的死亡率,目前主要用于辅助治疗。

5.中医中药

中医认为再障属虚劳、血枯、血证、温毒等范畴,发病脏腑为心肝脾肾,以肾为根本。急性急障多为急劳血证,慢性再障多属虚劳血证,全国中医内科学会 1984 年将后者分为肾阴虚型、肾阳虚型、肾阴阳两虚型三个证型。由于再障基本病机是阴阳虚损,故治疗上以补益为治疗基础,可根据临床主证和实验室检查辨证分型施治,急证者以清热凉血为原则,缓证以补肾为原则。中医药对治疗慢性再障疗效较好,中西医结合治疗有效率可达 54.3%~85.5%,但远期疗效较差,故主张疗程不应少于 3~6 个月,在疾病缓解期可给予六味地黄丸或八珍汤等固本治疗半年以上。

(三)治疗方案选择

1.非重型再障

以雄激素联合环孢菌素、对症治疗为主。下列是英国血液病学标准委员会推荐的非重型再障治疗的流程图。

2.重型再障

对40岁以下,无感染及其他并发症、有合适供体的患者应首选造血干细胞移植;无条件者,则应采用抗淋巴/胸腺细胞球蛋白联合环孢菌素、雄激素、造血生长因子、对症治疗为主。

allo-BMT与免疫抑制疗法已成为治疗重型再障的主要方法,两者在临床应用中各有优缺点:allo-BMT可使者造血完全恢复,但HLA相合供者难以寻找,治疗相关死亡率较高;而免疫抑制疗法不受年龄限制,治疗相关死亡率较低,但治疗后只能达到部分缓解,并有复发及克隆性疾病发生的可能性。主张年龄在30岁以下患者首选HLA相合同胞供者allo-BMT,≥40岁患者则首选联合免疫抑制疗法,年龄在30～40岁患者的治疗首选方案则根据具体情况定。

3.伴有PNH异常细胞克隆再障的处理

进展为溶血性PNH的再障往往贫血进行性加重、网织红细胞增高和反复全血细胞减少,甚至严重和或频繁发生急性血管内溶血。该类患者的治疗:①输洗涤红细胞或少白细胞的红细胞;②用泼尼松有助于降低溶血程度,渐减量至低剂量(10～15mg)隔日使用;③口服环孢菌素;④不建议使用ATG,因ATG所致血清病期间可能发生急性血管内溶血;⑤定期补充叶酸;⑥合并缺铁患者补铁需慎重,应从小剂量开始补铁。对于再障-PNH综合征患者,无溶血,且骨髓增生低下,治疗同不伴PNH克隆的再障。

4.妊娠期再障的治疗

妊娠期间发生再障可能纯系巧合,也有妊娠终止或分娩后,部分病例可能自发缓解。对于前者需按再障治疗,除了输血制品外,孕期可考虑使用环孢菌素,但使用ATG十分危险。有报道对36例曾接受免疫抑制剂治疗的妊娠患者的妊娠结果和再障病程进行了评价,5例早产和3例流产,但活产儿生后发育正常,2例孕妇发生子痫,两例孕妇分娩后死亡。妊娠相关再障孕期支持治疗是最主要的治疗措施,应输血小板,维持血小板计数大于20×10^9/L。

第三节 急性白血病

急性白血病(AL)是造血干细胞的恶性克隆性疾病,发病时骨髓中异常的原始细胞及幼稚细胞大量增殖并抑制正常造血,广泛浸润肝、脾、淋巴结等脏器。表现为贫血、出血、感染和浸润等征象。国际上常将AL分为ALL(急性淋巴细胞白血病)及AML(急性髓系白血病)两大类。急性白血病若不经特殊治疗,平均生存期仅3个月左右,短者甚至在诊断数天后即死亡。经过现代治疗,已有不少患者获得病情缓解以至长期存活。

一、病因与发病机制

(一)病因

人类白血病的确切病因至今未明。许多因素被认为和白血病发生有关。病毒可能是主要因素,此外尚有遗传因素、放射、化学毒物或药物等因素。

1.病毒

成年人T细胞白血病/淋巴瘤(ATL)可由人类T淋巴细胞病毒Ⅰ型(HTLV-Ⅰ)所致。EB病毒、HIV病毒与淋巴系统恶性肿瘤的关系也已被认识。病毒感染机体后,作为内源性病毒整合并潜伏在宿主细胞内,一旦在某些理化因素作用下即被激活表达而诱发白血病;或作为外源性病毒由外界以横向方式传播感染,直接致病。

2.电离辐射

包括X射线、γ射线、电离辐射等。研究表明,大面积和大剂量照射可使骨髓抑制和机体免疫力下降、DNA突变、断裂和重组,从而导致白血病的发生。

3.化学因素

多年接触苯以及含有苯的有机溶剂(如汽油、橡胶等),与白血病的发生有关。有些药物可损伤造血细胞引起白血病,如氯霉素、保泰松所致再障的患者发生白血病的危险性显著增高。乙双吗啉是乙亚胺的衍生物,具有极强的致染色体畸变和致白血病作用。化学物质致白血病以ANLL为多。

4.遗传因素

家族性白血病约占白血病的7‰。单卵孪生子,如果一个人发生白血病,另一个人的发病率为1/5,比双卵孪生子高12倍。Down综合征(唐氏综合征)有21号染色体三体改变,其白血病发病率达50/10万,比正常人群高20倍,此外先天性再生障碍性贫血(如范科尼贫血)、Bloom综合征(侏儒面部毛细血管扩张)、共济失调-毛细血管扩张症及先天性丙种球蛋白缺乏症等,白血病的发病率均较高。上述表明白血病与遗传因素有关。

5.其他血液病

某些血液病最终可能发展为白血病,如骨髓增生异常综合征、淋巴瘤、多发性骨髓瘤等。

(二)发病机制

白血病种类繁多,发病机制复杂。一般来说,白血病的发生至少有两个阶段的过程:①各种原因所致的单个细胞原癌基因决定性的突变,导致克隆性的异常造血细胞生成;②进一步的遗传学改变可能涉及一个或多个癌基因的激活和抑癌基因的失活,从而导致白血病。通常理化因素先引起单个细胞突变,而后因机体遗传易感性和免疫力低下,病毒感染、染色体畸变等激活了癌基因(如ras家族),并使部分抑癌基因失活(如p53突变或失活)及凋亡抑制基因(如bcl-2)过度表达,导致突变细胞凋亡受阻,恶性增殖。

二、分类

(一)急性淋巴细胞白血病

1.L_1

原始和幼淋巴细胞以小细胞(直径$\leqslant 12\mu m$)为主。

2.L_2

原始和幼淋巴细胞以大细胞(直径$\geqslant 12\mu m$)为主。

3.L_3

原始和幼淋巴细胞以大细胞为主,大小较一致,细胞内有明显空泡,胞质嗜碱性,染色深。

(二)急性髓系白血病

1. M_0

急性髓细胞白血病微分化型,骨髓原始细胞≥30%,无嗜天青颗粒及 Auer 小体,核仁明显,髓过氧化物酶(MPO)及苏丹黑 B 阳性细胞<3%;电镜下 MPO 阳性;CD33 或 CD13 等髓系标志可呈阳性,淋巴系抗原通常为阴性,血小板抗原阴性。

2. M_1

急性粒细胞白血病未分化型,原粒细胞(Ⅰ型+Ⅱ型,原粒细胞质中无颗粒为Ⅰ型,出现少数颗粒为Ⅰ型)占骨髓非红系有核细胞(NEC,指不包括浆细胞、淋巴细胞、组织嗜碱细胞、巨噬细胞及所有红系有核细胞的骨髓有核细胞计数)的 90% 以上,其中 3% 以上的细胞为 MPO 阳性。

3. M_2

急性粒细胞白血病部分分化型,原粒细胞占骨髓 NEC 的 30%~89%,其他粒细胞>10%,单核细胞<20%。我国将 M_2 又分为 M_{2a} 和 M_{2b} 两型。M_{2a} 型即 M_2 型,M_{2b} 型是我国提出的一个亚型,其特点为骨髓中原始及早幼粒细胞增多,但以异常的中幼粒细胞为主,有明显的核质发育不平衡,核仁常见,此类细胞>30%。

4. M_3

急性早幼粒细胞白血病,骨髓中以颗粒增多的早幼粒细胞为主,此类细胞在 NEC 中大于 30%。

5. M_4

急性粒-单核细胞白血病,骨髓中原始细胞占 NEC 的 30% 以上,各阶段粒细胞占 30%~80%,各阶段单核细胞≥20%。

6. M_5

急性单核细胞白血病,骨髓 NEC 中原单核、幼单核及单核细胞≥80%。如果原单核≥80% 为 M_{5a},小于 80% 为 M_{5b}。

7. M_6

红白血病,骨髓中幼红细胞≥50%,NEC 中原始细胞(Ⅰ型+Ⅱ型)≥30%。

8. M_7

急性巨核细胞白血病,骨髓中原始巨核细胞≥30%。血小板抗原阳性,血小板过氧化物酶阳性。

三、临床表现

(一)贫血

贫血是急性白血病最常见的症状之一,约有 20% 的患者以贫血为首发表现。少数患者早期可无贫血,随着病情的进展,贫血呈进行性加重,与出血程度不成比例。贫血时可出现面色苍白、头晕、心悸、耳鸣、活动后气促。出现贫血的原因有:①骨髓中红细胞系统的增殖被白血病增殖所替代或受到白血病细胞分泌的抑制因子所抑制,使骨髓中红细胞生成减少;②红细胞无效生成；③红细胞破坏过多，红细胞生存时间缩短，主要为隐性溶血，小部分急性淋巴细胞白血病可伴发自身免疫性溶血；④抗白血病药物如阿糖胞苷、甲氨蝶呤、柔红霉素等，大多会干扰核酸代谢（主要是DNA的代谢），导致巨幼细胞性贫血。

（二）出血、急性白血病在整个过程中，几乎都会出现出血

约有40%的急性白血病患者以出血为早期表现，出血部位以皮肤、黏膜多见，表现皮肤出血点、淤斑、鼻出血、牙龈渗血，女性月经过多。视网膜出血可致视力障碍。严重者可出现各种内脏出血，如消化道、泌尿道，颅内出血可迅速致命。急性白血病中以AML（M_3）型出血最为严重。出血的原因：①血小板质和量的异常，血小板可有形态及功能异常，以血小板第3因子异常或血小板黏附力下降多见。90%左右的患者就诊时血小板减少，当血小板计数$<20\times10^9/L$时，可发生严重的出血倾向；②DIC，严重的感染尤其是革兰阴性杆菌感染可诱发DIC，急性早幼粒细胞白血病易并发DIC和纤溶亢进，表现自发性、多部位出血；③凝血因子缺乏，肝脏受白血病细胞浸润或抗白血病药物损害导致凝血因子合成减少，白血病细胞分泌凝血因子抑制物亦可影响凝血功能；④血管壁损伤，白血病细胞在血管聚集、停滞损伤血管壁的内皮细胞或引起局部组织缺氧，引起局部出血。

（三）感染和发热

发热是急性白血病最常见的症状，其热型不一，程度不等，可为低热，亦可高达39℃以上，发热的主要原因是细菌或病毒感染，其原因有：①中性粒细胞缺乏和功能缺陷；②免疫功能尤其是细胞免疫功能减低，化疗和肾上腺皮质激素的应用，使细胞免疫和体液免疫明显减弱；③屏障防御破坏，白血病浸润，化疗药物易致胃肠和呼吸道黏膜损伤发生糜烂和溃疡；④各种穿刺插管和导管停留时间过长亦易引起感染。常见的感染部位是口腔、齿龈、咽部、上呼吸道、消化道及泌尿道。较隐蔽的感染有肛周炎或肛周脓肿。严重者可并发败血症。近年来真菌感染甚至真菌败血症的发生率亦有增多趋势。部分患者还可合并病毒感染、带状疱疹、肺部的巨细胞病毒感染亦不少见。少数患者可有细菌、真菌的双重感染。

（四）骨、关节痛

骨关节痛亦较常见，以儿童急性淋巴细胞白血病常见。骨痛以胸骨肋骨和脊柱骨常见，胸骨下段压痛是白血病的重要体征。关节痛可呈对称性或游走性，易误诊为风湿热或风湿性关节炎。但关节红肿少见，当发生骨髓坏死时，可引起全身骨骼剧痛。引起骨关节痛的原因：①白血病细胞大量增殖，髓腔内压力增高；②白血病细胞骨皮质和骨膜浸润；③继发性高尿酸血症致痛风发作。

（五）肝、脾、淋巴结肿大

浅表淋巴结和肝脾肿大，以ALL多见，纵隔淋巴结肿大较常见于T细胞ALL。白血病的肝脾肿大多为轻中度大，质地较软，光滑，通常无压痛。

（六）中枢神经系统白血病（CNSL）

CNSL以ALL多见，仅有5%AML并发CNSL。CNSL一般累及蛛网膜。少数可累及脑实质。脑膜白血病细胞浸润可导致脑脊液循环障碍，引起颅内压增高。表现为头痛、恶心、呕吐、视力模糊、视盘水肿。颅神经（Ⅱ、Ⅲ、Ⅳ、Ⅵ、Ⅶ、Ⅷ、Ⅻ）受损可出现视力障碍、瞳孔改变、面神经麻痹。若脊髓受压可出现截瘫、大小便失禁。

（七）眼部

眼部白血病浸润常见于儿童和青年 AML。好发于眼眶骨膜之下，引起突眼征。粒细胞浸润形成的粒细胞肉瘤或绿色瘤。绿色瘤浸润皆成绿色，是由于含大量髓过气化物酶所致。

（八）皮肤

AML 的皮肤浸润发生率为 13%，其中以 M_4、M_5 较为常见，ALL 仅占 1%，皮肤浸润可表现为皮疹、瘀斑、溃疡、结节样改变。

（九）口腔、耳鼻咽喉部

白血病口腔浸润可引起牙龈肿胀增生，口腔溃疡，以 AML 中的 M_4、M_5 常见。鼻黏膜白血病浸润易发生炎症，糜烂破溃，并可引起反复出血。

（十）肺与胸膜

肺的白血病浸润并非少见，在尸检发现者占 50%，但有明显临床表现者不多，肺部浸润的 X 线表现可呈弥散性结节状改变，亦可散在分布。胸膜浸润表现为胸腔积液，多为血性，常见于 ALL。

（十一）性腺、睾丸、子宫、卵巢均可被浸润

以 ALL 较常见，病变睾丸可无症状，但可呈单侧或双侧弥散性肿大，质硬，阴茎异常勃起少见。由于 CNSL 的有效防治，目前睾丸和卵巢白血病已成为仅次于 CNSL 的髓外复发的部位。此外，白血病还可浸润其他组织器官如心脏、消化道、泌尿道等而发生相应的症状。

四、辅助检查

（一）血象

急性白血病患者初诊时多数白细胞增高，少数可≥$100×10^9$/L，称为高白细胞白血病，部分患者白细胞正常或减少，低者可<$1.0×10^9$/L，以 AML 中的 M_3 型多见。白细胞总数特高或特低者，治疗较为困难。预后亦较差（AML 中 M_3 型白细胞低者例外）。

在白细胞分类中，80% 以上可见大量的幼稚细胞，有时仅见幼稚细胞和少量成熟的细胞，而无中间型细胞，称为白血病的裂孔现象。少数白细胞低的患者周围血幼稚细胞很少，此类患者必须骨髓穿刺才能确诊。多数急性白血病患者初诊时有不同程度的贫血；一般属正常细胞正色素型。但贫血很快会进行性加重。30% 的患者血涂片中可见有核红细胞。血小板计数绝大部分患者减少，严重者可<$10×10^9$/L，仅极少数患者血小板计数正常。

（二）骨髓象

典型的骨髓象显示有核细胞增生明显活跃或极度活跃，少数可呈增生活跃或减低，增生减低者称为低增生白血病，骨髓可有纤维化或脂肪化。骨髓中相应系列的原始或幼稚细胞大量增生（占非红系细胞的 30% 以上），正常细胞如红细胞和巨核细胞明显减少，红白血病（M_6）则各阶段有核红细胞可增多，且常有形态异常。白血病细胞有明显的异常改变，可见切迹、凹陷等。染色质粗糙，分布不均，排列紊乱，核仁明显。Auer 小体是白血病细胞的形态标记，仅见于 AML，有独立诊断意义。

（三）急性白血病细胞形态学分类

国际上常用法美英（FAB）分类法将 AL 分为 ALL 和 AML 两大类。

此两类再分成多种亚型：

1.ALL 共分 3 型（L_1、L_2、L_3）

L_1：原始和幼淋巴细胞以小细胞（直径≤$12\mu m$）为主。

L_2：原始和幼淋巴细胞以大细胞（直径≥$12\mu m$）为主。

L_3：（Burkitt 型）原始和幼淋巴细胞以大细胞为主，大小较一致，细胞内有明显空泡，胞质嗜碱性，染色质深。

2.AML 共分 8 型

（1）M_1（急性髓细胞白血病微分化型）骨髓原始粒细胞≥90%（NEC，即除红系统外的细胞比例），原始细胞质透亮或中度嗜碱，无嗜天青颗粒及 Auer 小体，核仁明显，类似 ALL-L_2，髓过氧化酶（MPO）及苏丹黑 SB 阳性细胞＜3%。CD33 或 CD13 等髓系标志物阳性，淋巴系抗原为阴性，血小板抗原阴性。

（2）M_2（急性髓细胞白血病未分化型）骨髓原始粒细胞≥90%（NEC），幼稚粒细胞及其以下阶段细胞＜10%。

（3）M_2 分为以下两种亚型

M_{2a}（急性髓细胞白血病部分分化型）：骨髓原始粒细胞＞30%～90%（NEC），单核细胞＜20%，幼粒及其以下各阶段细胞＞10%。

M_{2b} 此型中骨髓原始细胞及早幼粒细胞比例增多，以异常的中性中幼粒增生为主，此类细胞有明显的核浆发育不平衡，核的发育落后于胞质，胞质中易见空泡，分化差者核的凹陷有少许中性颗粒，分化良好者胞质中充满中性颗粒，此类细胞＞30%。

（4）M_3 骨髓中以异常的颗粒增多的早幼粒细胞增生为主，其胞核大小不一，胞质中有大小不等的颗粒，可分为两种亚型。

M_{3a}（粗颗粒型）：胞质中充满粗大颗粒，且密集融合分布，颗粒亦可覆盖在核上。

M_{3b}（细颗粒型）：胞质中嗜苯胺蓝颗粒细小而密集分布。

（5）M_4 按粒系和单核细胞系形态不同，包括以下四种类型。

M_{4a} 骨髓中以原始粒细胞及早幼粒细胞为主，原始、幼稚、成熟的单核细胞≥20%（NEC）。

M_{4b} 骨髓中以原始单核细胞为主，原始粒细胞、早幼粒＞20%（NEC）。

M_{4b} 骨髓中原始细胞既具有粒细胞系统的特点，也具有单核细胞系统的特点，此类细胞比例＞30%（NEC）。

M_{4E0} 除具有上述 M_4 各型的特点外，嗜酸粒细胞比例增多，占 5%～30%，形态学上除胞质中有典型的嗜酸颗粒外，可夹杂少许嗜碱颗粒。

（6）M_5 可分为以下二种亚型。

M_{5a}（急性单核细胞白血病未分化型）骨髓中原始单核细胞≥80%（NEC）。

M_{5b}（急性单核细胞白血病部分分化型）骨髓中原始、幼稚单核细胞＞30%（NEC），但原始单核细胞应＜80%。

（7）M_6（红白血病）：骨髓中红细胞系统＞50%且伴有形态学异常，骨髓中原始粒细胞（或原始、幼稚单核细胞）＞30%（NEC）。

（8）M_7 外周血中有原始巨核细胞（小巨核细胞急性巨核细胞白血病）骨髓中原始巨核细

胞≥30%，且此类巨核细胞被单克隆抗体或电镜所证实。骨髓中细胞可减少或干抽，病理活检有原始巨核细胞等巨核细胞增生，且有网状纤维增生。

(四) 免疫学检查

免疫分型是当今白血病诊断分型、预后判断和残留病检测的一个有力手段，尤其是在：①仅根据形态(和细胞化学)不能确定白血病系列特异性(髓系还是淋系)；②区分B细胞和T细胞白血病；③双表型白血病的确诊等方面，免疫分型尤显其重要性。

(1) 急性髓系白血病的诊断手段主要靠光镜细胞形态和细胞化学染色，但其中M_0、M_6、M_7可通过免疫表型分析得以确诊，某些特异类型如表达淋系抗原的AML(Ly+AML)必须依赖免疫学分型方可确诊。

①AML-M_0由于该亚型缺乏特征性细胞形态和细胞染色特征。因此M_0是唯一只有通过免疫表型分析才能确诊的一个亚型。其诊断要点是SBB/MPO阴性或阳性率<3%，淋系标志(CD3、CD79a、CD22等)阴性。而CD7和TdT可呈阳性，超微结构水平MPO或髓系特异性McAb(MPO、CD13、CD33)中至少一个阳性，大部分患者表达幼稚细胞标志CD34和HLA-DR、P170亦常呈阳性。用McAb检测MPO是确诊原始细胞属髓系的最敏感指标。

②AML-M_6：CD71、CD36和血型糖蛋白A阳性。

③AML-M_7：其特异性标志是因子Ⅷ相关抗原和血小板糖蛋白GPⅢa(CD61)和GPⅡb/Ⅲa复合物(CD41)、免疫表型分析是确诊M_7的主要手段。

④Ly-AML：主要有CD7AML、$CD19^+$ AML、TdT^+ AML。

(2) 急性未分化型白血病是指细胞表面无系列特异或系列相关抗原表达，细胞化学特征也无法确定系列的AL。按白血病免疫分型(EGIL)提出的白血病免疫学积分系统，其髓系和T或B系抗原积分均≤2。

(3) 急性混合细胞白血病或急性双表现型(白血病细胞同时表达髓系和淋系抗原)或双克隆(两群来源于各自干细胞的白血病细胞分别表达髓系和淋系抗原)或双系列(除白血病细胞来自同一干细胞外，余同双克隆型)白血病，髓系和B或T淋系积分>2。此外，还有：①伴有髓系抗原表达的ALL(My+ALL)，T或B淋系积分>2，同时粒单抗原表达，但积分≤2。②伴有淋系抗原表达的AML(Ly+AML)髓系积分>2，同时淋系抗原表达，但积分≤2。极少数患者初诊时为ALL但复发时为AML，若有细胞遗传学和分子生物学等证据证实为同克隆，此类患者亦应诊断双表现型白血病；反之亦然。

(五) 染色体和基因改变

染色体易位断裂点的克隆导致一系列与白血病有关的重要基因被相继发现。这不但对白血病的诊断及其微小残留病的检测有很大的应用价值，例如90% M_3有t(15;17)(q^{22};q^21)，85% M_{2b}存在t(8;21)(q^{22};q^{22})，用分子生物学的方法直接检测染色体易位的某些嵌合基因比染色体核型分析的敏感性强得多，几乎100% M_3和90% M_{2b}可运用PCR扩增基因片段的方法检测出来，即使染色体没有明显的变化。M_3伴t(15;17)(q^{22};q^{21})乃15号染色体上的PML(早幼细胞白血病)基因，与17号染色体上的维甲酸基因(RARα)形成PML/RARα融合基因，这是M_3发病及应用维甲酸治疗有效的分子基础。

(六)血液生化改变

(1)高尿酸血症,由于 AL 的高代谢状态,其血尿酸可增高,尤其是化疗后白血病细胞大量崩解,血尿酸浓度可显著增高,可导致尿酸性肾病甚至急性肾衰。

(2)高钾血症在白血病细胞大量崩解时常见,偶可致心跳骤停。

(3)白血病细胞明显增多患者,可出现假性低血糖,为外周血大量白血病细胞"窃取"血糖所致。

(5)M_4 和 M_5 血清和尿溶菌酶活性增高,其他类型的 AL 不增高。

五、诊断与鉴别诊断

(一)诊断

依据临床表现,周围血象、骨髓象和细胞化学染色检查,急性白血病的诊断一般不难。但具体分型则较复杂,而且存在一定困难。20 世纪 70 年代的 FAB 的分型方案虽然得到广泛的应用,但准确的分型有赖于阅片者的经验,且常有一定的主观性。其后对白血病进行免疫表型的分型,补充了形态学的不足。染色体分析发现 80%~90% 的急性白血病有核型异常,特别是染色体的易位,与白血病有明显关系,因此,提出了白血病的形态学、免疫学和细胞遗传学的 Mic 分型方法。近年来对白血病的分子特征的研究有很多进展,尤其是分子水平检测染色体易位后所形成的嵌合基因,比染色体核型分析更为敏感。如 90% M_3 患者有 t(15:17)和 PML/RAR2 融合基因。对维甲酸疗效好。少数 M_3 患者对维甲酸不敏感,细胞遗传学检查为 t(11:17)或 t(5:17),分子水平检测发现分别为 PlZF-RAR2 和 NPM/RAR2 融合基因;或有更复杂的染色体易位。CD56 阳性 AML 其形态学、免疫学标志也酷似 M_3。因此,对 M_3 进行分子水平检测不仅可确诊,亦可区别对维甲酸敏感和不敏感的亚型。因此,近年来提出了 MicM(即 Mic 加分子生物学)新的分型方法,使诊断的准确性更高,对选择治疗方案,判断预后提供了更敏感、更为科学的方法。但由于 MicM 的分型标准可操作性较差、技术要求高,目前未被临床广泛采用。其与 FAB 分型相比,其中主要变化为:①AL 诊断标准改为原始细胞≥20%,取消 FABmDS 分型中 RAEB-t 亚型;②ALL 分型中取消 $L_1 \sim L_3$ 分型,将其分为 B 前体 ALL,T 前体 ALL 和 Burkitt 白血病/BALL,将淋巴细胞纳入淋巴组织肿瘤中,ALL 和淋巴母细胞是临床表现不同的同一疾病,但仍保留白血病的名称;③增加 ALL 不能分型为一亚型。

WHO 分型是一个比较新型方法,其主要针对 FAB 诊断标准的缺点在 FAB 分型框架下,结合 MIC 分型,以白血病细胞的生物学特征为主线进行了相应的调整,使其更能适合现代白血病治疗策略的调整和预后的判断,但由于目前技术水平及条件的限制以及分型本身需进一步完善。因此,WHO 的分型的普及尚需一定时期的过渡。

(二)鉴别诊断

1.骨髓增生异常综合征(MDS)

本病有贫血、出血及感染和全血细胞减少,其中 RAEB 及 RAEB-t 型除病态造血外,周围血中有原始细胞和幼稚细胞,且有染色体异常,易与急性白血病混淆。但骨髓检查原始细胞<

30%可资鉴别(WHO 分类法已将 RAEB-t 划归为 AL)。

2.类白血病反应

当周围血白细胞增高,分类中有幼稚细胞时,易误诊为急性白血病,但类白血病反应通常有病因(感染、中毒、肿瘤等)可查,白细胞分类中以成熟的中性粒细胞为主,可见中毒颗粒,NAP 积分明显增高,一般无贫血及血小板减少,且病因去除后血象恢复正常。

3.再生障碍性贫血

少数白细胞不增高甚至减少的急性白血病(尤其是 M_3)、低增性白血病、周围血象与之相似,但急性白血病通常有胸骨下段压痛,多有淋巴结和肝脾肿大,骨髓穿刺幼稚细胞≥30%,可准确做出鉴别。

4.巨幼细胞贫血

本病有时可与红白血病混淆。但前者骨髓中原始粒细胞不增多,血清叶酸、维生素 B_{12} 水平降低。

5.风湿热

急性白血病(尤其是 ALL)有发热,关节肿瘤,贫血及心动过速,易误诊为风湿热,此时,仔细查周围血象白细胞分类中可见幼稚细胞,骨髓穿刺原始细胞增高,可与风湿热鉴别。

6.传染性单核细胞增多症

本病有发热、浅表淋巴结及肝脾肿大,周围血象中出现较多的异形淋巴细胞,但仔细辨认,异形淋巴细胞的形态与白血病的原始细胞不同。血清嗜异性抗体效价逐渐上升,抗病毒壳抗原(VCA)IgM 抗体出现早、阳性率高,为急性期重要诊断指标。

六、治 疗

AL 确诊后即应尽量完善 MICM 检查,根据结果进行预后分层,同时结合患者基础状况、经济能力和自身意愿等情况,制定个体化治疗方案并及早治疗。拟进行造血干细胞移植(HSCT)的患者应尽早行 HLA 配型。

(一)抗白血病治疗

1.治疗策略

(1)诱导缓解治疗:为白血病治疗的第一阶段,应用联合化疗使患者迅速获得完全缓解(CR)。完全缓解即为白血病的症状和体征消失,外周血中性粒细胞绝对值≥$1.5 \times 10^9/L$,PLT≥$100 \times 10^9/L$,无白血病细胞;骨髓中原粒细胞(原单+幼单核细胞或原淋+幼淋巴细胞)≤5%,M_3 则要求原粒+早幼粒细胞≤5%且无 Auer 小体,同时红细胞及巨核细胞系正常;无髓外白血病。最理想的 CR 状态为白血病免疫学、细胞遗传学和分子生物学异常均消失。

(2)缓解后治疗:目的为争取患者的长期无病生存(DFS)和痊愈。初治时患者体内的白血病细胞总量约为 $10^{10} \sim 10^{12}$ 个,诱导缓解达 CR 时,体内仍残留部分白血病细胞,称为微小残留病(MRD),其数量约为 $10^8 \sim 10^9$,所以 CR 后治疗必须进行,防止复发。包括巩固、强化和维持治疗。

2.AML 的治疗

(1)诱导缓解(APL 除外):最常用的是蒽环/蒽醌类药物联合阿糖胞苷(Ara-C)组成的"3+7"方案:蒽环/蒽醌类药物,静脉注射,第 1~3 天;联合 Ara-C 100~200mg/(m^2·d),静脉滴注,第 1~7 天。蒽环/蒽醌类药物主要有柔红霉素(DNR)、米托蒽醌(MIT)和去甲氧柔红霉素(IDA),其中 DNR 最为常用。提高蒽环/蒽醌类药物剂量或采用高剂量 Ara-C(HDAra-C)不能提高 CR 率,但对延长缓解期有利。国内采用生物酯碱——高三尖杉酯碱(HHT)联合 Ara-C 诱导治疗 AML,CR 率为 60%~65%。

诱导化疗后早期(+7 天)应复查骨髓象,了解残留白血病水平和骨髓增生程度并据此及时调整治疗强度,可有效提高诱导缓解率:①对于应用标准剂量 Ara-C 诱导患者:如有明显的残留白血病(≥10%),可考虑重复上述方案化疗(双诱导治疗)或等待观察(特别是对于骨髓增生低下者);如残留白血病细胞<10%而无增生低下,可考虑蒽环/蒽醌类药物联合标准剂量阿糖胞苷化疗或等待恢复;如残留白血病细胞<10%且增生低下则应等待恢复。②对于应用中剂量 Ara-C 诱导患者:如残留白血病≥10%,按诱导失败对待;如残留白血病细胞<10%而无增生低下,可考虑小剂量阿糖胞苷预激化疗或等待恢复;如残留白血病细胞<10%且增生低下则应等待恢复。

如患者有前驱血液病史或为治疗相关性 AML,除可采用上述方案外,还可考虑加入合适的临床试验或进行异基因造血干细胞移植。

1 个疗程即获 CR 者 DFS 较 2 个疗程诱导才达 CR 者高,如 2 个标准疗程仍未达 CR 者,提示原发耐药,需更换化疗方案,一旦获得 CR 即应进行异基因 HSCT。

(2)APL 诱导缓解治疗:初治 AML 患者一旦疑诊 APL 即应尽早开始全反式维 A 酸(ATRA)口服治疗直至缓解,剂量一般为 25~45mg/(m^2·d),如随后细胞遗传学或分子生物学未能证实则按一般的 AML 进行治疗。ATRA 通过诱导带有 PML-RARa 融合基因的早幼粒白血病细胞分化成熟达到治疗目的。ATRA 联合蒽环类药物为主的化疗是目前较为公认的标准诱导方案,如不能耐受化疗者应应用 ATRA+砷剂(三氧化二砷,ATO)治疗。维 A 酸综合征(RAS)多见于应用 ATRA 诱导过程中,发生率 3%~30%,可能与细胞因子大量释放和黏附分子表达增加有关。临床表现为发热、体重增加、呼吸窘迫、肺间质浸润、胸腔积液、心包积液、水肿、肌肉骨骼疼痛、低血压、急性肾衰竭等。初诊时 WBC 较高或治疗后迅速上升者易发生 RAS。治疗包括暂停 ATRA、化疗、高剂量地塞米松(10mg,静脉注射,每日 2 次)和吸氧、利尿等。APL 合并出血者应输注新鲜冰冻血浆、冷沉淀和血小板。国内 ATRA+砷剂±化疗也可作为 APL 一线诱导治疗,特别是对于具有高危因素的患者。

(3)缓解后治疗:①AML 患者 CNSL 的发生率远较 ALL 低,CR 后应行脑脊液检查并预防性鞘内注射化疗药物的适应证包括:初诊时白细胞≥$100×10^9$/L,M_4/M_5;②AML 比 ALL 的治疗时段明显缩短。但 APL 用 ATRA 获得 CR 后,仍需蒽环类药物为基础的化疗(如为高危患者,即初治时 WBC≥$10×10^9$/L,应加用中大剂量 Ara-C)、ATRA 以及砷剂等药物交替维持治疗 2~3 年。AML CR 后可采用 HDAra-C 方案(2~3g/m^2,每 12 小时 1 次,静脉滴注 3 小时)巩固强化,连用 6~8 个剂量,单用或与安吖啶、MIT、DNR、IDA 等联用。伴有累及 CBF 融合基因的 AML 适用 HDAra-C 巩固强化至少 3~4 个疗程,长期维持治疗已无必要。缓解后化疗根据患者的细胞遗传学/分子生物学指标进行危险度分级,建议:①高危组首选异基因 HSCT,移植前至少行一疗程的巩固化疗;②中危组,可行 1~2 疗程化疗后行自体或异基因 HSCT 或行多疗程(一般为 3~4 个)中、大剂量 Ara-C 化疗或≥6 疗程的标准剂量缓解后化疗;③低危组首选多疗程中、大剂量 Ara-C 化疗,1~2 个疗程化疗后进行自体 HSCT 或≥6 疗程的标准剂量缓解后化疗也可选用。

通过多色流式细胞术、FISH、定量 PCR 等技术监测患者体内 MRD 水平可有效预警白血病复发。巩固治疗后 MRD 持续高水平或先降后升,高度提示复发风险。

(4)复发、难治性 AML 的治疗:约 20%患者标准方案化疗无法获得 CR_1,同时很多患者 2 年内会复发,对于复发难治患者目前缺乏有效的治疗方法。进行异基因 HSCT(allo-HSCT)仍是目前较好的可能获得长期缓解的治疗措施,通过挽救方案化疗获得缓解后再进行移植有利于提高移植疗效。可选用的化疗方案有:①HD Ara-C 为基础的联合化疗:年龄 60 岁以下、身体状况及支持条件较好者,可选用。②新型无交叉耐药的药物组成的联合化疗:如新型烷化剂——cloretazine、核苷酸类似物——氯法拉滨、靶向药物如 FLT-3 抑制剂以及髓系单克隆抗体等。③预激方案化疗(如粒细胞集落刺激因子 G-CSF+阿克拉霉素+Ara-C)。④对于年龄≥60 岁、全身状况较差的患者可仅进行支持治疗、加入临床试验或使用新药治疗。APL 复发者用砷剂治疗仍有效。供体淋巴细胞输注(DLI)、二次移植适用于异基因 HSCT(allo-HSCT)后复发患者。

3.ALL 的治疗

(1)诱导缓解:由长春新碱(VCR)和泼尼松(P)组成的 VP 方案,是目前 ALL 诱导缓解的基本方案,儿童可获得 95%的 CR 率,而成人 ALL 约为 50%,但易复发,CR 期不长。目前已证实,白血病的治疗关键在于早期阶段,因此主张早期即采用强烈的联合化疗方案,在短期内达到 CR,最大程度地杀灭白血病细胞,减少微量残留白血病细胞数量,有效防止耐药形成。DVLP 方案现为 ALL 诱导的推荐标准方案[DNR+VCR+左旋门冬酰胺酶(L-ASP)+P],CR 率约为 75%~92%。DVLP 基础上加用环磷酰胺(CTX)或 Ara-C,可提高 T-ALL 的 CR 率和 DFS。CTX 可导致出血性膀胱炎,常用美司钠(mesna)预防。hyper-CVAD 作为 ALL 的诱导治疗,CR 率也可达 90%以上。成熟 B-ALL 可应用高剂量甲氨蝶呤(HD-MTX)+高剂量 CHOP(COPADM 方案)治疗,CR 率 70%~80%,DFS 为 50%。Ph-ALL 为极高危患者,诱导化疗期间应联合应用伊马替尼,可有效提高 CR 率,并减少继发耐药的发生。青少年和年轻成人 ALL 可参照儿童治疗方案,酌情增加化疗药物的剂量,可获得更好疗效。

(2)缓解后治疗:缓解后的巩固强化和维持治疗十分必要,应根据危险度分级进行个体化治疗。儿童高危或极高危组 ALL 应首选在 CR1 时行 allo-HSCT。如未行 allo-HSCT,ALL 总疗程一般需 3 年。为克服耐药并在脑脊液中达到治疗药物浓度以防治 CNSL,目前较为常用的方案是 HD AraC($1\sim3g/m^2$)和 HD MTX($2\sim3g/m^2$)。HDMTX 的常见副反应是严重黏膜炎,在应用后需加用甲酰四氢叶酸钙解救。巯嘌呤(6-MP)和 MTX 联用是普遍采用的有效维持方案。成人 ALL 的 5 年生存率约为 30%~40%。

(3)CNSL 的防治:CNSL 较常见于 ALL 患者,是最常见的髓外白血病之一。CNSL 防治措施包括鞘注化疗药物、大剂量全身化疗和颅脑照射,预防一般采用前两种方法。预防性鞘注通常在 ALL 缓解后开始,可联合鞘内注射地塞米松、MTX 或(和)Ara-C,共 4～6 次。如确诊为 CNSL 则需每周鞘注两次,直至脑脊液检查正常再每周一次,连续 4～6 周;对未曾接受过照射的 CNSL 亦可采用 HD MTX(或 HD Ara-C)化疗联合中枢神经系统照射(12～18Gy)。

(4)睾丸白血病治疗:单独应用化疗药物一般疗效不佳,必须进行放射治疗,即使仅有单侧睾丸肿大也要进行双侧照射和全身化疗。

(5)HSCT:auto-HSCT 虽然复发率较高,但因有无需寻找供者、费用较低且无移植物抗宿主病(GVHD)风险等优点,可选择性应用于部分标危或中危患者。allo-HSCT 是目前唯一可能治愈 ALL 的手段,长期存活率约为 40%～65%。主要适应证为:①CR_1 期高危或极高危 ALL:伴有高危染色体异常如 t(9;22)、t(4;11)、+8;初诊时 WBC>100×10^9/L 的 T-ALL 或 >30×10^9/L 的前 B-ALL;诱导化疗 6 周后 MRD>10^{-2} 且在巩固维持期持续存在或不断增高者;达 CR 时间>4～6 周者;②第二次缓解期(CR_2)ALL:CR_1 持续时间<30 个月或者 CR_1 期 MRD 持续高水平;③复发难治性 ALL。

(6)ALL 复发治疗:一般为骨髓复发,髓外复发多为 CNS 和睾丸。单纯髓外复发者多可同时发现骨髓 MRD,血液学复发随后出现;因此目前主张进行髓外局部治疗的同时,应进行全身化疗。ALL 一旦复发,即使化疗后再次达 CR,但通常均较为短暂(中位时间 2～3 个月),长期生存率 5%,应尽早进行 allo-HSCT 或二次移植。

4.老年 AL 的治疗

大于 60 岁的 AL 中,由继发于某些理化因素、MDS 转化而来、不良核型、耐药、重要器官功能不全者多见,疗效不佳,治疗应特别强调个体化。多数患者化疗需降低剂量,有条件的单位应鼓励患者加入合适的临床试验。有 HLA 相合的同胞供体者可行降低强度预处理 HSCT(RIC-HSCT)。部分患者如预测耐受性较差,可选择仅进行支持对症治疗。

(二)一般治疗

1.紧急处理高白细胞血症

循环血液中 WBC>100×10^9/L 时,患者可产生白细胞淤滞症,表现为呼吸困难、低氧血症、颅内出血、言语不清、阴茎异常勃起等,其机制为:由于血中大量的白细胞(主要为白血病细胞)在微循环中淤滞,导致血黏滞度增高,血流减缓,极易在脑、肺、肾、腹腔等形成血管栓塞,同时由于白血病细胞浸润破坏血管壁导致出血、水肿,以及因大量白血病细胞崩解释放出促凝物质,形成 DIC。故病理学检查往往表现为白血病血栓梗死与出血并存。白细胞淤滞症发生后短期死亡率极高,应紧急处理,处理的关键是迅速降低周围血中的白细胞。当血 WBC>100×10^9/L 时首选使用血细胞分离机(APL 除外)去除 WBC,但对技术设备要求较高、价格较昂贵,故患者应同时给以化疗药物及水化碱化等综合治疗,预防肿瘤溶解综合征的发生。化疗药物可选用:AML 可用羟基脲 6～10g/d,分次服用;ALL 用地塞米松 10mg/m^2,静脉注射,联合或不联合其他化疗药物(如 CTX)。

2.防治感染

严重的感染是 AL 主要的死亡原因之一,因此防治感染非常重要。对于粒细胞减少,特别是在化疗后患者,因可持续相当长时间,同时化疗常致黏膜损伤,故患者宜隔离于消毒隔离病房或层流病房中,所有医护人员和探访者均应洗手、消毒、佩戴口罩以预防交叉感染。食物和食具应先灭菌。G-CSF 或粒-单核系集落刺激因子(GM-CSF)的应用可有效缩短粒细胞缺乏期,可用于 ALL 和老年、强化疗或伴感染的 AML。如出现发热等感染症状,应积极寻找感染源、病原体并迅速经验性应用抗生素治疗,待病原学结果出来后调整抗感染药物。

3.成分输血

PLT 过低有严重出血的风险,可输注单采血小板,维持 PLT$\geqslant 10\times 10^9$/L;如合并发热和感染者应适当放宽输注指征。严重贫血患者应吸氧、输浓缩红细胞,维持 Hb>60g/L,甚至 80g/L 以上;但白细胞淤滞时应慎重,以免增加血粘度。成分血均建议行白细胞过滤并经辐照(约 25Gy)处理灭活淋巴细胞后再输注,以减少输血反应及输血后移植物抗宿主病(GVHD)的发生。

4.代谢并发症

白血病细胞负荷较高者,尤其是高白细胞患者化疗期间,因细胞大量崩解,容易产生高尿酸血症、低钙血症和高磷血症等代谢紊乱,甚至高钾血症和急性肾功能不全。因此临床上应密切监测生化指标并充分水化(补液量>3L/d,每小时尿量>150mL/m^2)、碱化尿液、降低尿酸(别嘌呤醇,每次 0.1g,每日 3 次)。出现无尿和少尿即应按急性肾功能衰竭处理。

第六章

风湿免疫系统疾病

第一节 类风湿关节炎

类风湿关节炎(RA)是一种病因不明的自身免疫性疾病,可发生于任何年龄,随着年龄的增长,发病率也随之增高,我国的患病率约为0.32%~0.36%。其中中年女性多见,女性高发年龄为45~55岁;性别与RA发病关系密切,女性约为男性的3倍。主要表现为对称性、慢性、进行性多关节炎。关节滑膜的慢性炎症、增生形成血管翳,侵犯关节软骨、软骨下骨、韧带和肌腱等,造成关节软骨、骨和关节囊破坏,最终导致关节畸形和功能丧失。

一、病因与发病机制

RA的发病机制至今尚未阐明。已发现同卵双生子的RA共同患病率为30%~50%,这表明RA发病与遗传有一定关系,但另一方面也说明遗传因素不是绝对和唯一的病因,尚受其他因素的影响,其中包括环境和感染因素。过去认为EB病毒或支原体等微生物感染可能是RA的病因,但均未得到证实。另外,体内激素水平也可能与发病有关。如女性在绝经期发病明显增高,在妊娠期症状多缓解。迄今对RA的病因还不完全明了,可能是一个具有遗传体质的人,受到环境因素的影响或微生物感染后,产生一系列的免疫反应,导致发生RA。

现在认为T细胞特别是$CD4^+$辅助T细胞是类风湿关节炎早期免疫反应的关键成分。在关节滑膜下层小血管周围有丰富的巨噬细胞和树突样细胞,这些细胞可以将抗原呈递给T细胞。抗原呈递细胞受抗原刺激后,在滑膜中出现迟发超敏反应,HLA-DR强阳性的巨噬细胞或树突样细胞与有$CD4^+$标记物的T淋巴细胞接触。B细胞也可以表达MHCⅡ抗原、呈递抗原以及产生活化细胞因子。当抗原、DR分子和IL-1同时存在时,$CD4^+$淋巴细胞可以引发包括产生IFN-γ、IL-2等细胞因子的级联放大反应,这些细胞因子可以激活T细胞、B细胞、巨噬细胞和内皮细胞,促使滑膜内皮细胞产生黏附因子,使更多的炎症细胞趋化聚集,从而使局部产生炎症反应,并且可以促进局部炎症细胞增生。这是类风湿关节炎细胞水平的基本病变。

关节和滑膜损害是RA最常见的也是主要的病变。由于巨噬细胞样的滑膜细胞(A型滑膜细胞)及成纤维细胞样的滑膜细胞(B型滑膜细胞)的增生,使滑膜明显增厚。在滑膜与软骨或滑膜与骨的交界处,血管数量明显增多,形成血管翳,后者进入骨及软骨,破坏骨和软骨组织。滑膜组织增生、血管翳和肉芽组织形成是 RA 在关节方面具有特异性的病理改变。到 RA 晚期,由于纤维组织增生或钙化形成而导致关节强直和关节畸形,关节功能产生明显障碍。血管炎是 RA 的另一基本病理改变,主要表现为血管壁坏死,较易侵犯的部位为滑膜、皮肤、肌肉、心脏及神经。类风湿结节是 RA 的另一种特异性病变,突出表现为肉芽肿形成。类风湿结节可以出现于体内任何组织或器官,其中以关节周围组织最为常见。脏器中也可出现类风湿结节,是否表现出临床症状,主要取决于是否影响脏器的功能。

二、临床表现

关节疼痛变形是类风湿关节炎的主要症状和体征,其临床特点如下。

(1)病情和病程有个体差异,从短暂、轻微的少关节炎到急剧进行性多关节炎均可出现。

(2)受累关节以近端指间关节、掌指关节、腕、肘、肩、膝和足趾关节最为多见;颈椎、颞颌关节、胸锁和肩锁关节也可受累,并伴活动受限;髋关节受累少见。

(3)关节炎常表现为对称性、持续性肿胀和压痛。

(4)常伴有晨僵。

(5)最为常见的关节畸形是腕和肘关节强直、掌指关节的半脱位、手指向尺侧偏斜和呈"天鹅颈"样及纽扣花样表现。重症患者关节呈纤维性或骨性强直,并因关节周围肌肉萎缩、痉挛失去关节功能,致使生活不能自理。

(6)除关节症状外,还可出现类风湿结节和心、肺、肾、周围神经及眼等内脏病变。

三、辅助检查

典型的关节肿痛和变形是诊断本病的有力证据,但一些早期 RA 患者常常缺乏典型的症状和明显的体征,故而 RA 的确诊有赖于血清学和 X 线检查。

为确诊类风湿关节炎诊断应做的辅助检查包括:

(一)常规血液检查

多数活动期患者有轻至中度正细胞性贫血,白细胞数大多正常,有时可见嗜酸性粒细胞和血小板增多。

(二)免疫学指标

血清免疫球蛋白 IgG、IgM、IgA 可升高,血清补体水平多数正常或轻度升高,60%～80%患者有高水平类风湿因子(RF),但 RF 阳性也见于慢性感染(肝炎、结核等)、其他结缔组织病和正常老年人。其他如抗角质蛋白抗体(AKA)、抗核周因子(APF)和抗环瓜氨酸多肽(CCP)等自身抗体对类风湿关节炎有较高的诊断特异性,敏感性在 30%～40%。

(三)X 线检查

为明确本病的诊断、病期和发展情况,在病初应拍摄包括双腕关节和手及(或)双足的 X 线片,以及其他受累关节的 X 线片。RA 的 X 线片早期表现为关节周围软组织肿胀,关节附近轻度骨质疏松,继之出现关节间隙狭窄,关节破坏,关节脱位或融合。根据关节破坏程度将 X 线改变分为Ⅳ期(表 6-1)。

表 6-1 类风湿关节炎 X 线进展的分期

Ⅰ期(早期)
  1* X 线检查无破坏性改变
  2 可见骨质疏松

Ⅱ期(中期)
  1* 骨质疏松,可有轻度的软骨破坏,有或没有轻度的软骨下骨质破坏
  2* 可见关节活动受限,但无关节畸形
  3 邻近肌肉萎缩
  4 有关节外软组织病损,如结节和腱鞘炎

Ⅲ期(严重期)
  1* 骨质疏松加上软骨或骨质破坏
  2* 关节畸形,如半脱位,尺侧偏斜,无纤维性或骨性强直
  3 广泛的肌萎缩
  4 有关节外软组织病损,如结节或腱鞘炎

Ⅳ期(末期)
  1* 纤维性或骨性强直
  2 Ⅲ期标准内各条

标准前冠有 * 号者为病期分类的必备条件

四、诊断与鉴别诊断

(一)诊断

1.诊断标准

类风湿关节炎的诊断主要依靠临床表现、自身抗体及 X 线改变。典型的病例按美国风湿病学学会分类标准(表 6-2)诊断并不困难,但以单关节炎为首发症状的某些不典型、早期类风湿关节炎,常被误诊或漏诊。随着大家对早期 RA 的关注,为更好地早期诊断和及时治疗 RA,将颁布 ACR 和 EULAR 联合制定的新的 RA 诊断标准(表 6-3),该标准对 RA 具有较高的敏感性和特异性,这对早期诊断 RA 具有重要意义。除了血、尿常规、血沉、C 反应蛋白、类风湿因子等检查外,患者还可做磁共振显像(MRI),以求早期诊断。对可疑类风湿关节炎患者要定期复查、密切随访。

2.活动性判断

判断类风湿关节炎活动性的项目包括疲劳的严重性、晨僵持续的时间、关节疼痛和肿胀的程度、关节压痛和肿胀的数目、关节功能受限制程度以及急性炎症指际(如血沉、C 反应蛋白和血小板)等。

3.缓解标准

类风湿关节炎临床缓解标准有①晨僵时间低于 15 分钟;②无疲劳感;③无关节痛;④活动时无关节痛或关节无压痛;⑤无关节或腱鞘肿胀;⑥血沉(魏氏法)女性小于 30mm/h,男性小于 20mm/h。

表 6-2　美国风湿病学学会（ARA）类风湿关节炎分类标准

定义	注释
1.晨僵	关节及其周围僵硬感至少持续 1 小时（病程≥6 周）
2.3 个或 3 个区域以上关节部位的关节炎	医生观察到下列 14 个区域（左侧或右侧的近端指间关节、掌指关节、腕、肘、膝、踝及跖趾关节）中累及 3 个，且同时软组织肿胀或积液（不是单纯骨隆起）（病程≥6 周）
3.手关节炎	腕、掌指或近端指间关节炎中，至少有一个关节肿胀（病程≥6 周）
4.对称性关节炎	两侧关节同时受累（双侧近端指间关节、掌指关节及跖趾关节受累时，不一定绝对对称）（病程≥6 周）
5.类风湿结节	医生观察到在骨突部位，伸肌表面或关节周围有皮下结节
6.类风湿因子阳性	任何检测方法证明血清类风湿因子含量异常，而该方法在正常人群中的阳性率小于 5%
7.放射学改变	在手和腕的后前位相上有典型的类风湿关节炎放射学改变；必须包括骨质侵蚀或受累关节及其邻近部位有明确的骨质脱钙

以上 7 条满足 4 条或 4 条以上并排除其他关节炎即可诊断类风湿关节炎

表 6-3　ACR/EULAR 类风湿关节炎诊断标准

受累关节数	分值（0～5 分）
1　　中大关节	0
2～10　中大关节	1
1～3　小关节	2
4～10　小关节	3
>10　至少一个为小关节	5
血清学抗体检测	
RF 或抗 CCP 均阴性	0
RF 或抗 CCP 至少一项低滴度阳性	2
RF 或抗 CCP 至少一项高滴度阳性	3
滑膜炎持续时间	
<6 周	0
≥6 周	1
急性期反应物	
CRP 或 ESR 均正常	0
CRP 或 ESR 增高	1

积分 6 分或以上肯定 RA 诊断

符合五条或五条以上并至少连续 2 个月者考虑为临床缓解；有活动性血管炎、心包炎、胸膜炎、肌炎和近期无原因的体重下降或发热，则不能认为缓解。

（二）鉴别诊断

类风湿关节炎是一种累及全身多关节和内脏的疾病，在它的诊断过程中，应注意与骨关节炎、痛风性关节炎、反应性关节炎、银屑病关节炎和其他结缔组织病（系统性红斑狼疮、干燥综合征、硬皮病等)所致的关节炎相鉴别。

1. 骨关节炎

该病为退行性骨关节病,发病年龄多在40岁以上,主要累及膝、脊柱等负重关节。活动时关节痛加重,可有关节肿胀、积液。因手指骨关节炎常被误诊为类风湿关节炎,尤其在远端指间关节出现赫伯登结节和近端指关节出现布夏尔结节时易被视为滑膜炎。骨关节炎通常无游走性疼痛,大多数患者血沉正常,类风湿因子阴性或低滴度阳性。X线示关节间隙狭窄、关节边缘呈唇样增生或骨疣形成。

2. 痛风

慢性痛风性关节炎有时与类风湿关节炎相似,痛风性关节炎多见于中老年男性,常呈反复发作,好发部位为单侧第一跖趾关节,也可侵犯膝、踝、肘、腕及手关节,急性发作时通常血尿酸水平增高,慢性痛风性关节炎可在关节和耳郭等部位出现痛风石。

3. 银屑病关节炎

银屑病关节炎以手指或足趾远端关节受累为主,也可出现关节畸形,但类风湿因子阴性,且伴有银屑病的皮肤或指甲病变。

4. 强直性脊柱炎

本病主要侵犯脊柱,但周围关节也可受累,特别是以膝、踝、髋关节为首发症状者,需与类风湿关节炎相鉴别。该病有以下特点:①青年男性多见;②主要侵犯骶髂关节及脊柱,外周关节受累多以下肢不对称关节受累为主,常有肌腱端炎;③90%～95%患者 HLA-B_{27} 阳性;④类风湿因子阴性;⑤骶髂关节及脊柱的 X 线改变对诊断极有帮助。

5. 结缔组织病所致的关节炎

干燥综合征、系统性红斑狼疮均可有关节症状,且部分患者类风湿因子阳性,但它们都有相应的特征性临床表现和自身抗体。

6. 其他

对不典型的以单个或少关节起病的类风湿关节炎要与感染性关节炎(包括结核感染)、反应性关节炎和风湿热相鉴别。

五、治疗

(一)治疗原则

RA 的治疗目标是使患者尽早达到疾病缓解状态,已达临床缓解的患者维持长期稳定。对于长期病程的患者,低疾病活动度也可接受。为实现治疗目标,早期使用有效的改善病情抗风湿药(DMARDs)进行强化治疗,应用合理的病情监测指标评价疾病活动度,并依此调整治疗方案,最大限度改善 RA 患者的预后。

(二)一般治疗

合理的营养和环境;适当休息和功能锻炼;理疗;心理治疗;患者教育。

(三)药物治疗

药物治疗是 RA 治疗方案的核心部分。治疗药物有三大类——非甾体抗炎药(NSAIDs)、

DMARDs、糖皮质激素。

1. NSAIDs

NSAIDs 是 RA 治疗中最为常用的药物，但不控制病情进展，主要通过抑制环氧合酶-2（COX-2）活性而抑制前列腺素的合成发挥消炎止痛作用。不同 NSAIDs 的血浆半衰期及每日给药次数不同。在滑膜腔内 NSAIDs 的浓度较血浆浓度变化慢，滑液半衰期明显长于血浆半衰期，这可以解释不同 NSAIDs 的实际所需给药频率可少于按血浆半衰期推算出来的给药频率。在 DMARDs 起效后，NSAIDs 可减量或停用。

NSAIDs 的不良反应中以胃肠道反应最常见，包括腹部不适、恶心、呕吐、腹泻、出血、溃疡，甚至穿孔。H_2 受体拮抗剂不能预防 NSAIDs 相关的胃溃疡或出血，但可预防高危患者的十二指肠溃疡或出血。硫糖铝对预防 NSAIDs 诱发的溃疡几乎无效，但 H_2 受体拮抗剂和硫糖铝可以减轻 NSAIDs 相关的消化不良。选择性 COX-2 抑制剂的消化道不良反应风险有所降低，但可能增加心血管事件的风险。

2. DMARDs

DMARDs 又可分为化学合成的小分子类 DMARDs 和基因工程技术合成的生物制剂类 DMARDs（蛋白质类大分子）。许多研究表明，长期应用 DMARDs 可减轻骨侵蚀。

(1) 甲氨蝶呤（MTX）：是现有的 DMARDs 中疗效与毒性之比最佳、价格相对便宜、应用最为广泛的药物。MTX 的口服生物利用度平均为 70%，口服吸收影响因素较多，因此最好空腹或皮下注射。吸收后主要经肾脏排泄。MTX 不仅可改善临床指标，还可延缓受累关节的骨侵蚀速度。MTX 治疗 RA 一般 3~6 周起效，6 个月后达最大疗效。剂量与用法：5~25mg，口服或肌内注射或皮下注射（较高剂量时宜注射给药），每周 1 次。儿童剂量：$10mg/(m^2 \cdot w)$。MTX 的耐受性优于其他的 DMARDs，可持续应用 5 年以上。孕妇及备孕者禁用 MTX。

其常见的不良反应有恶心、呕吐、口炎、腹泻、肝转氨酶增高，少见不良反应有可逆性骨髓抑制、肺炎、脱发、畸胎。偶致肝纤维化、肝硬化（约 0.1%），用药期间需定期检查血常规和肝肾功能。随访 20 年以上，未出现致癌的不良反应。

(2) 来氟米特：其疗效与 MTX 相当。当患者不能耐受 MTX 或者属于 MTX 禁忌时，来氟米特可作为 MTX 的替代。单用 MTX 无效的顽固性 RA 患者可合用 MTX 和来氟米特。来氟米特口服吸收后，在体内迅速转化为活性代谢物 A771726。治疗 RA 的推荐剂量与用法：20mg/d。一般在 3~6 周起效，12 周达稳定，病情严重的 RA 患者起效时间可能在 12 周左右。

来氟米特的主要不良反应有：胃肠不适（腹泻和恶心）、皮肤瘙痒、体重减轻、过敏反应、短暂性肝脏转氨酶升高、可逆性脱发，少数情况下可见到红细胞压积、血红蛋白、血小板减少，一般不需停药。

(3) 抗疟药：临床常用的抗疟药有 2 种，即氯喹和羟氯喹。二者口服后吸收迅速，需服药 3~4 个月才达到稳态血药浓度，羟氯喹的消除半衰期长达 40 天左右，氯喹为 5~69 天。起效较慢，一般在治疗 3~6 个月后才见效。总有效率为 40%~60%。氯喹的疗效稍优于羟氯喹，但氯喹已逐渐被羟氯喹所取代，因羟氯喹的不良反应发生率仅为氯喹的 1/3。抗疟药的疗效低于 MTX 与柳氮磺吡啶（SASP）。抗疟药适用于 RA 的早期或非活动期或与其他 DMARDs 合用。推荐剂量为：磷酸氯喹 250mg/d；羟氯喹 200~400mg/d，儿童 $7mg/(kg \cdot d)$。心脏病患者、肾功能不全者、老年人应慎用。

氯喹和羟氯喹均有蓄积毒性。常见不良反应有胃肠道反应(4.6%)，如恶心、呕吐、皮疹(2.3%)和眼部损害(0.7%)。少见的不良反应有：黏膜病变、白细胞减少、头痛、神经肌肉病变和心律失常。羟氯喹可加重银屑病。氯喹的神经毒性不良反应较羟氯喹多见。氯喹的症状性视网膜病变发生率为2%～17%，尤其老年人和服用高剂量者。故在服药期间高危患者应每12个月做一次眼科检查(眼底和视野)，非高危者在用药5年时进行眼科检查，此后每年均应行眼科检查。羟氯喹在上述剂量范围内因视网膜病变停药者罕见。

(4)SASP：口服SASP不易被吸收，大部分药物进入结肠被肠道细菌的偶氮还原酶裂解，释放出5-氨基水杨酸和磺胺吡啶，大部分5-氨基水杨酸以原形随粪便排出，而大部分磺胺吡啶被吸收，经肝脏代谢后主要经尿排出。SASP治疗RA的有效成分可能是磺胺吡啶。用药1～2个月即可起效，若连用6个月仍无效，则应换药。剂量与用法：第1周每日0.5～1.0g分2次服，以后每周增加500mg，直至2.0～3.0g/d。维持剂量一般2.0g/d，低于1.5g/d疗效难以维持。儿童剂量：40～60mg/(kg·d)。妊娠期和哺乳期妇女慎用SASP。

在治疗开始的2～3个月内，常见的不良反应有胃肠道和中枢神经系统症状，如恶心、呕吐、腹泻、抑郁、头痛等。停药后症状即可消失。SASP还可致皮疹、肝损害，偶致毒性表皮坏死、药物性狼疮、男性不育。

(5)雷公藤：具有抗炎作用和免疫调节作用。起效快，平均7天(1～15天)，近期疗效肯定，有效率达80%～90%，远期疗效尚待进一步验证。剂量与用法：雷公藤多苷60mg/d，分3次口服。常见不良反应有腹泻、皮疹、口炎、色素沉着、白细胞和血小板降低等，减量或停药后一般可恢复。需要特别注意的是它对生殖系统的不良反应，可致女性月经不调及闭经、男性精子数量减少甚至不育，且停药后不一定能恢复。故对年轻人(尤其女性)不宜常规使用。

(6)托法替布：是一种Janus激酶3(JAK-3)抑制剂，对JAK-1也轻度抑制。JAK激酶是炎症细胞因子网络信号转导的关键蛋白，其信号通路对RA相关细胞的促炎活性有调控作用。托法替布可作为单一治疗或与MTX或其他非生物制剂DMARDs联合使用。剂量与用法：每日2次，每次5mg。最常见的不良反应为上呼吸道感染、头痛、腹泻、鼻充血、咽喉痛和鼻咽炎，与严重感染风险增高也相关。在活动性感染期间(包括局部感染及严重感染)禁用；淋巴瘤和其他恶性病患者禁用；胃肠道穿孔患者谨慎使用。

(7)生物制剂

①依那西普：是人类TNF受体p75链的可溶性部分与人类IgG1的Fc段融合而成的蛋白。推荐剂量与用法：25mg，2次/周或50mg，1次/周，皮下注射。常见的不良反应是注射部位的轻度局部刺激。对于衰弱、皮肤溃疡感染、肺炎或有感染危险或免疫力低下的患者，应用依那西普有可能诱发严重感染。

②英夫利西单抗：是一种人鼠嵌合TNF-α单克隆抗体。英夫利西可特异性地结合可溶性和膜结合型TNF-α，从而抑制TNF-α引起的免疫及炎症反应。与MTX合用，可降低机体发生针对英夫利西的免疫反应的可能性，也可增强疗效。剂量与用法：静脉滴注，首次给予本品3mg/kg，然后在首次给药后的第2周和第6周及以后每隔8周各给予一次相同剂量。本品应与MTX合用。不良反应有输液反应，偶致感染，乙型肝炎、结核复发的风险增高。可能加重充血性心力衰竭。

③阿达木单抗:为抗人 TNF 的人源化单克隆抗体。剂量与用法:皮下注射,40mg,每两周 1 次。一般与 MTX 合用。不良反应有感染风险增高,包括结核复发和乙型肝炎的再激活,注射部位反应(红斑、瘙痒、出血、疼痛或肿胀),头痛和骨骼肌疼痛。大多数注射部位反应轻微,无需停药。可能加重充血性心力衰竭。

④阿巴西普:是重组细胞毒 T 淋巴细胞相关抗原(CTLA4)与免疫球蛋白的融合蛋白,选择性阻断 T 细胞共刺激信号,阻断 T 淋巴细胞的活化。剂量与用法:静脉滴注,500~750mg,前 3 次输注为每 2 周 1 次,以后为每 4 周 1 次。一般与 MTX 合用。最常见的不良反应为头痛、上呼吸道感染和恶心。最严重不良反应为严重感染和恶性肿瘤。

⑤托珠单抗:是一种重组人源化抗人 IL-6 受体单克隆抗体,阻断 IL-6 介导的信号通路。剂量与用法:静脉滴注,8mg/kg(不得超过 800mg),每 4 周 1 次,可与 MTX 或其他 DMARDs 药物联用。主要不良反应:输液反应、感染、外周血白细胞减少、肝酶增高。出现肝酶异常、血脂升高、中性粒细胞计数降低、血小板计数降低时,可将托珠单抗的剂量减至 4mg/kg。

⑥利妥昔单抗:是针对 B 细胞表面 CD20 分子的人鼠嵌合的单克隆抗体。利妥昔单抗可靶向清除 B 细胞,用于 RF 阳性的 RA 患者取得了较满意的临床疗效。剂量与用法:与 MTX 联用剂量,每 24 周(一个疗程)静脉输注两次 1000mg,间隔 2 周。建议每次输注前 30 分钟静脉滴注甲泼尼龙 100mg 或等同量糖皮质激素。除了急性输液反应外,应警惕其免疫抑制的不良反应。

3.糖皮质激素

(1)口服糖皮质激素:口服小剂量糖皮质激素(相当于泼尼松 2.5~15mg/d)可减轻关节肿胀和压痛,改善患者的精神状态。当症状得到稳定控制后开始减量,速度一定要缓慢,以免病情反跳。当剂量低于 10~15mg/d 时,可每隔数周减少 0.5~1.0mg/d。对于已用 NSAIDs 治疗而 DMARDs 刚开始或尚未出现疗效时,小剂量糖皮质激素可抑制骨质转换,但不影响软骨转换,有一定的 DMARDs 样作用。较大剂量糖皮质激素仅短期用于有严重关节外表现的疾病如血管炎、类风湿肺。糖皮质激素还增加消化性溃疡和胃肠出血的发生率,尤其是与 NSAIDs 合用时。

(2)关节腔内注射糖皮质激素:对于滑膜炎症状较重、受累关节少、糖皮质激素全身治疗有禁忌的患者,可行关节腔内注射长效糖皮质激素(非水溶性活性药物)。每年每个关节腔内注射不应超过 4 次,。注射间隔越长越好,至少 4 周,负重关节 8~12 周。

(3)大剂量甲泼尼龙静脉冲击:重症 RA 累及重要脏器需要迅速得到控制时,可予甲泼尼龙 1.0g/d,连续 3 日静脉冲击。严重的不良反应有:高糖血症、免疫抑制、水钠潴留、味觉障碍、高血压、低血压,少数情况下可发生惊厥、心律失常、猝死、消化性溃疡或穿孔。

第二节　系统性红斑狼疮

系统性红斑狼疮(SLE)是一种慢性的具有多系统损害的自身免疫性疾病,其病因尚不明确。目前认为,SLE 的发病与遗传、雌激素等内在因素及环境因素等外在因素的作用下,自身免疫反应被激活有关。SLE 好发于育龄期女性,其病理基础是血管炎,主要特征为:产生多种自身抗体及具有复杂多样的临床表现。

一、临床表现

(一)病史要点

SLE具有复杂多样的临床表现,任何年龄、性别都可能患病,但90%的SLE患者为育龄期女性。发病前可有接触有害化学制品、紫外线、感染、药物、手术等诱因,也可无明显诱因。患者常出现发热、体重减轻、疲乏等非特异症状,同时伴有皮疹、口腔溃疡、光过敏、脱发、关节炎、浆膜炎、肾脏受累、血液及消化系统异常、神经精神改变等情况,可有家族史及不良孕产史。

(二)症状要点

1.皮肤和黏膜

它可表现为急性、亚急性或慢性皮肤黏膜病变。狼疮特异性皮疹包括蝶形红斑、亚急性皮肤型红斑狼疮、盘状红斑、狼疮性脂膜炎、黏膜狼疮、肿胀性狼疮、冻疮性狼疮等。也可出现非特异性皮疹,如光过敏、脱发、甲周红斑、网状青斑、雷诺现象等。还可出现皮肤血管炎皮疹,表现为皮下结节、破溃、紫癜、坏疽等。

2.肌肉骨骼系统

超过85%的患者会有关节痛和关节炎,一般为非侵蚀性关节炎。少部分SLE患者(尤其合并抗瓜氨酸化蛋白抗体阳性时)可出现侵蚀性关节炎。同时,长期大量使用糖皮质激素的患者还易合并激素相关骨质疏松,易患骨质疏松性骨折等。股骨头、股骨髁、胫骨平台可出现缺血性坏死,与使用糖皮质激素、狼疮高疾病活动度相关。SLE也可引起肌炎,表现为肌肉疼痛、无力,伴肌酶升高。

3.肾脏

大约74%的患者在疾病发展过程中肾脏会受累,这常常提示着预后不良。免疫复合物在肾小球沉积,造成补体系统激活和炎症细胞集聚对肾脏造成损害。肾脏的损害除了引发肾小球炎症、坏死及瘢痕形成外,还有肾脏血管损伤造成的血栓性微血管病变和小球外血管炎。患者常表现为血尿、蛋白尿、肾性高血压、水肿,有些病理类型的患者可出现少尿、急性肾功能不全甚至急进性肾小球肾炎。如未及时治疗,有些病理类型的患者可逐渐发展为慢性肾功能不全,甚至出现终末期肾病乃至死亡。有平滑肌受累者可出现输尿管扩张和肾积水。

4.心血管系统

心包炎是SLE心脏受累最常见的病变,是SLE所致浆膜炎的一种,可无任何症状,也可出现胸骨后持续性疼痛,吸气及咳嗽时加剧,身体向前倾斜时可缓解。除心包炎外,SLE心脏受累还可能出现瓣膜上长无菌性赘生物(如疣状心内膜炎),二尖瓣最常见,其次是主动脉瓣,可导致二尖瓣或主动脉瓣反流。大约60%的患者会出现雷诺现象(遇冷或情绪激动时肢端的动脉阵发性痉挛,肢端血供不足),有时可导致肢端缺血性坏死。其他心血管受累包括心肌炎、冠状动脉缺血等,患者可表现为晕厥、心律失常、活动耐量下降、胸痛等,甚至心功能不全、猝死。

5.肺脏

大约30%的患者在SLE发展的过程中会出现肺脏受累,其中最常见的表现是胸膜炎。可表现为无症状胸腔积液，也可出现呼吸时胸痛、呼吸困难等。部分患者可出现狼疮性肺泡炎，表现为发热、咳嗽、双肺广泛浸润和低氧血症。SLE可引起弥散性肺泡出血，表现为气促、咳嗽、咯血、肺泡浸润、血红蛋白下降、低氧血症。肺动脉高压在SLE患者中并不少见，主要表现为进行性加重的干咳和活动后气短，严重者出现晕厥、猝死。其他肺部受累包括肺间质病变及肺动脉栓塞。

6. 神经精神系统

最常见的SLE脑炎表现包括认知功能障碍（17%～66%的患者）、心境障碍（8%的患者）、脑血管疾病（5%～18%的患者）、癫痫发作（6%～51%的患者）。少数SLE患者也可出现颅神经或外周神经损伤。抗核糖体P蛋白抗体被证实与神经精神狼疮有关。抗磷脂自身抗体可导致高凝状态，诱发血管血栓及大脑缺血。另外，大脑中的非炎性小血管病变可引起微梗死灶，这是SLE患者最常见的脑损伤。

7. 消化系统

消化道或肠系膜的血管炎可能会导致腹痛、消化道出血，甚至可出现肠坏死。也有患者表现为假性肠梗阻，出现胃肠道动力异常，常伴有输尿管扩张。血管的病变还可能引起胰腺炎（≤10%的患者）。腹膜炎较胸膜炎及心包炎少见。SLE可引起转氨酶升高，通常对激素和保肝药反应良好。也可合并自身免疫性肝炎，导致肝硬化。

8. 脾与淋巴结

脾肿大有时可见于SLE患者，受累脾脏的病理表现为动脉及小动脉壁出现典型的"洋葱皮"样增厚。约1/3的患者在疾病发展过程中有时会发现有淋巴结肿大。肿大淋巴结为无痛性，病理常提示淋巴滤泡增生，有时要与淋巴瘤做鉴别诊断。最近一些多中心的研究发现SLE会明显增加患者患血液系统恶性肿瘤的概率，尤其是非霍奇金淋巴瘤。

9. 血液系统

可出现全血细胞减少。白细胞减少，尤其是淋巴细胞减少常见于SLE患者，与疾病的活动有关。贫血的最常见原因为自身免疫性溶血性贫血，但也需要警惕消化道慢性失血、血栓性微血管病或合并血液系统疾病。血小板减少性紫癜可在SLE疾病早期出现，严重者可导致危及生命的大出血。

10. 眼部

活动性SLE患者可出现眼部受累，最常见病变部位为视网膜，视网膜血管阻塞性疾病可导致视力下降，甚至失明。也可合并巩膜炎等。

（三）查体要点

由于SLE可累及全身各个系统，需要进行全面的体格检查。

1. 一般检查

发热、淋巴结肿大等。

2. 皮肤黏膜

鼻梁和双颧颊部呈蝶形分布的红斑、毛发稀疏、手足掌面和甲周红斑、盘状红斑、结节性红斑、脂膜炎、网状青斑等。口或鼻黏膜溃疡常见。

3. 心脏检查

视诊注意心尖搏动位置，触诊有无震颤及心包摩擦感，叩诊心界大小，听诊注意心率、心律、心音强弱、有无杂音。

4. 胸部检查

胸部是否有异常呼吸音，有无肺下界抬高。

5. 腹部检查

注意患者有无腹部压痛、反跳痛及腹膜刺激征。听诊注意肠鸣音强弱及次数。

6. 四肢和关节检查

有无关节肿胀、压痛，有无肌肉压痛、肌力下降。

7. 神经精神系统检查

SLE可累及中枢和外周神经系统，需注意患者感觉、运动功能，有无病理征及脑膜刺激征等。

二、辅助检查

(一) 实验室检查

(1) 全血常规、尿常规、肝肾功能、尿蛋白、尿肌酐、24小时尿白蛋白检查。

(2) ESR、CRP、免疫球蛋白水平、补体(C_3、C_4、CH_{50})、RF。

(3) 抗核抗体、抗dsDNA抗体、抗ENA抗体谱。

(4) 抗磷脂抗体(抗心磷脂抗体、抗β_2GP1抗体、狼疮抗凝物)、梅毒血清试验。

(5) Coombs溶血试验。

(6) 脑脊液检查：神经精神狼疮无特征性改变，但可排除颅内感染。

(二) 影像学检查

1. 胸部X线或CT检查

评估有无肺脏受累(胸腔积液、胸膜炎、间质性肺病等)。

2. 心电图

若有胸痛，宜行心电图检查，排除是否有心包炎、心肌炎、冠脉病变。

3. 超声心动图

观察有无心包炎、瓣膜病变、心肌病变、心功能不全、肺动脉高压。

4. 磁共振扫描

常规磁共振扫描有助于发现神经精神性狼疮，可以检测出脑血管异常、脑实质损害。近年随着神经功能影像学技术的发展，包括磁共振波谱成像(MRS)技术、基于体素的形态学测量(VBM)技术、磁化传递成像(MTI)技术、弥散张量成像(DTI)技术、功能磁共振成像(fMRI)技术等一系列新的成像技术，也逐渐运用到神经精神性狼疮的诊断中。

5. 腹部增强CT

有助于发现肠系膜血管炎，表现为"靶征"或"齿梳征"。

(三) 其他检查

(1) 脑电图检查：有助于诊断神经精神狼疮。

(2)肌电图(EMG)：SLE患者可有肌肉酸痛无力，少数患者可有肌酶谱增高，行肌电图检查可鉴别多发性肌炎。

(3)狼疮皮肤带活检。

(4)肾活检：肾活检病理分型对SLE患者的治疗指导意义重大。2012年ACR提出除非有明确的禁忌证，具有活动性狼疮肾炎临床证据的患者应当在治疗前进行肾活检，明确病理类型，同时可评估肾脏活动性损害和慢性损害指数。

(5)肺穿刺：SLE患者的肺部可有多种病变，肺穿刺组织学检查可明确肺部病变的病理类型，有助于选择合适的治疗方案及评估患者预后。

三、诊断与鉴别诊断

(一)诊断

目前普遍采用美国风湿病学会1997年推荐的SLE分类标准。SLE分类标准的11项中，符合4项或4项以上者，可诊断SLE。其敏感性为86%，特异性为93%。

2012年SLE国际合作组(SLICC)制定的SLE分类标准，在临床上诊断SLE也同样适用。其敏感性为94%，特异性为92%。

SLE病情活动和病情轻重程度的评估是治疗方案拟定的先决条件。目前，国际上通用的SLE活动性判断标准包括：SLEDAI、BILAG、OUT等，其中以SLEDAI最为常用。

SLE病情轻重的评估：

1.轻型SLE

诊断明确或高度怀疑者，但临床无明显内脏损害，SLEDAI积分<10分。

2.中型SLE

有明显内脏受累且需要治疗的患者，SLEDAI积分在10～14分。

3.重型SLE

具有上述症状，同时伴有一个或数个脏器受累，SLEDAI积分≥15分。

(二)鉴别诊断

1.狼疮危象

急性的危及生命的重症SLE，包括急进性狼疮性肾炎、严重的中枢神经系统损害、严重的溶血性贫血、血小板减少性紫癜、粒细胞缺乏症、严重心脏损害、严重狼疮性肺炎、严重狼疮性肝炎、严重的血管炎等。

2.其他风湿性疾病

RA、混合性结缔组织病(MCTD)及皮肌炎。

①RA：RA和SLE均有关节炎表现，但SLE典型的关节炎为非侵蚀性，关节症状持续时间较短，影像学上可以相互鉴别。对于有关节侵蚀的SLE和有系统受累的RA，需考虑特征性皮疹、免疫学检查、肾脏病理等。如同时符合RA和SLE分类标准，称为Rhupus综合征。②MCTD：MCTD可出现发热、雷诺现象、肌炎、关节炎、血液系统受累等，但双手肿胀、肌炎、食管受累多见，抗U_1RNP抗体高滴度阳性，抗Sm抗体、抗dsDNA抗体阴性。③皮肌炎：

SLE 的肌肉受累通常比较轻,肌酸激酶轻度升高。皮肌炎可有特征性的向阳疹、披肩征、Gottron 疹,自身抗体阳性率低。

3.肿瘤

肿瘤(尤其血液系统肿瘤)患者可有发热、皮疹、多系统受累表现,也可出现抗核抗体等自身抗体阳性、免疫球蛋白升高,需根据影像学、骨髓检测、淋巴结及受累脏器的病理结果来鉴别。

4.感染

感染可有全身性表现,包括发热、皮疹、关节痛,甚至伴有免疫学指标的异常,而 SLE 患者也常合并感染,需根据患者临床表现、影像学特点、病原学检测鉴别两者,可影响治疗方案的选择。

5.药物相关性狼疮

服用某些药物,包括肼屈嗪、异烟肼、氯丙嗪、左旋多巴、卡马西平、谷氨酸、可乐定、维拉帕米等可诱发狼疮样症状,需确认药物与临床症状之间的相关性,抗组蛋白抗体是药物性狼疮常见的特异性抗体,一般无需特殊治疗,停药后狼疮症状即可消失,但血清学异常可持续较长时间。

四、治疗

(一)药物治疗

药物治疗是治疗 SLE 最重要的方法,主要药物有五大类。

1.非甾体抗炎药

对发热及关节痛有效,应注意消化性溃疡、出血、肝肾功能损害的不良反应。

2.抗疟药

常用于控制皮疹、关节炎和减轻光过敏,是 SLE 治疗的基础用药,配合激素使用可提高疗效并减少激素用量,并可以预防疾病复发。常用硫酸羟氯喹 0.2~0.4g/d,分 2 次服用。不良反应主要是过敏反应及视网膜病变,应每 6~12 个月检查一次眼底。

3.糖皮质激素

是中重度 SLE 的首选药物,根据病情不同剂量不同,一般采用泼尼松(0.5~1)mg/(kg·d),用药 4~6 周或疾病活动控制后 10~15 天开始逐步减量,至 5~15mg/d 维持。对于重症患者,一般剂量激素效果不佳者,特别是狼疮危象的患者,可采用甲泼尼龙 1.0g/d 冲击治疗,连续 3 天,必要时可重复使用,停止冲击后应恢复常规药量,切勿不分病情变化长期大量使用激素或者减量速度过快导致 SLE 复发。激素可能的不良反应包括:库欣综合征、继发感染、高血压、高血糖、电解质紊乱、精神异常、胃肠道出血,长期使用易导致骨质疏松及股骨头无菌性坏死等。

4.免疫抑制剂

对重症 SLE,特别是重要器官受累的患者应与激素联合应用,以提高疗效,帮助激素减量。

(1)环磷酰胺:适用于狼疮性肾炎、神经精神狼疮及严重的血管炎等。具体用法为 2mg/(kg·d),国内常用 100mg/d 口服或 200mg 静脉注射,隔日 1 次或 400mg 静脉注射,每周 1 次;也可采用环磷酰胺冲击疗法,(0.5~1.0)g/m² 体表面积静脉滴注,每 3~4 周 1 次,持续 6~12 个月,病情缓解后改为 3 个月 1 次。环磷酰胺的不良反应主要是骨髓抑制、胃肠道反应、肝功能损害、脱发、性腺抑制、出血性膀胱炎,此外还可增加恶性肿瘤的发生率。

(2)硫唑嘌呤:有助于控制 SLE 的活动性。用法(1.5~2.5)mg/(kg·d),常用剂量为 100mg/d。除无出血性膀胱炎外,不良反应与环磷酰胺类似。

(3)甲氨蝶呤:主要用于关节炎、肌炎、浆膜炎和皮肤损害为主的 SLE。剂量 10~15mg,每周 1 次。不良反应包括胃肠道反应、口腔溃疡、肝功能损害及骨髓抑制等。应用甲氨蝶呤的第二天可加用 5~10mg 叶酸,以减轻不良反应。

(4)霉酚酸酯:对有明显血管炎表现的狼疮性肾炎有效,可以有效地控制Ⅳ型狼疮性肾炎活动。用量为 1.5~2g/d,分 2 次口服。该药的不良反应相对少,尤其在骨髓抑制、性腺抑制、肝肾毒性方面较环磷酰胺有一定的优势,一些患者可以出现胃肠道反应。

(5)环孢素:是治疗狼疮性肾炎的二线用药,适用于上述药物无效的患者。每日剂量 3~5mg/kg,分 2 次口服。环孢素的优点是无骨髓抑制作用,但是可以导致高血压、血肌酐升高,长期使用会出现震颤、多毛和齿龈增生,用药期间需要密切监测。

(6)来氟米特:有助于 LN 的治疗。剂量为 10~30mg/d。不良反应包括感染、胃肠道不适、高血压等。

5.生物制剂

单克隆抗体(如抗 CD20 抗体、抗 CD22 抗体、抗 CTLA-4 抗体和抗 BLyS 抗体等)在Ⅱ、Ⅲ期 SLE 临床试验中显示出了一定的治疗前景。

(二)非药物治疗

1.血浆置换

可以清除血循环中的自身抗体和免疫复合物,减轻病情并争取治疗时间,但此方法非常规治疗,仅为短期应急过渡措施。

2.造血干细胞移植

近年来采用造血干细胞移植治疗重症 SLE 取得了一定的疗效,但费用昂贵,远期疗效及如何选择干细胞供体方案有待进一步实验研究和大量临床实践来验证。

第三节 干燥综合征

干燥综合征是一个主要累及外分泌腺体的慢性炎症性自身免疫病。临床除有唾液腺和泪腺受损功能下降而出现口干、眼干外,尚有其他外分泌腺及腺体外其他器官受累而出现多系统损害的症状。本病分为原发性和继发性两类,前者指不具另一诊断明确的结缔组织病的干燥综合征,后者指发生于另一诊断明确的结缔组织病,如系统性红斑狼疮、类风湿关节炎等的干燥综合征。女性多见,男女比为 1:(9~20),发病年龄多在 40~50 岁,也见于儿童。

一、临床表现

本病多起病隐匿,临床表现多样,病情轻重差异较大。

(一)局部表现

(1)口干燥症因涎腺病变,使涎液黏蛋白缺少而引起下述常见症状。

①有70%~80%患者诉有口干,但不一定都是首症或主诉,严重者因口腔黏膜、牙齿和舌发黏以致在讲话时需频频饮水,进固体食物时必须伴水或流食送下,有时夜间需起床饮水等。

②猖獗性龋齿是本病的特征之一。约50%的患者出现多个难以控制发展的龋齿,表现为牙齿逐渐变黑,继而小片脱落,最终只留残根。

③腮腺炎,50%患者表现有间歇性交替性腮腺肿痛,累及单侧或双侧。大部分在10天左右可以自行消退,但有时持续性肿大。少数有颌下腺肿大,舌下腺肿大较少。有的伴有发热。对部分有腮腺持续性肿大者应警惕有恶性淋巴瘤的可能。

④舌部表现为舌痛。舌面干、裂,舌乳头萎缩而光滑。

⑤口腔黏膜出现溃疡或继发感染。

(2)干燥性角结膜炎:因泪腺分泌的黏蛋白减少而出现眼干涩、异物感、泪少等症状,严重者痛哭无泪。部分患者有眼睑缘反复化脓性感染、结膜炎、角膜炎等。

(3)其他浅表部位如鼻、硬腭、气管及其分支、消化道黏膜、阴道黏膜的外分泌腺体均可受累,使其分泌较少而出现相应症状。

(二)系统表现

除口、眼干燥表现外,患者还可出现全身症状,如乏力、发热等。约有2/3患者出现系统损害。

(1)皮肤皮肤病变的病理基础为局部血管炎,有下列表现。

①过敏性紫癜样皮疹,多见于下肢,为米粒大小边界清楚的红丘疹,压之不褪色,分批出现。每批持续时间约为10天,可自行消退而遗有褐色色素沉着。

②结节红斑较为少见。

③雷诺现象,多不严重,不引起指端溃疡或相应组织萎缩。

(2)骨骼肌肉:关节痛较为常见。仅小部分表现有关节肿胀,但多不严重,且呈一过性。关节结构的破坏非本病的特点。肌炎见于约5%的患者。

(3)肾脏:国内报道有30%~50%患者有肾脏损害,主要累及远端肾小管,表现为因Ⅰ型肾小管酸中毒而引起的低血钾性肌肉麻痹,严重者出现肾钙化、肾结石及软骨病。表现为多饮、多尿的肾性尿崩亦常出现于肾小管酸中毒患者。通过氯化铵负荷试验可以看到约50%患者有亚临床型肾小管酸中毒。近端肾小管损害较少见。对肾小管酸中毒的患者在有条件的情况下最好做肾脏病理检查,以了解肾脏病变,包括肾小管和肾小球受损的程度,是以细胞浸润为主还是以纤维化硬化为主,通过对病理的了解可以正确地指导治疗。在这些患者中,小部分出现较明显的肾小球损害,临床表现为大量蛋白尿、低白蛋白血症甚至肾功能不全。

(4)肺脏:大部分患者无呼吸道症状。轻度受累者出现干咳,重者出现气短。肺部的主要病理为间质性病变,部分出现弥散性肺间质纤维化。少数患者可因此导致呼吸功能衰竭而死亡。早期肺间质病变在肺 X 线片上并不明显,只有高分辨率肺 CT 方能发现。另有小部分患者出现肺动脉高压。有肺纤维化及重度肺动脉高压者预后不佳。

(5)消化系统:胃肠道可以因其黏膜层的外分泌腺体病变而出现萎缩性胃炎、胃酸减少,消化不良等非特异性症状。约 20% 患者有肝脏损害,特别是部分患者合并自身免疫性肝炎或原发性胆汁性肝硬化。慢性胰腺炎亦非罕见。

(6)神经系统:累及神经系统的发生率约为 5%。以周围神经损害为多见,不论是中枢或周围神经损害均与血管炎有关。

(7)血液系统:本病可出现白细胞减少或(和)血小板减少,血小板低下严重者可伴出血现象。本病淋巴肿瘤的发生率约为健康人群的 44 倍。国内已有原发性干燥综合征患者出现血管免疫母细胞性淋巴结病(伴巨球蛋白血症)、非霍奇金淋巴瘤、多发性骨髓瘤等报道。

二、辅助检查

(一)眼部

1.Schirmer(滤纸)试验阳性

即≤5mm/5min(健康人为>5mm/5min)。

2.角膜染色阳性

双眼各自的染点>10 个。

3.泪膜破碎时间阳性

即≤10 秒(健康人>10 秒)。

(二)口腔

1.唾液流率阳性

即 15 分钟内收集到自然流出涎液≤1.5mL(健康人>1.5mL)。

2.腮腺造影阳性

即可见末端腺体造影剂外溢呈点状、球状的阴影。

3.唾液腺核素检查阳性

即涎腺吸收、浓聚、排出核素功能差。

4.唇腺活检组织学检查

即在 4mm² 组织内有淋巴细胞灶≥1 者(有 50 个淋巴细胞聚集则称为 1 个灶)为阳性。

(三)尿

尿 pH 多次>6 则有必要进一步检查肾小管酸中毒相关指标。

(四)血常规

可见血小板减少,偶见溶血性贫血。

(五)血清免疫学检查

1.抗 SSA 抗体

抗 SSA 抗体是本病中最常见的自身抗体,约见于 70% 的患者。

2.抗 SSB 抗体

抗 SSB 抗体约见于 45％的患者。

3.类风湿因子

类风湿因子见于 70％～80％的患者,且滴度较高常伴有高球蛋白血症。

4.高免疫球蛋白血症

高免疫球蛋白血症均为多克隆性,约见于 90％患者。

5.其他

常存在抗核抗体及抗 α 胞衬蛋白抗体等。

三、诊断与鉴别诊断

(一)国际诊断分类标准

干燥综合征国际分类(诊断)标准见表 6-4。

表 6-4 SS 的国际分类/诊断标准

Ⅰ眼部症状(以下 3 项中≥1 项):

(1)每天感到不能忍受的眼干持续 3 个月以上

(2)感到反复的沙子进眼或沙磨感

(3)每天需用人工泪液 3 次或 3 次以上

Ⅱ口腔症状(以下 3 项中≥1 项):

(1)每天感到口干持续 3 个月以上

(2)成人腮腺反复或持续肿大

(3)吞咽干性食物时需用水帮助

Ⅲ眼部体征(下述检查≥1 项阳性):

(1)Schirmer 试验(＋)(≤5mm/5min)

(2)角膜染色(＋)(≥4 van Bijsterveld 计分法)

Ⅳ组织学检查

下唇腺病理显示淋巴细胞灶≥1(4mm^2 组织内至少有 50 个淋巴细胞聚集于唇腺间质者为 1 个灶)

Ⅴ唾液腺受损(下述检查≥1 项阳性):

(1)唾液流率(＋)(≤15mL/15min,不刺激法)

(2)腮腺造影(＋)

(3)唾液腺放射线核素检查(＋)

Ⅵ自身抗体

抗 SSA 或抗 SSB(＋)或二者均(＋)(双扩散法)

备注:SS 判定标准

1.原发性 SS(无任何潜在疾病的情况下,有下述 2 条则可诊断):

续表

(1)符合上述4条或4条以上,但必须含有条目Ⅳ(组织学检查)和(或)条目Ⅵ(自身抗体)

(2)条目Ⅲ、Ⅳ、Ⅴ、Ⅵ 4条中任意3条阳性

2.继发性SS

患者有潜在的疾病(如任一结缔组织病),而符合Ⅰ和Ⅱ中任意1条,同时符合Ⅲ、Ⅳ、Ⅴ中任意2条

3.除外

颈头面部放疗史,丙型肝炎病毒感染,艾滋病(AIDS),淋巴瘤,结节病,移植物抗宿主(GVH)病,抗乙酰胆碱药的应用(如阿托品、莨菪碱、溴丙胺太林、颠茄)

(二)鉴别诊断

1.系统性红斑狼疮

原发性干燥综合征多见于中老年妇女,发热,尤其是高热者少见,无颧部皮疹,口、眼干明显,肾小管酸中毒为其常见,而主要的肾损害,高免疫球蛋白血症明显,低补体血症少见,预后良好。

2.类风湿关节炎

原发性干燥综合征的关节炎症状远不如类风湿关节炎明显和严重,极少有关节骨破坏、畸形和功能受限。类风湿关节炎很少出现抗SSA抗体和抗SSB抗体。

3.非自身免疫病的口干

如老年性外分泌腺体功能下降、糖尿病性或药物性口干则有赖于病史及各个病的自身特点以鉴别。

4.米库利兹病

是一种非痛性的泪腺和唾液腺肿胀。诊断主要依据如下。

(1)持续性的泪腺和唾液腺的肿胀(>3个月)。

(2)泪腺和唾液腺病理主要为单核细胞的浸润。

(3)排除其他原因引起的泪腺和唾液腺的肿胀。

四、治疗

PSS的理想治疗不但是要缓解患者口、眼干燥的症状,更重要的是终止或抑制患者体内存在的异常免疫反应,保护患者脏器功能,并减少淋巴瘤的发生。由于医学研究的限制,目前对PSS的治疗主要是缓解症状,阻止疾病的发展,延长患者的生存期,尚无根治疾病的治疗方法。近年来生物制剂,如抗CD20抗体,已经开始用于PSS的治疗。随着对发病机制研究的深入和生物学技术的发展,将有更多的新治疗方法进入临床,有望在PSS的治疗效果上取得进步。

(一)对症治疗

由于PSS外分泌腺功能受损,患者唾液和泪液分泌减少造成口、眼干燥的症状,并出现猖獗龋、角膜损伤等并发症。应嘱咐患者注意口、眼卫生,保持环境的湿润。停止吸烟、饮酒及避免服用引起口干的药物如阿托品等,保持口腔清洁,勤漱口,减少龋齿和口腔继发感染的可能。另外,使用含氟的漱口液漱口可减少龋齿的发生。

使用唾液和泪液的替代物,可以缓解症状,也能减少口、眼并发症的发生。

人工泪液,有多种非处方制剂,黏度不同,有的含有透明质酸。应鼓励患者根据自己的情况使用,最大限度地缓解症状。另外在夜间患者还可以使用含甲基纤维素的润滑眼膏,以保护角、结膜。

人工唾液也有多种制剂,含羧甲基纤维素、黏液素、聚丙烯酸、黄胶原或亚麻仁聚多糖等成分。人工唾液作用时间短,口感较差,没有人工泪液那样应用广泛。oralbalance 是胶状物,作用时间较长,一般在夜间使用。

(二)改善外分泌腺体功能的治疗

当使用唾液或泪液替代治疗效果不满意时,可使用 M_3 激动药刺激外分泌腺分泌。M_3 受体激动药已经成为新一代改善口干、眼干的药物,它们包括 salagen(皮罗卡品)及 evoxac,已被美国 FDA 批准上市。

皮罗卡品(毛果芸香碱)是乙酰胆碱类似物,可刺激胆碱能受体,对 M_3 受体作用较强。口服皮罗卡品 5mg,3 次/天(每日剂量 10~20mg),可以增加唾液流率。不良反应包括出汗、频繁排尿、肠激惹。消化道溃疡、哮喘和闭角性青光眼的患者禁用。但在临床使用的剂量范围内,患者的不良反应并不多,耐受性良好。

evoxac 更特异地作用于外分泌腺体中的 M_3 受体,而对心血管系统的 M_2 受体亲和力较低,半衰期长于皮罗卡品。每次 20~30mg,3 次/天,可以良好地改善患者的口、眼干燥症状,不良反应与皮罗卡品相似。

(三)对症治疗腺外表现

出现肾小管酸中毒的患者需要予以补钾和纠酸治疗;而对于并发原发性胆汁性肝硬化的患者应使用熊去氧胆酸治疗。

(五)免疫抑制和免疫调节治疗

1.羟氯喹

200~400mg/d[6~7mg/(kg·d)],可以降低 PSS 患者 IgG 水平,降低 ANA 和 RF 滴度,在一些研究中也可以改善唾液腺功能。有研究表明,羟氯喹可以抑制 PSS 唾液腺中的胆碱酯酶活性,相对地增强外分泌腺体中乙酰胆碱的活性,这可能是羟氯喹改善外分泌功能的机制之一。尚未发现肾毒性及其他严重不良反应。羟氯喹对 PSS 的长期疗效还需要更多的临床研究。根据目前的临床资料,当患者出现关节肌肉疼痛、乏力及低热等全身症状时,羟氯喹是一个合理的选择。

2.局部用环孢素

0.05%~0.40%环孢素乳化剂滴眼可以改善患者眼干症状,并增加患者泪液分泌。浓度为 0.05%的环孢素滴眼液是该类药物中循证医学证据最为充分的治疗方案,推荐使用 0.05%的环孢素滴眼液滴眼,每天 2 次。这类药物在美国和日本使用较广泛,在欧洲和我国尚未得到应用。

3.其他免疫抑制药和免疫调节药

没有严重并发症或重要脏器受累的患者,糖皮质激素及免疫抑制药(除羟氯喹)并不能明显改善干燥症状或增加唾液流率,反而有较多的不良反应事件发生。对于有重要脏器受累的患者,应使用糖皮质激素和免疫抑制药治疗。糖皮质激素剂量应根据病情轻重决定。常用的免疫抑制药包括甲氨蝶呤 2~3mg/kg,硫唑嘌呤 1~2mg/(kg·d),环孢素 2.5~5mg/(kg·d),环磷酰胺 50~150mg/d 或 0.5~1g/m²。对于出现神经系统受累或血小板减少的患者可用人静脉用免疫球蛋白(IVIG)0.4g/(kg·d),连用 3~5 天,需要时可以重复使用。

(4)生物制剂:目前生物制剂治疗 PSS 的研究尚不多,样本量小,其有效性还需更大样本量的研究进一步证实。

(1)IFN-α:有文献报道小剂量 IFN-α(150U)口腔含服每日 3 次,治疗 24 周后与对照组相比,治疗组患者唾液流率明显增加,口干和眼干的症状均有缓解,而没有出现明显不良反应。另外有文献报道,PSS 并发神经病变的患者使用静脉 IFN-α 300 万 U 每周 3 次,不但患者的神经病变改善,而且口眼干的症状改善,自身抗体滴度下降,唇腺病理改变减轻。考虑到 IFN-α 的不良反应包括出现狼疮样症状,而且在 PSS 炎症反应局部也有 IFN-α 的异常表达,大剂量全身用药使用 IFNα 治疗 SS 需要更多的安全性资料,而小剂量局部经口黏膜使用 IFN-α 值得进一步研究。

(2)肿瘤坏死因子拮抗药:在 PSS 唇腺中有肿瘤坏死因子 α(TNFα)的异常表达,且在动物模型中抑制 TNFα 可以减少唾液腺中淋巴细胞的浸润。有文献报道,infliximab 治疗可以缓解 SS 患者症状,提高唾液流率,但这一结果没有被进一步的临床研究(RCT-TRIPSS)证实,且有患者出现严重不良反应。etanercept 对患者的症状也无明显改善,仅能降低患者的 ESR。

(3)B 细胞清除治疗

①rituximab(抗 CD20 单克隆抗体):最早被用于 B 细胞淋巴瘤的治疗,后在自身免疫病治疗中也取得了一定的疗效,如自身免疫性血小板减少性紫癜、系统性红斑狼疮、类风湿关节炎、溶血性贫血和混合性冷球蛋白血症。使用 rituximab 375mg/m² 每周 1 次,12 周后患者主观症状显著缓解,唾液腺有残余功能的患者唾液流率也有明显增加,减少 B 细胞和 RF 的水平,改善泪腺功能。rituximab 还可以明显缓解患者的疲劳症状,对呼吸、关节、血液、神经等系统的腺外症状也有改善。但患者发生血清病样不良反应的概率较高。

②epratuzumab:目前仅有一项 epratuzumab(人源化抗 CD22 单克隆抗体)用于 PSS 治疗的药物研究。epratuzumab 360mg/m²,每 2 周 1 次共 4 次,可以缓解活动性患者乏力的症状,患者主观感受也有所提高,提示抗 CD22 单抗有可能成为治疗 PSS 的有效药物。

参考文献

[1] 王伟,卜碧涛,朱遂强.神经内科疾病诊疗指南[M].北京:科学出版社,2019.

[2] 王晨,王捷.内科疾病学[M].北京:高等教育出版社,2019.

[3] 赵冰.循环系统疾病[M].北京:中国医药科技出版社,2019.

[4] 曾和松,汪道文.心血管内科疾病诊疗指南[M].北京:科学出版社,2019.

[5] 穆荣,李鸿斌.风湿免疫疾病临床诊疗手册[M].北京:科学技术文献出版社,2019.

[6] 曾小峰,赵岩.临床路径释义:风湿免疫性疾病分册[M].北京:中国协和医科大学出版社,2018.

[7] 陈江华.肾内科疾病临床诊疗[M].北京:人民卫生出版社,2018.

[8] 彭永德.内科疾病临床思辨[M].北京:人民卫生出版社,2018.

[9] 郏时民.呼吸系统疾病合理用药[M].上海:华东理工大学出版社,2017.

[10] 陈亚红,杨汀.慢性阻塞性肺疾病[M].北京:人民卫生出版社,2017.

[11] 王刚,宋涛.呼吸系统疾病防与治[M].北京:中国中医药出版社,2017.

[12] 陈卫文.内科学[M].北京:高等教育出版社,2017.

[13] 于皆平,沈志祥,罗和生.实用消化病学.3版[M].北京:科学出版社,2017.

[14] 杨长青,许树长.消化内科常见病用药.2版[M].北京:人民卫生出版社,2016.

[15] 王伟岸.胃肠病学手册[M].北京:人民卫生出版社,2016.